漢方薬膳学

横浜薬科大学編

―監修―

伊 田 喜 光
(横浜薬科大学教授)

根 本 幸 夫
(横浜薬科大学漢方和漢薬調査研究センター長)

『漢方薬膳学』推薦の辞

　新しい6年制薬学教育開始とともに2006年に設立した横浜薬科大学では、全国にただ一つの"漢方薬学科"を設けている。漢方を専攻する学生たちにとって、一番人気のあるカリキュラムが、高級ホテルのシェフとの楽しい実習を伴う根本教授の「薬膳論」という授業だ。

　これまで「薬膳」といっても漢方生薬を一、二味用いた程度のものや、簡単に手に入らない材料を用いたものなどが多く、普段の食卓で薬膳を楽しむことは難しいのが現状であった。本書で紹介される薬膳は、漢方薬を用いずに日常的に入手しやすい食材を用い、その食材がもつ漢方的な効能を生かす食物療法である。漢方薬的な効果が期待できるとともに漢方治療の補助ができる薬膳を目指している。

　また漢方薬と同様に、組み合わせ方によって異なる薬効が生かせるよう、食物の本草学的薬効を考慮しながら漢方処方の配合理論を応用している。つまり、漢方における疾病のとらえ方に基づいた薬膳の配合理論を組み立てることにより、実際の薬膳の運用が分かりやすく、身近なものになっている。

　調理法も簡便なものにしてあり、漢方を学ぶ薬学生にとっての良きトレーニング書となるとともに、一般の人にも個々の疾病に対してどのような食物を用いればよいのかを分かりやすく伝授する工夫がみられる。

　これまでの薬膳とは一線を画す新しい漢方薬膳を、ぜひ日常生活に応用してみたいと思っている。

横浜薬科大学教授　野上靖純

まえがき

　漢方ブームの影響を受けて漢方薬は広く一般に使用されるようになったが、その一方で「証」に基づくのではなく、単純に病名や症状のみによって使用されることが多くなってきた。その結果、伝統的な漢方の用い方は歪められ、安易な使用法がまかり通るようになり、誤用・乱用による副作用の発生事例も増えてきている。つまり、漢方薬を使えば漢方治療を行ったことになるという認識は間違っている。漢方薬は、その理論に基づいて投薬されてこそ十分に効果を発揮できるのであって、病名や症状のみによる投与は漢方治療とはいわない。

　近年、急速に漢方が使われるようになって生じたこのような「漢方理論」と「実際の治療」の間の乖離は早急に正さなければならない問題である。

　そこで、まず現在の漢方療法の実態について多くの情報を集めることとし、わが国で唯一つの漢方薬学科をもつ横浜薬科大学に、新たに「漢方和漢薬調査研究センター」を設立した。漢方薬・和漢薬等の現代医療への応用が理論にしたがって正しく行われているかを調査するとともに、漢方について「学問と実践」の基礎作りをして人々を啓蒙することを目指している。

　本書は、そのような取り組みの中から生まれた最初の研究成果であるといえる。

　漢方とは漢方薬を用いた治療法のみを指すのではなく、広義には針・灸・按摩・導引(気功)・薬膳など漢代の方技全般が含まれ、それぞれにその適用範囲がある。その適用範囲を知らなければ、統合医療といっても画餅に帰することになる。患者さんから「私の病気は漢方薬がよいのでしょうか？　針灸がよいのでしょうか？　食事療法はどうしたらよいでしょう？」と問われ、まともに答えられる専門家はどれだけいるであろうか。横浜薬科大学において「針灸入門」や「薬膳論」の講義を取り入れているのはそのような理由に基づいている。

　薬膳（食養も含む）は、漢方療法ならびに現代医学の治療法も含めて、その基礎となってサポートするものである。我々の身体は食物を素に形成されているわけであるから、食事に歪みがあれば当然病気を引き起こしやすくなる。近年増加している花粉症やアトピー性皮膚炎などは、食生活が欧米化して動物性のタンパク質や脂肪、砂糖の摂取の多い地域に多発している。一方、発展途上国や、日本国内でも比

叡山、永平寺など粗食を旨としている所では少ない。こうしたことをみても、アトピーなどの原因は食の歪みが根本にあることを知るべきであろう。すでに病気を発症している場合には、薬膳に根差した食事を活かしたい。それによって治療効果もより顕著になると期待されるからである。

　以上のような視点に立って、本書はこれまで漠然と薬膳と呼んでいたものを「薬膳学」として整理することを志向し、特に第3章で述べる薬膳については『傷寒雑病論』などに収載される漢方処方の薬効面をサポートするものとしてまとめた。

　このような企画に理解をいただき、新しい研究センター設置にご尽力された野上靖純教授および都築繁利教授に深謝申し上げる。

　また、本書の制作にあたっては、大石雅子氏、西島啓晃氏およびホテルモントレの料理長、松﨑英司氏のご協力が大であったことを付記するとともに、出版を快く引き受けてくださった万来舎に心より感謝申し上げる。

平成24年4月

横浜薬科大学漢方和漢薬調査研究センター
伊田 喜光　根本 幸夫

本書をお読みいただくにあたって

1. 食材の効能の選定に関して

　食材の効能については、『中薬大辞典』（第2版）をベースに作成したが、今回検証したところ、第2版では、これまでベースとしていた『中薬大辞典』（第1版）の効能とかなり異同のある品目が多く、これまでとは矛盾する効能が記載されているものもあった。したがって、効能の選定に関しては、以下にあげるような本草書ならびに食療書を参考に編集・執筆者間で協議し、さらに監修者の意見を入れて決定した。
　参考とした各書籍は、以下の通りである。

①古典的な効能に関しては、本草書の集大成である『本草綱目』ならびに各時代における本草書・食療書を適宜参照し、矛盾のある場合は、合理性の高いもの、本草書間の異同の少ないものを優先した。

②現代の臨床治験については、『中薬大辞典』（第2版）や現代の食療・薬膳関連の文献を参照し、できるだけ臨床例の豊富なものを優先することとした。また、必要に応じ、成分や薬理による効能を補塡した。

③中国で食用例の少ない品目に関しては、わが国の本草書である『大和本草』、『本朝食鑑』、『和漢三才図会』などの書籍を参考とし、また民間薬の事例などについても経験事例が豊富で有用性のあるものは採用した。

④魚類・肉類など通常の本草書に記載の少ないものに関しては、『動物本草』『中国薬用動物志』など動物関連の専門書を参照し、異同を確認した。

⑤ヨーロッパでの使用例の多いハーブについては、海外の版本を含め、ハーブ・スパイス関連の書籍において効能を確認した。

　なお、これらの成果として、巻末に「食材効能一覧」をあげた。
　また参考文献については、一覧を巻末にあげるので、詳しくはそちらを参照されたい。

2. 気味について

　食物の気味（五気：寒涼平温熱、五味：酸苦甘辛鹹）については、歴代の本草書ならびに薬膳書の調査を行ったが、効能と同じく、同一食物であっても文献によって気味の記載が異なるケースが少なからずあった。『中薬大辞典』では、その差異を統一しようという試みがなされているものの、1977年の第1版と2006年の第2版で変更されている箇所もかなりあり、完全な統一はなされていない。

気味は巻末の「食材効能一覧」に併せて記載している。基本的に最新版の『中薬大辞典』（第２版）を採用したが、異同のあるものについては、編集・執筆・監修者間で協議し決定した。（トマトとミカンについては日本市場品を検討し「平」を「涼」とした。）

　『中薬大辞典』に収載のないもの（イワシ、サバ、ブリ、ハマグリ、サンショウ）については、『本朝食鑑』の気味を採用した。

　また、『中薬大辞典』、『本朝食鑑』において「微温」「微寒」「冷」と記載のあるものについては、他と表記を揃えるため、「微温」は「温」、「微寒」は「涼」、「冷」は「寒」として記載した。なお五味に附された「淡」や「渋」の記載は除くこととした。

3．薬膳理論について

　本書における薬膳理論は、主に日本漢方の考え方に基づいて構築されている。すなわち、急性病においては、『傷寒雑病論』における三陰三陽論を基本とし、慢性病においては気血水論をベースに、一部臓腑経絡理論を取り入れている。

　これまでの薬膳理論が、中医学の臓腑経絡弁証を中心に構築されているので、日本漢方の現場にいる人たちの実用には供しがたかった。本書では、明日からでも実践できるような、分かりやすい薬膳理論を目指した。

　また、薬膳の運用にあたっては、ひとつひとつの薬膳の効能をより明確にイメージできるよう、漢方処方と薬膳を組み合わせるという形をとり、処方をイメージすることで、おのずと薬膳がイメージできるように構成している。漢方の現場におられる方には、理解・実践しやすい薬膳となったと考える。

　なお、これらは、漢方処方の効能を大きく向上させる薬膳であると同時に、薬がない場合にもある程度代替できるレシピを目指している。

　基礎理論については第2章、実践理論については第3章を参照されたい。

4．食材の選定に関して

　食材は、まず身近に手に入れやすいものを念頭において選択した。あまりに高価なものや普通では手に入らないものは極力除き、また漢方生薬を多用するのではなく、あくまでも食材の効能によって薬膳レシピを組み立て、一般家庭においても薬膳の実践が容易に行えるよう配慮した。なお、レシピの分量は2人分を基準とした。

生薬については、それらの疾患別の食材を紹介する際に、薬膳に用いるとよい生薬も併せて記した。また、生薬の効能は、巻末に「薬膳に用いる生薬一覧」としてまとめている。参考にしていただければ幸いである。

5．生薬名と食物名について

　以下の食品は、漢方生薬であり食材でもあるため、名称については、漢方生薬として記載した場合は生薬名（漢字表記）、食材として記載した場合は食物名（原則カタカナ表記）とした。

　ウイキョウ（茴香）、ヨモギ（艾葉）、クズ（葛根）、玄米（粳米）、キンシンサイ（金針菜）、クコ（枸杞子）、シナモン（桂皮）、ベニバナ（紅花）、クチナシの実（山梔子）、サンショウ（山椒）、ヤマイモ（山薬）、ショウガ（生姜）、長ネギ（葱白）、シソ（蘇葉）、ナツメ（大棗）、クローブ（丁子）、トウモロコシのひげ（南蛮毛）、ハッカ（薄荷）、ユリ根（百合）、ハッカク（八角）、ハト麦（薏苡仁）※、龍眼（龍眼肉）、ハスの実（蓮肉）、ラッキョウ（薤白）。

　なお、巻末の「食材効能一覧」には、参考として、各食材の中国名や日本における別名をあげた。

6．人参について

　人参は、漢字で記載した場合は漢方生薬のことで、いわゆる高麗人参（朝鮮人参）のことを指す。ニンジンというカタカナ表記の場合は、野菜のキャロットを指すので混同しないよう注意が必要である。なお、食材の一部に漢方生薬の人参を取り上げた際には、混同を避けるために、高麗人参と表記した。

　また、第3章「薬膳の理論と実践」の「漢方の考え方」の項で人参と表記しているものは、すべて生薬としての人参＝高麗人参のことを指している。

※厳密には、薏苡仁はハト麦の種皮を除いたものである。

もくじ

『漢方薬膳学』推薦の辞　3
まえがき　4
本書をお読みいただくにあたって　6

第1章　総説

これまでの薬膳と一線を画する漢方薬膳 …………………………………… 16
　1．漢方薬膳とは　16
　2．食物は栄養以外の様々な薬効をもっている　17
　3．漢方薬膳の根幹をなす漢方処方学　18

漢方薬膳の実践 ………………………………………………………………… 21
　1．漢方薬膳を実践するにあたって　21
　2．漢方療法における薬膳の位置づけ　21
　3．薬膳の3段階の考え方　23

現代の食の問題点 ……………………………………………………………… 24
　1．現代の栄養学の基盤と視点　24
　2．食育の考え方と薬膳　26

第2章　漢方理論

漢方薬膳を構成する漢方理論　──基礎理論と治療理論── ………… 30
　1．漢方の基礎理論　30
　　陰陽論　30
　　五行説　31
　2．漢方治療理論　35
　　総説…八綱（陰陽・虚実・寒熱・表裏）　35
　　各論…気血水・精・五臓・三陰三陽・五気と五味　36

漢方薬膳の薬効分類 …………………………………………………………… 49

もくじ

第3章　薬膳の理論と実践

呼吸器系疾患

カゼ・感冒 …………………………………………………………… 54
漢方の考え方　54／漢方薬膳の考え方　55／漢方の繁用処方・処方を助ける薬膳　58〈ニラとショウガのすいとん＊ネギとショウガのスープ＊シソとショウガのホットドリンク＊ダイコンおろし＊ナシのジュース、ペパーミント添え＊鶏肉のあったか鍋＊シジミの潮仕立て＊ウメとショウガのみぞれあんかけうどん＊ヤマイモのお粥＊ショウガとサンショウのクズ湯〉

気管支喘息 …………………………………………………………… 63
漢方の考え方　63／漢方薬膳の考え方　65／漢方の繁用処方・処方を助ける薬膳　68〈ギンナンスープ＊ユリ根のスープ、マツの実風味＊シソ入りナシのジュース＊シソの実入りショウガ湯＊ユリ根のシナモン風味＊フキと白キクラゲのスープ＊スッポンスープ＊燕の巣のスープ〉

消化器系疾患

胃腸疾患 ……………………………………………………………… 72
漢方の考え方　73／漢方薬膳の考え方　74／漢方の繁用処方・処方を助ける薬膳　76〈簡単サムゲタン＊あったか、けんちんうどん＊アズキ粥＊シャキシャキジャガイモの柿なます＊ウメとショウガのみぞれあんかけうどん＊ハクサイのスープ煮＊シソ・ショウガ・ウメ入りクズ湯＊ナツメと五香粉のスープ＊ショウガとネギとクズのスープ＊キャベツのあったか鍋＊ハクサイのスープ煮クズ仕立て＊キャベツジュース＊ジャガイモの黒焼〉

肝臓・胆のう疾患 …………………………………………………… 83
漢方の考え方　84／漢方薬膳の考え方　85／漢方の繁用処方・処方を助ける薬膳　88〈シジミとセリのスープ＊アロエとスモモとプルーンのジュース＊ドジョウの豆腐鍋＊トウガンとハマグリのスープ＊菊花入りハブ茶＊アサリとセロリのみぞれ和え＊トウモロコシのひげとシジミのスープ〉

婦人科系疾患

月経痛・月経不順 92

漢方の考え方　92／漢方薬膳の考え方　93／漢方の繁用処方・処方を助ける薬膳　96〈サフラン入り玄米粥＊キクラゲとアロエのサラダ＊ベニバナ入りスッポンスープ＊黒マメ煮のヨモギクズあん＊豚レバーとニラの炒め物〉

更年期障害 99

漢方の考え方　99／漢方薬膳の考え方　99／漢方の繁用処方・処方を助ける薬膳　101〈ユリ根とシソのスープ＊カモミールのスパイスティー〉

冷え性 102

漢方の考え方　102／漢方薬膳の考え方　103／漢方の繁用処方・処方を助ける薬膳　105〈ニラのニンニク・ショウガ炒め＊ラムの香味焼き＊サフランホットミルク＊鶏の高麗人参煮込み＊キャベツ鳴門巻＊カボチャとアズキのポタージュ＊トウガンと鶏肉の煮もの〉

不妊症 109

漢方の考え方　109／漢方薬膳の考え方　110／漢方の繁用処方・処方を助ける薬膳　114〈サフラン入り玄米粥＊ニラのニンニク・ショウガ炒め＊ラムのニンニク煮込み＊鶏肉とプルーンとニンジンの煮込み＊スッポンスープのお雑煮＊ヨモギ入りレンコンもち＊ヤマイモのクルミ和え＊エビとニラの炒め物ニンニク風味〉

循環器系疾患

心臓病 118

漢方の考え方　118／漢方薬膳の考え方　120／漢方の繁用処方・処方を助ける薬膳　122〈キンシンサイとハスの実のスープ＊ハツの当帰煮＊ラッキョウと豚肉のチャンプル＋トウガンスープ＊ハツと黒キクラゲの炒め物・ベニバナ風味＊イワシとセリのホイル焼き〉

高血圧 125

漢方の考え方　126／漢方薬膳の考え方　127／漢方の繁用処方・処方

もくじ

を助ける薬膳　130〈トマトとセロリのサラダ・バジル風味＊ゴボウとセロリの白ゴマ和え＊アサリとタマネギとセリのスープ・サフラン風味＊サバとセロリの炒め物＊イチジクとアロエ、キクラゲのデザート＊セロリとトマトとプルーンのサラダ＊コンブとヒジキのスープ＊アサリとセリとトウガンのスープ＊ヤマイモとハマグリとコンブのスープ仕立て〉

低血圧 …………………………………………………… 135
漢方の考え方　135／漢方薬膳の考え方　137／漢方の繁用処方・処方を助ける薬膳　139〈レバーとニラの炒め物＊ブリとキンシンサイのちり仕立て＊ニンジンのポタージュ＊簡単サムゲタン＊ラムのクルミ・ゴマ焼き＊スッポンスープ＊トウガンと鶏肉の煮もの＊ブリの黒マメ煮〉

泌尿器系疾患

膀胱炎 …………………………………………………… 143
漢方の考え方　143／漢方薬膳の考え方　144／漢方の繁用処方・処方を助ける薬膳　146〈ショウガ湯＊アズキとシナモンのホットドリンク＊アズキと大麦のお粥＊スイカジュース＊トウガンとアズキとショウガのスープ＊トウガンとハスの実の煮もの〉

腎臓病 …………………………………………………… 149
漢方の考え方　150／漢方薬膳の考え方　152／漢方の繁用処方・処方を助ける薬膳　155〈ショウガ湯＊アズキとシナモンのホットドリンク＊スイカ糖＊ハト麦とレタスのスープ粥＊リョクトウのスープ＊ハト麦とクコのお粥＊トウガンとニラとショウガのスープ＊黒マメのハッカク煮＊ヤマイモとトウガンのスープ煮＊黒マメとハスの実のスープ＊ハスの実入りぜんざい＊アズキと大麦のお粥〉

代謝系疾患

糖尿病 …………………………………………………… 161
漢方の考え方　162／漢方薬膳の考え方　164／漢方の繁用処方・処方を助ける薬膳　167〈エンドウマメのポタージュ＊スイカ糖＊ダイコンとヒジキとコンニャクの煮もの＊ヤマイモの番茶ゼリーがけ＊高麗人参の玄米粥＊ヤマイモとショウガのお粥＊ヤマイモとトウミョウのスープ煮〉

筋・関節系疾患
腰痛・神経痛・関節痛・リウマチ …………………………………… 171
漢方の考え方　171／漢方薬膳の考え方　173／漢方の繁用処方・処方を助ける薬膳　175〈ネギとショウガのスープ＊ショウガ入りクズ湯＊骨付き羊肉のショウガシチュー＊トウガンとアズキとショウガのスープ＊ハト麦とハッカのお粥＊黒マメとニラのスープ＊黒マメ酒〉

精神疾患
精神疾患 …………………………………………………………… 180
漢方の考え方　181／漢方薬膳の考え方　182／漢方の繁用処方・処方を助ける薬膳　185〈ナツメと小麦胚芽のお粥＊龍眼のコンポート・シナモン風味＊キンシンサイとセロリとアロエのサラダ＊ナシとハッカのジュース＊ギンナンスープ＊ユリ根とナツメの安神ドリンク＊カモミールのスパイスティー＊キンシンサイとキクラゲの炒め物、サフランライス＊ユリ根と龍眼の蒸しもの＊トウガンと黒マメのスープ煮＊ユリ根とトウモロコシのひげのスープ＊シジミとシソのスープ〉

現代の病に必要な引き算の食療法 …………………………………… 191
食生活が病をおこす　191／引き算で考える食療法　192

アレルギー疾患──アトピー性皮膚炎 ……………………………… 194
漢方の考え方　194／漢方の繁用処方　195

アレルギー疾患──花粉症 …………………………………………… 196
漢方の考え方　196／漢方の繁用処方　197／アレルギー疾患の食事療法の考え方　198

ガン ……………………………………………………………………… 200
漢方の考え方　200／〈免疫力を上げる〉漢方の繁用処方　201／食事療法の考え方　202／ガンの食事療法　203

季節の体への影響と食養 ……………………………………………… 205
【 春 】春に多い瘀血の病気　205

もくじ

【初夏】精神の緊張が緩む　208
【梅雨】湿邪が体に悪影響　209
【夏】暑邪と冷房で夏バテに　211
【秋】朝晩の冷えと空気の乾燥　213
【冬】カゼと循環器系疾患に注意　215

第4章　古典にみる薬膳

薬膳の誕生と歴史　218
1．「薬膳」の語源について　218
2．薬膳（食物療法）の歴史　219

素問にみる食養生　222
1．食養生の重要性について　222
2．五味理論の要点について　224

傷寒雑病論にみる食養生　227
1．『傷寒論』における養生法　227
2．『金匱要略』における養生法　229

歴代本草書にみる食物の薬効とその変遷
── 『本草綱目』の生姜を例として ──　232

附表
食材効能一覧　238
薬膳に用いる生薬一覧　250

食材・生薬・処方名索引　255
あとがき　262
参考文献一覧　264
監修・編集・執筆者一覧　269

第1章

総　説

これまでの薬膳とは一線を画する漢方薬膳

※

漢方薬膳の実践

※

現代の食の問題点

第1章　総説

これまでの薬膳とは一線を画する漢方薬膳

1．漢方薬膳とは

　最近は薬膳を出す中華料理店も増えてきたが、高麗人参や茯苓、薏苡仁、天麻など漢方生薬（以下生薬と記す。）1味を加えて、その生薬の効用をうたう店が多い。しかし生薬を1、2味加えただけでは、漢方の効能を生かした薬膳料理とはいわない。漢方薬にはきちんとした配合理論があって、その組み合わせ方によって、薬効が生きたり、損なわれたりするからである。

　例えば美容によい薬膳材料として薏苡仁がよく用いられるが、薏苡仁をメープルシロップやカニ類と一緒に調理したのでは、その効果は生きない。またカゼや冷え性によく利用される生姜は氷を入れた冷たいドリンクとしたのでは、生姜の温補作用が生きない。利水薬として知られる茯苓も単独で料理に加えたのでは、むくみをとる利尿作用はおきない。

　また薬膳の理論面においても五行説だけに基づいて、色の白いものは肺や大腸に効くとか、味の甘いものはみな胃腸によいとしているものも多いが、これも一面だけを捉えたもので誤りといわざるをえない。

　本書は、漢方理論と本草学的薬効論に基づいて、生薬を用いなくとも、普通の食物素材を組み合わせ、高い効能をもった料理を作って、日常の体質改善や治病に役立てることを目的としている。

　また併せて漢方薬を服用する際、その漢方薬の効果をより高めサポートすることも目的としているのである。

注記：本項で漢方薬と記す場合は、葛根湯などのような漢方処方とそれを構成する生薬の両者を指す。また、生薬と記す場合は、桂皮・麻黄などといった単独の漢方処方の構成薬物を指す。
　なお、本項の桂枝湯について述べた部分については、『傷寒論』の記載に基づいて「桂皮」を「桂枝」としている。

2.食物は栄養以外の様々な薬効をもっている

　我々は、ともすると食物を栄養学的な視点でだけ捉えがちであるが、食物の薬効にはもう一つの大事な側面がある。それが本草学的薬効である。

　漢方はその発生以来、約二千年の経験、実績を積み上げてきているが、漢方薬の素材となる生薬ひとつひとつの薬効は本草学として各時代ごとに研究され、二千年にわたる治験データの集積となっている。

　我々が日常食べている食物も、それら本草書の中に多く含まれているのである。例えば、アズキ、ショウガ、長ネギ、クズ、シナモン、ナツメ、ユリ根、ヤマイモなどはすべて生薬としても用いられるほどすぐれた薬効をもつものである。

　いくつか具体的な例をあげてみよう。

食物	生薬名と薬効
アズキ	赤小豆（せきしょうず）といい、新薬にも匹敵する利尿作用をもち、また化膿を治す作用もある。
ショウガ	生姜といい、身体を温め、発汗してカゼを治すとともに、吐き気止めの妙薬である。
長ネギ	白茎部を葱白（そうはく）といい、カゼや咽痛、頭痛によく効く。
クズ	葛根（かっこん）といい、頭痛・肩こりを治し、カゼ初期の治法として効果がある。
シナモン	桂皮（けいひ）といい、のぼせを治し、精神を安定させ、またカゼに効く。
ナツメ	大棗（たいそう）といい、滋養強壮作用と精神安定作用をもち、多くの漢方薬に含まれる。
ユリ根	百合（びゃくごう）といい、滋養強壮作用と精神安定作用をもち、疲労性の微熱をとる。
ヤマイモ	山薬（さんやく）といい、有名な八味地黄丸（はちみじおうがん）の構成生薬であり、滋養強壮作用をもち、夜尿症に効く。

　このように我々がよく知っている日常の食物の多くは、栄養以外に漢方的な薬効をもっている。そして、その食物の本草学的薬効を生かすことができれば、ごく普通の食材を用いた日々の食事が治病に大きな力を発揮するのである。

3．漢方薬膳の根幹をなす漢方処方学

後漢末、三国時代のまさに始まらんとする時、湖南省長沙の太守（郡の長官）張仲景が『傷寒雑病論』という医書を著した。漢方処方学の体系は、この書物において初めて確立され、そしてそれは、現在もなお漢方処方理論の根幹をなすものとなっている。以下にその処方理論から明らかにされた法則と薬膳との関連を述べる。

生薬の薬効は一つではなく、患者の状態によって変化する。

人の性格が一つでないのと同じように、生薬はいくつかの薬効をもち、主要成分だけでは説明のつかない薬効も多く、患者の状態により主要な作用も変化する。例えば桂皮（シナモン）はカゼの時に飲めば発汗薬となるが、のぼせが強くイライラする時に飲めば降気鎮静薬となるといった具合である。

生薬は組み合わせる生薬によって主要作用が変化する。

生薬は、ともに配合される生薬によって主要な作用が変わる。これを漢方薬の方向転換説、または協力作用というが、この変化を熟知して漢方処方を作ることが漢方処方学の基本である。
例として『傷寒論』中の桂枝湯をモデルに説明しよう。（次ページの図参照）

桂枝湯は、カゼ薬の基本となっている漢方処方で、桂枝（3両[※1]）、生姜（3両）、大棗（12枚[※2]）、甘草（2両）、芍薬（3両）の5味から形成されている。
桂枝湯は体力のない虚証のカゼなどに用いられ、わずかに発汗させてカゼを治すが、処方内の相互作用は以下のようになっている。

◉桂枝＋生姜→発汗解熱作用
◉生姜＋大棗＋甘草→健胃強壮作用
◉甘草＋芍薬→緊張緩和・鎮痛作用

すなわち、桂枝＋生姜でカゼ治療の基本としての発汗解熱を行い、生姜＋大棗＋甘草の健胃強壮作用で体力を補い、甘草＋芍薬で緊張緩和作用をになうのである。このうち桂枝が主薬であるゆえに桂枝湯の名がある。しかし、この桂枝湯の処方内の分量比を変えたり、他薬を加えたりすると処方のメイン作用が変わってくる。

※1）両は重さの単位。時代によって変動があるが、『傷寒論』の当時では1両＝6〜8g。
※2）枚は個数のこと。大棗1枚(個)＝約3gである。

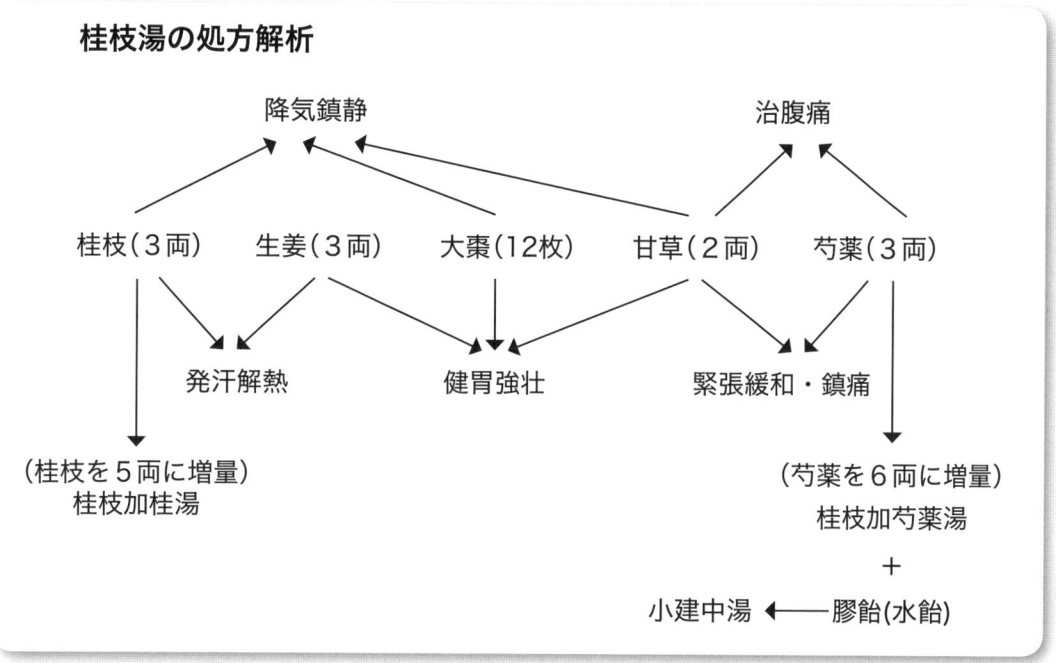

- 桂枝を5両に増量する→桂枝のもつ降気鎮静作用が増強：桂枝加桂湯（けいしかけいとう）
- 竜骨・牡蛎を加える→降気鎮静作用が増強：桂枝加竜骨牡蛎湯（けいしかりゅうこつぼれいとう）
- 芍薬を2倍にする→緊張緩和作用を強め、腹痛を治し、虚証の便秘を治す：桂枝加芍薬湯（けいしかしゃくやくとう）
- 桂枝加芍薬湯に大黄を加える→陰病で虚証の場合の便秘薬となる：桂枝加大黄湯（けいしかだいおうとう）
- 桂枝加芍薬湯に膠飴（水飴）を加える→強壮剤となり、虚弱体質、夜尿症、虚証の便秘、慢性虚労性疾患を治す：小建中湯（しょうけんちゅうとう）
- 桂枝湯に葛根を加える→肩こり、自汗のある虚証のカゼに用いる：桂枝加葛根湯（けいしかかっこんとう）
- 桂枝加葛根湯に麻黄を加える→実証（無汗）の頭痛・肩こりの強いカゼに用いる：葛根湯（かっこんとう）

　このように、漢方処方は処方内の生薬の配合比率を変えたり、他の生薬を加味することによって、処方のベースとなる生薬は同じであっても、主作用が変化するのである。

> **食物もまた、その薬効を組み合わせることで漢方処方に近づくことが可能である。**

　前項で例にあげた桂枝湯だが、その実態を見るにまさに薬膳的な処方といえる。なぜなら、桂枝湯を形成する5味の薬物のうち、4味は食物でもあるからである。桂枝はシナモン、生姜はショウガ、大棗はナツメの乾燥果実、甘草は味噌・タバコ・しょう油製造などに用いられる天然甘味料である。つまり純粋な意味での生薬は芍薬だけとなる。

　このように食物でありながら『傷寒雑病論』において生薬となっている代表的なものをあげれば、赤小豆（アズキ）、羊肉、百合（ユリ根）、山薬（ヤマイモ）、葱白（長ネギの白茎部）、

第1章　総　説

小麦（コムギ）、艾葉（ヨモギ）、牡蛎（カキ殻）、薤白（ラッキョウ）、山梔子（クチナシ）、粳米（玄米）、紅花（ベニバナ）、豉（乾燥納豆）、酒、山椒、鶏卵、塩、酢、蜂蜜などがある。

　これらの食物は、すべて栄養学を超えた薬効をもっている。そしてこの食物のもつ薬効と前項で説明した処方原理を応用すれば、漢方処方の効果を大幅に高めることができるのである。

　以下、カゼに桂枝湯や葛根湯のエキス剤を服用する場合を例にとって説明する。

◉発汗力を強めようとする場合→ショウガ湯にシナモン（桂枝）を加えて服用すればよい。

◉吐き気を伴う場合→ショウガ湯で服用すればよい。

◉胃腸が弱く体力がない場合→ナツメ（大棗）とショウガを加えたもので飲めばよい。

◉肩こり、頭痛が強い場合→クズ湯にシナモンを加えたもので飲めばよい。

◉急な場合で手元に漢方のカゼ薬がない場合→長ネギ＋ショウガ＋クズのスープを作り服用すると、簡易の葛根湯となる。

　このように、漢方処方学をよく知れば、日常の食物を利用して漢方薬の効能をより高めたり、緊急の場合などで手元に必要な漢方薬がない場合でも、薬膳である程度対応することが可能である。このような理論を背景にした漢方薬膳こそ、病の治法に大きく貢献できる薬膳といえるであろう。

漢方薬膳の実践

1．漢方薬膳を実践するにあたって

　前項でも述べたが、漢方薬膳学は、成分中心の栄養学とは異なり、本草学として漢方の世界で約二千年にわたって時代ごとに積み上げられ、培われてきた精微な経験的食物学である。
　すべての健康の基礎は「食」にある。身体の基本設計図は生まれもった遺伝的素因であるが、身体を作る材料はすべて食であり、今日からでも変更可能なものである。
　また現代医学では見落とされている「味の栄養学」の視点もあり、味の好みの方向によって予め病気を予測し、治療に役立てることも可能である。
　したがって日常生活の中で、どのような食事をとるかということは、私達の健康を大きく左右してゆくといっても過言ではない。
　薬膳ではさらに進んで、病気になる前の予防や、病気になった場合に、いかに食事によって体質の改善をはかり、健康を取りもどすかという点に重きが置かれている。また、食事そのものは日常的なものであるので、漢方薬膳は現代医学や漢方医学などのどのような療法とも併用することができる。
　漢方薬膳を日常の食に取り入れることは、我々の健康を守るための大きな一歩となるのである。

2．漢方療法における薬膳の位置づけ

　漢方には、漢方薬療法（湯液）、針、灸、気功、按摩、薬膳（食養・食療を含む）などの区分があるが、人体への影響の与え方は大きく二つに分かれる。ひとつは「精（水穀の精：飲食によって取り入れるエネルギー）を補強し、体内から気血水を動かし、病を治すもの」としての漢方薬療法・薬膳であり、今ひとつは、「体表の気を動かし、経絡の流通をよくして治すもの」としての針灸・気功・按摩である。
　針灸・気功・按摩の場合は、術者のエネルギーが加わるということがあり、灸法の場合は、

第1章　総　説

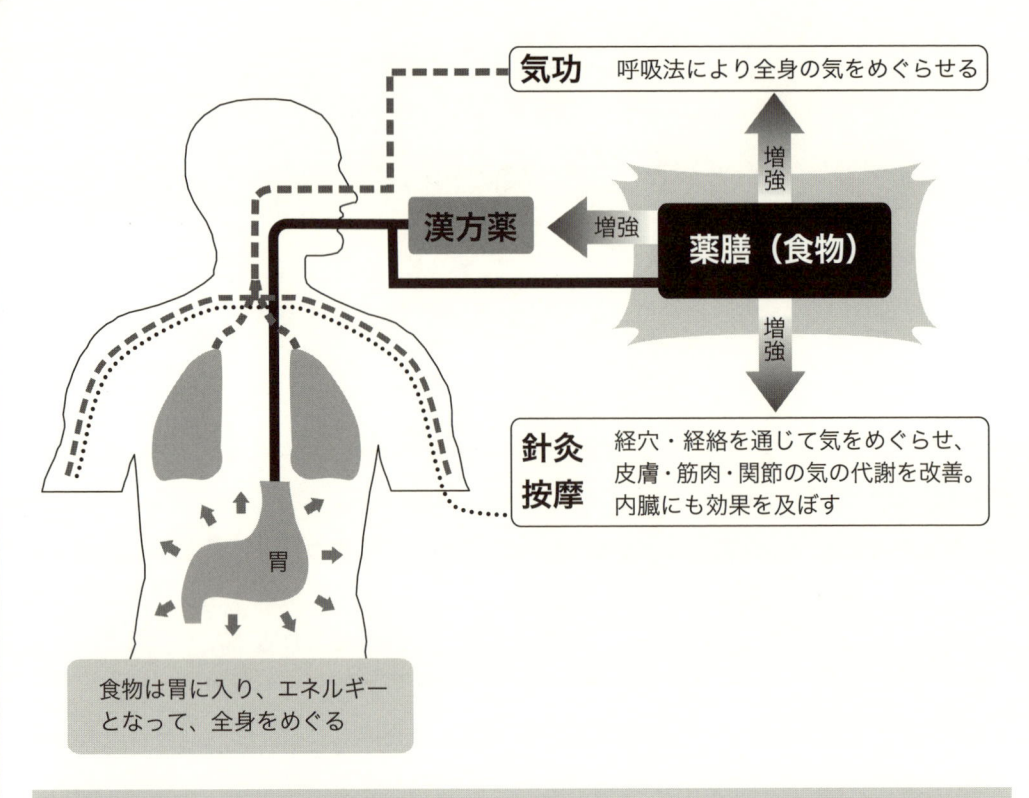

【薬膳を併用した時の効果】
〈漢方薬療法〉薬膳を摂ると漢方薬の効果を増強するので一層効果が上がる。
〈針灸・按摩〉事前に薬膳を摂ると、体内の気が治癒の方向に向かうので、疲れが出にくく、針灸・按摩の効果が上がる。
〈　気　功　〉薬膳を摂り、動物性食品や香辛料・甘味・菓子類を控えておくと、気が調い、流通がよくなるので治療効果を上げやすい。
〈そ の 他〉現代医学の治療に併用しても効果を上げることができ、また味の好みによって五臓の未病※を知ることなども可能である。

※ごく初期の軽い病症はあるが、まだ病名のつかないような状態

　温熱刺激によって少し陽気を補うという側面はあるが、多くはその患者のもっている気を動かすことになる。したがって虚弱で気の少ない者の場合は、かえって疲労してしまうことがある。それ故、虚弱者で針灸気功の治療を受けようとするものは、**滋養のある食事や薬膳を摂ってあらかじめ体内のエネルギーを補っておく必要がある**。
　また漢方薬療法を受ける場合も、これは本書のテーマでもあるが、その**薬効を助けるような薬膳を同時に摂れば**、効率よくその薬を効かせることができる。逆に漢方薬や針灸を行っても、その効果と反するような食事や服装では効果が半減することになる。なお、薬膳は日常の食物がもつ漢方薬的な薬効を最大限に利用するものであるので、副作用などの心配もなく、特別な費用もかからず、また、日々行うことで体質改善の効果を持続的に期待できるものといえる。

3．薬膳の3段階の考え方

　薬膳は、広義には、漢方理論や食物の本草学的薬効を日常の食事に取り入れることによって、日々の健康や病気の予防・治療、疲労回復に役立てること全体をいうが、そればかりではなく、漢方薬服用の補助、針灸・按摩・気功などの治療の補助にも役立てることができる。

　また狭義には、広義の薬膳を食養、食療、薬膳の3段階に分けて考える。

　以下にその3段階を示す。なお、本書では薬膳という言葉を主に広義の観点から用いている。

食養　いわゆる食養生に相当する。日常の食材や食事の仕方によって病気にならないようにすることである。

　例えば、肥満体質や糖尿病の予備軍のような人たちが脂物や菓子類を多く食してはならないし、まして食べてすぐに寝るような食事の仕方はいけない、というようなことである。

食療　食物の薬効を利用して病気や症状を治療し、緩和することである。この際注意すべきは調理方法であり、美味しく調理することよりも、薬効を生かした調理法を取らなければならない。一緒に調理する食材についても考える必要がある。

　例えば、アズキ（赤小豆）は強い利尿作用をもち、浮腫や関節水腫、膀胱炎にすぐれた薬効をもつが、調理法としてお汁粉にしてはならない。お汁粉を作る時は、最初の煮汁をアク抜きの意味で捨てて砂糖やモチを入れるが、これではアズキの薬効が死んでしまう。それは最初の煮汁の部分に薬効成分が溶け出しているからである。その上砂糖を加えたのでは肥満のもとになるだけである。またモチの原料であるモチ米は排尿抑制作用があり、アズキの利尿効果を打ち消すことになるので、さらに悪い。アズキの利尿効果を生かすためには最初の煮汁に砂糖やモチなどを加えずに、そのまま飲むのが一番よいのである。

薬膳　日常の食事の中に高麗人参や茯苓などの純然たる漢方生薬を加えて調理し、一層薬効を高めることである。漢方生薬の薬効を落とさず美味しさも引き出すことができるかどうか、調理人の腕さばきとなる。

　例えば、強壮薬膳としては高麗人参や茯苓などの漢方生薬を利用するが、その際調味料としてショウガやニンニクを用いると一層効果を上げることができる。一方、疲れ眼や眼の充血向けの薬膳の場合には、同じ高麗人参を主薬に枸杞子や菊花などを配合して作るが、調味料としてトウガラシやショウガ、ニンニクを用いてはならない。これらの調味料はいずれも眼の充血症状を悪化させるからである。このように単に漢方生薬を料理に加えればよいというのではなく、漢方配合理論に基づいて、その主薬を生かす調味料を選ばなければならないのである。

第1章 総説

現代の食の問題点

1. 現代の栄養学の基盤と視点

　日本の現代栄養学は、ダイコンのジアスターゼの発見者佐伯矩によって始まった。彼は7年間のアメリカ留学の後、1914年（大正3年）世界初の栄養研究機関である私立栄養研究所を設立し、米穀の精製度の研究を行い、胚芽米の摂取を提案した。さらに1920年（大正9年）彼が提唱していた国立の栄養研究機関として、内務省栄養研究所が設立され、彼が所長となり、翌年「栄養学会」が設立された。1924年（大正13年）には世界に先駆けて佐伯栄養学校を創り栄養士の教育を始めたのである。

　このように佐伯の活動と研究は世界でも群を抜いており、1937年（昭和12年）国際連盟東洋農村国際衛生会議に招請され、各国に栄養研究所の設立と栄養士の育成ならびに主食として分搗米（玄米と白米の中間）を採用することを要請した。そして日本においても1939年（昭和14年）農務省から、精米は7分搗米とすることが定められた。また彼の業績としては、国連へのビタミンの国際単位の提言がある。

　その後1942年（昭和17年）に玄米食の効果について『医界週報』に伝染病研究所の研究者の報告が載り、玄米の効用が再認識され、ついで偶然ではあるが1945年（昭和20年）8月15日ポツダム宣言受諾の日に静岡県知事名によって玄米食を進める「食生活指針」が作られた。これは現在の厚生労働省版「食生活指針」の先がけになるものであった。

　戦後は敗戦のためすべての食料が欠乏したが、アメリカからの援助物資として1946～1952年にかけて、小麦粉、砂糖、脱脂粉乳、缶詰めなどが提供された。これを通称ララ（アジア救援公認団体）物資というが、実はこの団体の母体は、在米日本人浅野七之助が創った「日本難民救済会」であり、南北アメリカ在住の日系人とキリスト教会の支援により実現したことはあまり知られていない。その総額は約400億円相当に上るが、連合国軍最高司令官総司令部の意向として、その事情は秘匿され、単にアメリカからの援助物資とされたわけである。

　その後1954年（昭和29年）、アメリカにおいて農業貿易開発援助法ができ、アメリカの農産物による食糧援助が始まり、同年6月30日、日本において学校給食法が制定された。この二つの出来事によって、日本人の食生活は伝統的な和風食から小麦粉や畜産製品を中心とし

た洋風のものへと大きく変化することとなったが、背景には、援助国の反共思想とアメリカ農産物の利益追究の側面があった。

　このようにして、戦後日本人の食生活は急激にアメリカ化され、三大栄養素のうち炭水化物の摂取は米より小麦へ変わり、砂糖の摂取量も増加していった。脂質は不飽和脂肪酸の多い魚類から、飽和脂肪酸の多い畜産動物や乳製品へと変わり、タンパク質もマメ類や魚類から摂るよりも、よりアミノ酸スコアの高い牛肉、豚肉、鶏肉などの畜産動物を摂ることが健康によいという認識ができていったのである。そして日本では、戦後数十年に及びこの三大栄養素の摂取に力点を置いた栄養政策が取られていったのだが、これらの政策が**現在の肥満や成人病増加の原因**ともなったのである。

　こうした成人病増加を背景として、三大栄養素の次に、三大栄養素の働きをサポートし、新陳代謝を促進するための微量栄養素のビタミンやミネラルの摂取を促すことが課題となった。

　必要なビタミンとしては、ビタミンA（カロテンを含む）、ビタミンB1、B2、B6、B12、ビタミンC、ビタミンD、ビタミンE、ビタミンK、ナイアシン、パントテン酸、葉酸、ビオチンなどがある。

　ミネラルとしては、カルシウム、リン、カリウム、ナトリウム、マグネシウム、鉄、亜鉛、銅、マンガン、ヨウ素、セレンなどがある。

　これら**三大栄養素＋ビタミン＋ミネラルを五大栄養素**といい、この**五大栄養素摂取が現代の栄養学の基盤**となった。

　そして1996年（平成8年）日本のＯＴＯ（市場開放苦情処理体制）にアメリカからの外圧が掛かり、厚生労働省はアメリカの基準に合わせ、いわゆるＡＢＣビタミンの摂取量上限の撤廃を余儀なくされ、それらが健康食品として自由化されることとなった。さらにビタミン類・ミネラルも、摂取基準だけを残し自由化された。ついで日本では、医薬品ではないが過去に食用にされた経緯のある薬草類が、アメリカの外圧によって、定義もされぬまま一括してハーブ類として自由化され、現在の**サプリメント全盛時代**となるのである。

　現在流通している主なサプリメントは、以下の通り。

- 体内の構成成分として、コラーゲン、コンドロイチン、ヒアルロン酸、コエンザイムQ10、ホスファジルセリン、ＤＨＡなど。
- ビタミン系では、ビタミンＡ、Ｂ群、Ｃ、Ｄ、Ｅ、Ｋなど。
- ミネラル系では、カルシウム、マグネシウム、鉄、亜鉛など。
- ハーブ由来のものとしては、アガリクス、イチョウ葉、アロエ、カテキン、グルコサミン、クロレラ、高麗人参、食物繊維、スピルリナ、セサミン、大豆レシチン、ニンニク、ノコギリヤシ、ブルーベリー、プロポリス、マカなど。
- その他、乳酸菌、ビフィズス菌、オリゴ糖、ローヤルゼリーなど。

　しかしこれらの規制緩和はアメリカの外圧によりほとんど何の検討もされないまま行われたため、いまだにその位置づけが確定していない。さらに今後の問題点として、**自然の食生活では摂取できないような量を、サプリメントによって過剰摂取した場合どのような反応が**

出るかという問題点も十分な検討がなされないまま残っている。

　現在は、これだけ多岐にわたるサプリメントが市場に出回っているのだが、これでは一般国民は何をどのように摂取してよいのか分からなくなる。そこで厚生労働省は一日に30品目を目安にいろいろな食品をとるように食生活の指針を出した。

　さらに近年、高カロリー食物の過剰摂取や偏食から、高血圧、高尿酸血症、糖尿病、心臓病、ガンなど食生活に関係の深い生活習慣病が増加したため、「日本人の食事摂取基準（2005年版）」が作られ、ついで2010年版が発表された。この過程の中で、厚労省は、国民の食料政策を、身体の栄養を補うことから、過剰摂取や偏食を抑える方向に転換したのである。これが現在の状況である。

　しかし生活習慣病の増加は止まらず、昭和30年後半から花粉症、アトピー性皮膚炎などが登場し、アレルギー疾患の異常増加は止まるどころか、さらに加速するという状況にある。今や5人に1人がアレルギーといわれる時代になってしまった。

　このアレルギー疾患の増加の視点から考えても、現代の栄養政策もまた見直さなければならないという状況にある。

2. 食育の考え方と薬膳

　「食育」という言葉とその基本概念は、明治に食生活運動を展開していた石塚左玄が「食養道[※1]」において「体育も知育も才育も、すべて食育であると認識すべき」と論じたのが始めである。また同時期に食の分野で活動していた村井玄齋が新聞紙上で「小児には、徳育よりも知育よりも、体育よりも、食育が先」と唱え、広めたといわれている。

　更に近年は、服部幸應氏らの活躍によって一般に広く認知されるようになり、平成17年6月、日本人の健康は子供のころから育まなければならないとして、「食育基本法」が制定された。「食育基本法」の骨子は「子供たちが豊かな人間性を育み、生きていく力を身につけるためには、何よりも『食』が重要である」として、食育の重要性を「生きる上での基本であって、知育、徳育、体育の基礎となるべきもの」とした。さらに「様々な経験を通じて『食』に関する知識と、『食』を選択する力を習得し、健全な食生活を実践することができる人間を育てること」としている。まことにもっともな方針である。

　この「食育基本法」の理念にも記載されていることではあるが、現在の『食』の知識と選択においては、昔の大家族社会の中にあって年寄りたちが継承してきた当たり前の経験的『食』の知恵が欠如してしまっている。実はそこにこそ、薬膳の基本的知識が残っていたのである。例えば、「カゼの初期に、しょうが湯を飲む」、「生ものの中毒にシソの葉を煮出して飲む」などであるが、これら年寄りたちが継承してきた知恵は迷信ではなく、経験則として伝承されてきたものなのである。ちょっとしたカゼや下痢などの時に、すぐに薬に頼るのではなく、身近な食品の薬効を知って、それによって簡単な疾病に対応できる能力を養って

おくことはまさにこの「食育基本法」の意図に合致するであろう。

　現代では、軽い病気と思われるものでも、救急車を呼んだり、大病院に頼ったりすることが多く、それが医療費の拡大につながっている。子供のみならず親や家族も簡単な病気の知識や薬膳の知識を身につけてゆくことが、真に健康で強い日本人を作るためには必要なのである。それは、この度の東日本大震災のような災害・緊急時にも対応できるようなサバイバル能力としても役立つことであろう。

「食育」への取り組みの具体的な例として、島根県雲南市における一つの試みを見てみよう。

　雲南市は平成16年11月に6市町村が合併してできた市で、市内には銅鐸が39個まとまって出土した加茂岩倉遺跡がある。雲南市の速水雄一市長と土江博昭教育長のコンビは進取の気性に富んでおり、島根県で平均寿命が最も高く、また全国的にも最も早く「食育」に取り組んだ市の一つである。

　平成20年雲南市は「食に関するアンケート調査」を行い、さらに96才以上の長寿者に「長生きの秘訣調査」も行っている。その結果、雲南市の食の問題点として、①若い世代を中心に朝食の欠如が増え、手作り料理や一家団欒の食事が少なくなっていること、②米や野菜の自家栽培をする家庭は多いが、若い世代は農作業から離れてゆく傾向にあることが判明した。

　一方長寿者のアンケートの中で共通していた長寿の秘訣は、①野菜中心の食事、②規則正しい生活、③農作業の役割や趣味がある、④家庭が円満である、の4点であった。

　この結果をもとにして、雲南市では「食育」を、子供と家族、若い世代、高齢者など様々な世代を対象として、学校教育だけでなく社会と結び付け、「まちづくり」のプロジェクトを立ち上げた。子供たちには「キッズ　イン　ザ　キッチン」をキャッチフレーズとして、幼児期から飼育、栽培、収穫、調理の体験活動を増やし、第3日曜日に設定された「うんなん家庭の日※2」に連動させ、翌日を「弁当の日」と決めた。これは、5年生以上の子供には自分自身で作った弁当を持ってこさせるというものである。

　また「雲南の食」を広く知ってもらおうと、郷土料理を熟知している高齢者や農業従事者と消費者が触れ合う場を多く作った。併せて、若い世代に地域への関心を高めてもらう意味から、食品加工業者や県立大学生なども参画した「雲南の食」をテーマにした商品プロジェクトも立ち上がった。

　こうした活動の中で、「弁当の日」などを盛り込んだ子供たち対象の「夢」発見プログラムが平成20年に文部科学大臣賞を受賞した。また日本で古代から薬草や古代紫の染料としても著名である紫草の栽培や古代野菜の長といわれた葵の栽培にも取り組んでいる。

　雲南市を採りあげた理由は、もう一つある。それは雲南市木次町に木次乳業があるからである。木次乳業は、佐藤忠吉を中心に昭和37年に設立されたが、乳業メーカーにもかかわらず、木次乳業の営業車には「赤ちゃんは母乳で育てましょう」とのキャッチコピーが書

※1）石塚左玄が提唱した日本の伝統食によっておこなう健康増進、疾病予防のための考え方。日本の食育の基礎となった。

※2）家庭生活を見直し、一家団欒の時間を取り戻すため、家族そろって食事を摂ることが推奨されている日。

第1章 総説

かれている。佐藤忠吉は1950年代から有機農法に取り組み、地産地消、身土不二※1を唱え、日本で初めて雲南市を組織的地産地消運動基地とした人物である。

　佐藤たちが雲南で酪農に転換した当初は、牧草を効率よく採るために化学肥料や農薬を使っていた。ところが1960年ごろに異変が相次いでおこった。牛の乳房炎、繁殖障害、起立不能などが多発。水田にはドジョウの死骸が浮いた。佐藤は「このまま農薬を使っていたら、とんでもないことになる。」と考え、仲間とともに、近代農業から農薬を使わない伝統農法への回帰を決意した。牛への飼料を山野で採れる自然牧草中心に切り替えたほか、水田での無農薬栽培の試行も開始した。以来、一貫して「健康な命の源」としての「食」を追求し、生みだしたのが日本で最初の低温殺菌牛乳である。そしてさらに彼は「野菜や生乳など、素材の生産だけでなく、その素材を加工し、流通までも自分たちでできなければ、農民は都市の奴隷になってしまう。自分たちが健康でなければ、まともなものを作ることはできない。そんな使命感と危機感をいだきながら、自分の夢を推進してきた。」と語っている。

　こうした彼らの作った基礎の上に、自給自足の農業を守るスローライフ・スローフードの交流拠点として、また、生産者と消費者の接点として「食の杜※2」が造られたのである。

　雲南市におけるような食育の取り組みは、現在、様々な県や市町村で行われているが、旧来の日本の食事を見直し、食が人々の健康に寄与する可能性を広げるものとして、今後も注目してゆきたい。

※1）地元のものを食べることが体によいという考え方。食養道での原則として広まった。
※2）木次町の山間に拠点をもち、自然と共生しながら暮らすスローライフの活動総体を指す。そのエリアでは有機農法による畑やワイナリー、パン工房、雲南の地元の食品を扱う店舗などが点在し、食に関するイベント等が行われている。

第2章

漢方理論

漢方薬膳を構成する漢方理論
──基礎理論と治療理論──

✻

漢方薬膳の薬効分類

漢方薬膳を構成する漢方理論
──基礎理論と治療理論──

1. 漢方の基礎理論

　漢方の基礎理論には、陰陽論と五行説がある。この２つの理論は、漢方の根底に流れる事物の認識論であり、古代中国において別々に発生したものである。陰陽論と五行説はその後結合し、『素問』において陰陽五行説として展開されている。
　ここでは薬膳学の理解のため、陰陽論と五行説についてそれぞれ述べることとする。

陰陽論

　陰陽思想は古代中国思想の要であって、広範囲にわたる意味をもつ。陰陽の基本は万物の「質」と「能」を意味するが、同時に万物のもつ正反両面の相対性を示す述語でもある。
　分かりやすくいえば、自然界に存在するものの一切を「陰」と「陽」に分け、対立する関係に置き換えたものといえる。下表にその具体例を挙げる。

要　素	陽	陰
宇　宙	太陽	月
一　日	昼	夜
空　間	天	地
運動状況	動き回るもの	とどまっているもの
性　格	明るい・陽気	暗い・陰質
男　女	男	女
夫　婦	夫	妻
体　表	背中側・上半身	腹側・下半身
内　臓	五腑 ＊中空臓器 （胆、小腸、胃、大腸、膀胱）	五臓 ＊実質臓器 （肝、心、脾、肺、腎）
気血水	気 （陽気）	血・水 （陰分）

人体の寒熱	熱化した状態	冷えた状態
物の性質としての寒熱	温める性質をもつもの	冷やす性質をもつもの

陰陽は相対的なものである

陰陽に分けられたものが、常に陰であり、陽であるわけではない。

例えば「天」と「地」の関係性でいえば、「天」は陽にあたるが、快晴の日（陽）もあれば、曇りの日（陰）もある。「男」と「女」の関係性でいえば、「女」は陰だが、激しく動きまわっている時（陽）もあれば、静かに休んでいる時（陰）もある。これらを「陽中の陽」「陽中の陰」「陰中の陽」「陰中の陰」という。このように陰陽は固定概念ではなく、時と場所、関係に応じて相対的に変化している。

人体生理としての陰陽

人体は、人体生理としての機能的な側面と物質的な側面の2つに大別できる。つまり機能的側面とは、身体を動かす活動エネルギーのことで、陽または陽気とよぶ。

物質的側面とは、人体の構成成分である骨・血液・津液・精液・臓腑などのことで、陰または陰分とよぶ。

五行説

五行説とは、自然界にあるすべてのものに「木・火・土・金・水」の5つの要素を見いだし、それが互いに助け合ったり、抑制し合って推移していくという思想である。

「木」の要素	草木を象徴し、草木の芽ぶきを意味する。万物が生じる時期。季節は春。
「火」の要素	火を象徴し、活動が盛んな状態を意味する。その性質は熱であり、万物が長じる時期。季節は夏。
「土」の要素	母なる大地を象徴し、万物を育む様子を意味する。四季のすべてと関わりをもつが、特に夏の土用との関係が深いとされる。
「金」の要素	金属を象徴し、金属の堅固・鋭さ・輝きを意味する。秋の豊穣や収穫を象徴する。
「水」の要素	水を象徴し、湧き出で流れる様子を意味する。水は地中では生命を育て、万物を生み出す。季節は冬。

五行色体表 五臓の病気や体質の弱い部分を簡便に見つけるため、各五行ごとの季節の特徴や、体の病変のおこりやすい部位、精神的変化などを経験的に分類し、一覧表にまとめ

たものが五行色体表である。『素問』から『千金方』にかけて、この五行色体表は充実していった。

五行色体表

五行	五つの要素	木(モク)	火(カ)	土(ド)	金(コン)	水(スイ)
五臓	対応する臓	肝	心	脾	肺	腎
五腑	対応する腑	胆	小腸	胃	大腸	膀胱
五季	病気が悪化しやすい季節	春	夏	土用	秋	冬
五悪	病気になりやすい気候	風 春の風が強い時期	熱 夏の熱	湿 湿気の強い時期	燥 乾燥の強い時期	寒 寒い時期
五主	五臓の主る器官	筋(キン)	血脈(ケツミャク)	肌肉(キニク)	皮毛(ヒモウ)	骨(ホネ)
五華	五臓が弱ったときに症状が現れやすい所	爪 爪に縦じわができる	面色 顔色が赤くなる	唇 口内炎や唇の炎症をおこしやすい	体毛 鼻・体毛・皮膚に現れやすい	髪 髪が抜けたり白髪になりやすい
五根	病気が現れやすい場所	目	舌(耳)	口	鼻	耳(二陰) 二陰：肛門と陰部
五液	五臓が病んだ時に現れる分泌液	涙(ルイ) 怒りながら涙を流すことが多い	汗(カン) ちょっとしたことで汗をかきやすい	涎(エン) ヨダレをたらすことが多い	涕(テイ) 鼻水を出すことが多い	唾(ダ) ツバを出しやすい
五変	五臓の病変の現れ	握(アク) 興奮気味に手を握りしめることが多い	憂(ユウ) 夏に憂いを生じやすい	噦(エツ) しゃっくりをしやすい	欬(ガイ) 咳をしやすい	慄(リツ) 恐れ怯えやすい
五病	五臓が病んだ時によくみられる病変	語(ゴ) 口はよく語り、よく喋る	噫(アイ) ゲップをだしやすい	呑(ドン) 唾などを飲み込むことが多い	欬(ガイ) 咳を出すことが多い	欠(嚏)(ケツ) 欠：あくびや伸びをすること多い 嚏：クシャミをすることが多い
五志	五臓が病んだ時の感情変化	怒 よく怒りやすい	喜 よく喜ぶ	思 思い憂うことが多い	憂(悲) 憂い悲しむことが多い	恐(驚) 恐：物事を恐れることが多い 驚：ちょっとしたことで驚く
五色	病む時の肌の色や顔色	青	赤	黄	白	黒
五味	病気の時の味の好み	酸(サン)	苦(ク)	甘(カン)	辛(シン)	鹹(カン) しおからい
五味作用	五味の働き	収(シュウ)「酸」には引き締める作用がある	堅(ケン)「苦」には下痢などの軟便を固める作用がある	緩(カン)「甘」には緊張や痛みを緩める作用がある	散(サン)「辛」には発散する作用がある	軟(ナン)「鹹」には硬いものを軟化させる作用がある
五香	体臭や排泄物の臭い	臊 あぶらくさい	焦 こげくさい	香 かんばしくさい	腥 なまぐさい	腐 くされくさい
五労	五臓を病みやすくする動作	歩 歩きすぎると筋を傷めやすい	視 物を直視しすぎると血脈を傷めやすい	坐 坐りすぎると肌や肉を傷めやすい	臥 寝すぎると皮毛の気を傷めやすい	立 長く立ちすぎると骨や腰を傷めやすい
五声	五臓が弱った時の声の変化	呼 呼ぶような怒鳴るような声になる	笑 笑う力がないことが多い	歌 小声で無意識に歌を歌う	哭 嘆きやすくなり、泣き叫ぶ	呻 よくうなりやすくなる
五神	五臓のつかさどる精神作用	魂(コン)	神(シン)	意(イ)	魄(ハク)	志(シ)
五脈	五臓が病んだ時の脈状	弦(ゲン)	鉤(コウ)	代(タイ)	毛(モウ)	石(セキ)
五音	五臓が病んだ時の特徴的音階	角(カク)/ミ	徴(チ)/ソ	宮(キュウ)/ド	商(ショウ)/レ	羽(ウ)/ラ
五穀	五臓を補う穀物	麦	黍 きび	稷 たかきび	稲	大豆
五果	五臓を補う果物	李 すもも	杏 あんず	棗 なつめ	桃 もも	栗 くり
五畜	五臓を補う肉	鶏	羊	牛	馬	豚
五菜	五臓を補う野菜	韭 にら	薤 らっきょう	葵 冬葵(葵菜)のこと	葱 ねぎ	藿 まめのは

32

「肺」を例に五行色体表の見方を示す。

「秋」は、空気の「乾燥」とともに「呼吸器系（肺）」の粘膜も乾燥するため、バリア機能が低下し、「咳（欬）」や「鼻水（涕）」など「呼吸器系（肺）」の炎症をおこしやすい。また肺結核など肺を病んでいる人の特徴としては、「艶のない色白」の肌で、いつも「悲しんでいる」タイプが多いことである。

明太子・キムチなどトウガラシ系の「辛い」食べ物を過食すると、咳・喘息・鼻炎等の「呼吸器系（肺）」の症状は悪化、「肺」と表裏関係にある「肛門（大腸）」の疾患である痔も悪化する。また、「辛い」食べ物は、「肺」の支配領域となる「皮膚（皮毛）」の疾患であるアトピー性皮膚炎や湿疹などの皮膚病にも悪影響を及ぼす。

相剋説・相生説・土王説　五行のお互いの関係については、相剋説、相生説、土王説の３つの説がある。この３説の発生は同時ではなく、相剋説、土王説、相生説の順に発生した。これらのうち、漢方薬の分野において最も実践的に発展したのは土王説である。

また、鍼灸の分野においては、相剋説・相生説がその治療原則に大きな影響を与えた。なお、相剋説は『素問』において、五味の偏食の弊害の主要な理論となっている※。

相剋説

木・火・土・金・水の５つの要素が互いに牽制しあう関係を説いている。

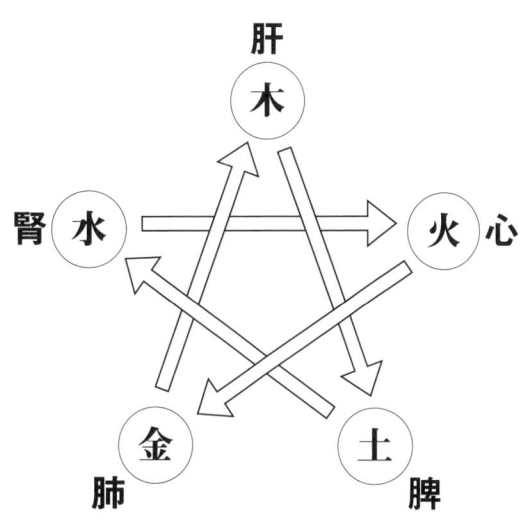

- 木剋土（木は土を剋する）……木は土の中に根を張り、土の養分を吸収して生長する。
- 土剋水（土は水を剋する）……土は水を吸収し、また堤防をつくって水の流れを支配する。
- 水剋火（水は火を剋する）……水は火の勢いを弱める。
- 火剋金（火は金を剋する）……火は金属を溶かす。
- 金剋木（金は木を剋する）……金属でつくられた斧や刀は、木を切り倒す。

金元四大家の一人、寒涼派の劉完素は『宣明論』において、防風通聖散を「腎水虚乏し心火邪熱甚だしい者」に用いている。これは「腎が虚して心をコントロールする力が弱ったために、心の病証が暴走している状態」であり、相剋説を応用した考えである。

※「『素問』にみる食養生」（P.224）参照。

相生説

木・火・土・金・水の5つの要素が互いに協調しあう関係を説いている。

- 木生火（木は火を生ず）……木と木を摩擦すると火が生まれ、木を足せば火が強まる。
- 火生土（火は土を生ず）……木は火によって灰となり土にかえる。
- 土生金（土は金を生ず）……土の中から金属が生ずる。
- 金生水（金は水を生ず）……金属の鉱脈のあるところからは、水が湧き出ている。
- 水生木（水は木を生ず）……木は水を与えることによって生長する。

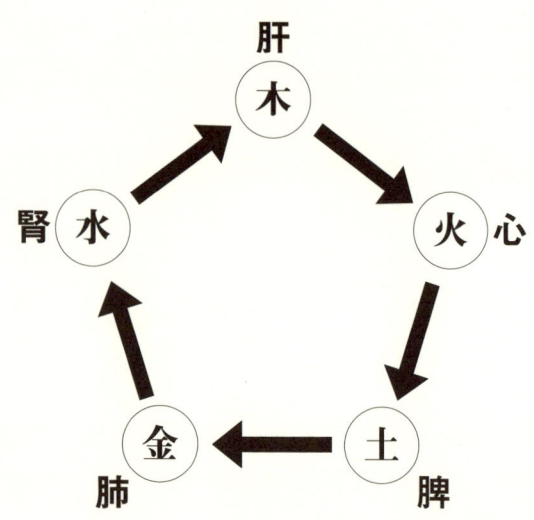

土王説

相剋説・相生説では五行は同等の関係であったが、土王説では土が他の4つと比べ、一段と強い関係にある。

土王説では、五行の中でも土が中心となり、その周囲に木火金水が配置される。そして土を中心に、水と火、木と金は相剋し合っている。

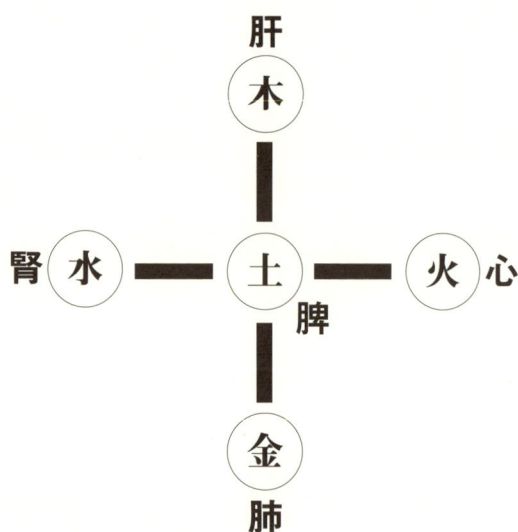

漢方薬の分野で土王説は強い影響力をもち、金元四大家の一人、李東垣はこの土王説を基に、病気の治療においては土の支配である脾胃（消化器系）の強化が基本になるという『脾胃論』を打ち立てている。

2．漢方治療理論

　漢方治療理論とは、漢方の治療法を選定するための理論である。本書では総説として「八綱」をとり上げ、各論として「気血水」「精」「五臓」「三陰三陽」「五気と五味」をとり上げる。

総　説

八綱（陰陽・虚実・表裏・寒熱）

　八綱とは、証把握のための基本的分析法で、病の性質・病勢・個体反応の強弱・正気と邪気の力関係の比較などを、陰・陽・表・裏・寒・熱・虚・実の八類の綱をもって帰納していく方法論である。

陰陽
　八綱中の陰と陽は、他の六綱を総括するもので、表・熱・実はみな陽証に、裏・寒・虚はみな陰証に帰納される。

虚実
　正邪の盛衰をみる綱領で、虚証と実証は、正気と邪気の抗争の状態を反映している。
- ●虚証：正気不足のため十分に病邪に対抗できない状態で、症状は緩やかであるが長引く。
- ●実証：病邪が盛んであり、また正気もある程度充実しているためにお互いに激しく戦っている状態で、激しい症状となる。

　『傷寒論』では、三陰三陽論を縦軸に、この虚実論を横軸にとり、理論が展開されている。例えば、太陽病（カゼ初期）の虚実でいえば、虚証はじわっと汗をかき、微熱で少し頭痛がするような緩やかな症状のカゼであり、実証は汗がでずに悪寒・発熱・肩こり・関節痛などの激しい症状を伴うカゼである。

寒熱
　寒熱の概念は、日本漢方と中医学とでは認識がかなり違う※。ここでは日本漢方の立場から、体が冷えているか熱しているかで寒熱を判断する。
- ●熱証：熱証とは、発熱や炎症を呈する状態のことをいい、全身症状と

※中医学では、侵襲した病邪の性質を重視して、その性質が病症に反映されるとする。従って、傷寒のような寒邪の侵襲によるものを寒証といい、温病に代表されるような熱邪の侵襲によるものを熱証という。

しての熱証と、部分的な熱証に分けられる。
- ◎**全身症状としての熱証** 全身症状としての発熱状態を示し、たとえ悪寒を伴っていたとしても全体として寒よりも熱の症候が強いものをいう。急性病における三陽病（太陽病・陽明病・少陽病）がこれにあたる。
- ◎**部分的な熱証** 関節炎など、慢性病に多くみられる部分的な炎症状態をいう。
- ●**寒証**：寒証とは、悪寒や冷えの症状を呈する状態のことをいい、全身症状としての寒証と、部分的な寒証に分けられる。
- ◎**全身症状としての寒証** たとえ熱があっても全体として寒の症候が強いものをいう。急性病における三陰病（太陰病・少陰病・厥陰病）がこれにあたる。
- ◎**部分的な寒証**：関節が冷えて痛む場合など、慢性病に多くみられる部分的な冷え症状をいう。

表裏

病邪の侵襲している部位の深浅を示すもので、表と裏に大別する。
- ●**表証**：体表とそれに近い部位をいう（皮膚・肌肉・筋肉・経絡・関節・頭・項背・のど・気管浅部など）。
- ●**裏証**：体内深部をいう（臓腑・血脈・骨髄など）。また、胃腸について裏という場合もある。

各論

気血水・精・五臓・三陰三陽・五気と五味

ここで紹介する気血水、精、五臓、三陰三陽、五気と五味の各治療理論は、薬膳を実践する上でしっかり理解しておかねばならない重要な理論である。

気・血・水

漢方では身体を構成する基本を気・血・水の3要素で考えている。以下、気血水の働きと変調について述べる。

気の働き

広義では生命エネルギー全体をさし、また血や水を動かす作用や、全身や各組織を温める作用、病邪から体を防御する作用をもっている。気血水論においては、気は精神的な分野を中心として用いられている。

血の働き	基本的には血液を指す。身体各部に栄養を与え、滋潤し、組織や器官の機能が十分発揮できるようにする。また、気とともに意識や精神活動を明瞭にする働きをもつ。	
水の働き	体内にある血液以外のリンパ液などの体液のことで、津液と呼ぶ。唾液・涙・洟・汗・尿などもこれに含まれる。身体のあらゆる場所に循環し、滋養・滋潤する。皮膚や内臓、眼・鼻・口などの粘膜を潤し、関節の動きを滑らかにする働きをもつ。	

気血水の変調

気血水の過不足や滞りがなく、バランスが取れていれば、基本的に人は健康でいられる。ひとたびそのバランスが崩れれば、体調を崩し、様々な症状が現れる。以下、気・血・水の変調に伴う症状と治療法をまとめる。

	気血水の状態	主な症状	治療法
気	**気虚** 気が不足している状態	無気力、倦怠感、息切れ	補気
	気滞 気が滞っている状態	梅核気※1、焦燥感、憂うつ	行気・鎮静
	気逆 下方に納まるべき気が上衝している状態	イライラ、動悸、めまい、不眠症、のぼせ	降気・鎮静
血	**血虚** 血が不足している状態	顔色が悪い、爪がもろい、目のかすみ、めまい、動悸、疲れやすい、皮膚に艶がない	補血
	瘀血 生理活性を失った血液（流動性が低下しよごれた血液）のこと	冷えのぼせ、月経時における瘀血塊（レバー状の血塊の排出）、頭痛、肩こり、めまい、吹出物、目の充血、痔、月経不順、月経痛、更年期障害、あざ、内出血	駆瘀血
	出血 各種の出血症状をいう	鼻血、吐血、喀血、月経過多、不正出血、痔出血、下血	止血
水	**津液不足** 全身あるいは部分的に体液が不足した状態	鼻・のど・口の乾燥、声枯れ、毛髪・皮膚の乾燥、目のくぼみ、尿量減少	補津液
	水滞 津液が活性を失い体内に貯留している状態。**水毒**ともいう	胃内停水※2、むくみ、咳、痰、小便不利、関節水腫	利水
	湿邪 体表や胃腸に湿が滞留した状態	腹脹り、渋り腹、残便感、食欲不振、手足の倦怠感、関節痛	利湿

※1）のどに梅の種がつまったような異物感を感じ、たびたび咳払いをする状態。ストレスに起因する。

※2）胃腸の水分代謝が悪くなった状態。みぞおち付近で振水音が聞こえ、咳・吐き気・めまいなどの原因となる。

精

精とは、生命の根源に関わるエネルギー物質で、生命活動を維持するために最も重要なものである。精は、先天の精気と後天の精気に分類される。

> **先天の精気**とは、先天的に授かった生命の根源的エネルギー物質であり、成長発育の促進、生殖能力維持、老化・寿命に関わる。幼少から思春期までは成長発育をうながし、思春期を迎えるとともに生殖能力に転化。それ以降、生殖能力維持の働きをする。

先天の精気は無限に存在するわけではなく、基本的には中高年になるとその容量は徐々に減少し衰えていく。それとともに性欲・生殖能力も衰え、歯が抜けたり、抜け毛・白髪・しわが増え、いわゆる老化が始まる。最後に先天の精気が尽きたところで寿命が終わる。このように先天の精気は、成長発育→生殖能力→老化・寿命という具合に、エネルギーの形を変化させながら、人の一生に深く関与している。

この他、体を病邪から守る防衛機能にも関わる。

要するに、先天の精気が十分であれば生命力・抗病力は強く精力は旺盛となり、逆に先天の精気が少なくあるいは減衰してくれば、生命力・抗病力は弱く精力は減退するわけである。

なお、先天の精気は腎に宿る※ことから腎精とも呼ばれ、また慣例的に先天の精気のみを指して精と呼ぶことも多い。

> **後天の精気**は、後天的に得られるエネルギー物質であり、脾胃で飲食物が消化吸収されて得られる水穀の精気と、肺呼吸から得られる大気からなる。

後天の精気は、生命活動を維持する活動エネルギーになると同時に、臓腑・器官・組織を形づくる構成成分となる。また気血水を生成する働きも担う。

この気血水は臓腑も含め全身をくまなく循環栄養する他、病邪から体を防衛する働きも担っている。外邪やストレスなど、何らかの影響で気血水のバランスが崩れれば、臓腑へのエネルギー供給が滞るとともに、気血水の生理活性は失われ、臓腑は不調となる。逆に臓腑が不調となっても、気血水のバランスは崩れる。

こうした気血水や臓腑の不調は、後天の精気に悪影響を及ぼすことになる。

また後天の精気から供給される活動エネルギーは、腎にもめぐり、腎を補うことによって先天の精気（腎精）を活性化する働きを担っている。

※「腎」を更に「腎」と「命門」の2つに分ける説（左腎右命学説）もある。「命門」には生命の根源エネルギーが宿り、生殖機能を主るとされることから、「先天の精気」は「命門」に宿るということもできる。

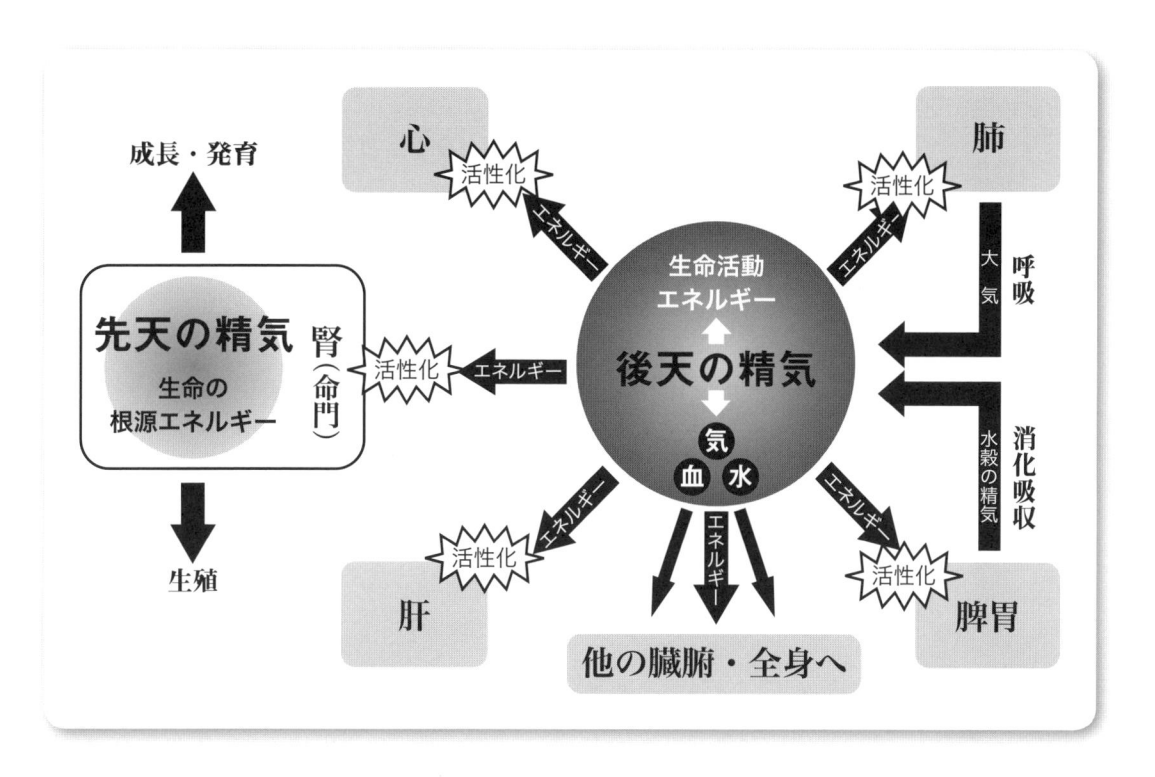

[図：先天の精気（腎・命門）と後天の精気の関係図。先天の精気は生命の根源エネルギーで成長・発育・生殖に関わる。後天の精気は生命活動エネルギー（気・血・水）で、心・肺・肝・脾胃を活性化し、肺からの呼吸（大気）と脾胃からの消化吸収（水穀の精気）によって得られ、他の臓腑・全身へエネルギーを供給する。]

先天の精気を保つには

　先天の精気は有限であり、老化や疲労、大病などで減少した先天の精気を再び増加させることはできない。また、飢えや肺病などで後天の精気が尽き、エネルギー不足に陥ると、先天の精気からエネルギーが補てんされるため、先天の精気も消耗してしまう。

　よって、アンチエイジング、つまりいつまでも元気で若々しくいるためには、いかに先天の精気を損なわないようにするか、いかに後天の精気を充実させるかが重要となる。

　以下、その方法を示す。

●過度の疲労を避ける（肉体疲労・精神疲労）
　　肉体的、精神的に過度に疲労すると後天の精気の不足に陥り、先天の精気を消耗させる。
●睡眠不足にならないようにする
　　睡眠不足は、気血水や臓腑の不調をまねき、後天の精気に悪影響を及ぼすとともに、先天の精気の消耗の原因となる。適度な睡眠により疲労回復を心がける必要がある。
●過度の性生活を慎む
　　過度の性生活は腎に負担がかかり、先天の精気（腎精）を損なう。
●よく噛んで食べる
　　よく噛まないと食物の吸収効率が悪くなり、後天の精気を十分に得られない。後天の精気の不足は、先天の精気の消耗につながるため、よく噛むことが大切である。
●気血水の滞りを除き、流通を改善する
　　気血水のめぐりがよければ、後天の精気は充実し、活発に働く。後天の精気が充実していれば、先天の精気の消耗を防ぐことができる。

第2章　漢方理論

● 補腎・補肺・補脾胃作用をもつ食物・漢方薬を摂る

　他の臓腑と同じく、先天の精気が宿る腎も、後天の精気からエネルギーの補充を受けており、そのエネルギーにより腎が活性化すれば先天の精気も活性化される。よって補腎作用をもつ食物・漢方薬を摂取することは、生命力・生殖能力を高めることにつながる。

　ただし、摂取した食物を後天の精気としてエネルギー化するためには、脾胃（消化器系）と肺（呼吸器系）の働きが必要となる。

　つまり、胃腸虚弱で食欲不振や下痢があり、うまく消化できない場合や、喘息・肺疾患などで呼吸が浅くなっている場合には、いくらよいものを摂っても食物を十分にエネルギー化できず、腎へのエネルギー補充が不十分となる。よって先天の精気の活性化は期待できない。

　先天の精気を旺盛にするには、腎を補うことが基本となるが、肺や脾の虚証があれば、それを補うことも忘れてはならない。

五臓

漢方における臓腑の概念は、西洋医学的な臓器よりも幅広いものである。これは、漢方では臓腑の「解剖学的な形態」よりも、その臓腑がもつ「働き」を重視しているためである。以下、五臓の働きと、五臓が病んだ場合の病証、ならびに薬膳における治療法を示す。

肝の働きと病証
肝臓の機能を統括し、精神の活動にも影響する。
①血を貯蔵する。②筋肉の運動を円滑に行わせる。③気や血が停滞せず、スムーズに循環するよう調節する。④気分を安定させ、思考力を活発化させる。⑤目の働きを保つ。⑥爪のつやを与える。
［病　証］気うつ、イライラ、怒りっぽい、情緒不安定、めまい、かすみ目、耳鳴り、筋肉の引き攣れ、肝機能の失調、肝臓疾患など。
［治療法］養肝・平肝、清熱

心の働きと病証
循環器系と精神・意識・思惟をつかさどる。五臓の中で最も重要な臓器。
①血を全身に絶え間なく循環させ、血管・血流のすべてを統括する。②意識を正常に保ち、精神活動を正常に行わせる。③顔色を明るくし、つやを与える。④舌の働きを維持する。
［病　証］動悸、息切れ、不整脈、健忘、下半身のむくみ、舌のもつれ、煩躁、不眠、心臓疾患など。
［治療法］養心・安神、鎮静、駆瘀血

脾の働きと病証
臓器としての脾とは膵臓を意味する※が、脾がつかさどる機能としては消化器系全体を意味し、胃と一対となって働く。

①飲食物を消化吸収し、生成した気を肺に送る。（後天の精気の生成）②血の循環を正常に働かせる。③水分の吸収・排泄を促進する。④筋肉を充実させ、四肢を丈夫にする。⑤唇の色を明るくし、つやを与える。
[病　証] 胃腸虚弱、軟便、下痢、腹脹り、食欲不振、疲れやすい、手足が重だるい、糖尿病、消化器系疾患など。
[治療法] 補脾胃・健胃、補気、利水利湿

肺の働きと病証

呼吸器系の中枢。
①呼吸を正常にさせる。②脾と協力して後天の精気を生成する。③気血を全身にめぐらせ栄養する。④水分を全身にめぐらせ、汗で水分調節をする。⑤皮膚や毛につやをもたせ、体表を防御する。⑥鼻やのどの働きを正常にさせる。
[病　証] 疲れやすく声に力がない、息切れしやすい、のどや口の乾燥、咳、喘息、鼻づまり、呼吸器系疾患など。
[治療法] 補肺・潤肺、鎮咳去痰、補津潤燥、清熱

腎の働きと病証

泌尿器・生殖器系の機能をもつ。
①水分の調節を行い、尿を生成する。②先天の精気を宿し、身体の成長、発育を順調に行わせ、生殖機能を働かせる。③骨や歯を丈夫にする。④排便、排尿を調節する。⑤耳を健康に保つ。⑥髪の毛を丈夫に保つ。⑦足腰を丈夫にする。
[病　証] 精力減退、インポテンツ、遺精、腰痛、膝痛、視力低下、抜け毛、難聴、耳鳴り、下半身の冷え、夜間頻尿、尿失禁、むくみ、腎臓疾患など。
[治療法] 補腎、強壮強精、利水

三陰三陽

三陰三陽とは、『傷寒論』において展開される急性熱性病の治療理論であり、特に、日本漢方の根幹をなしている。

『傷寒論』においては、発病から死にいたるまでの過程を大きく「陽病」と「陰病」に分けて論じている。「陽病」とは、体が熱状を呈しながら病と闘っている状態のことで、太陽病・陽明病・少陽病の３つに分類され、「陰病」とは、病が進行して病勢は消沈するものの体に熱をだす力がなく、冷え症状が中心となっている状態のことで太陰病・少陰病・厥陰病の３つに分類される。

※「脾」の臓器としての認識は、明代前後に変化があり、脾臓のことを「脾」、膵臓のことを「胰」と呼ぶようになった。以後、現代に至る。

漢方薬膳を構成する漢方理論

第2章　漢方理論

三陰三陽の各病位と治法について、以下に示す。

太陽病（たいようびょう）
急性熱性病の初期で、体表に病邪があり、悪寒、肩こり、頭痛、咽痛、鼻水、くしゃみというような症状を呈す。すでに発熱している場合もあるが、まだ病邪は内臓にまで及んでいない。治法は、麻黄・桂皮などの発汗解表薬が主薬である麻黄湯、葛根湯、桂枝湯、小青竜湯などの方剤を用い、発汗させて体表の病邪を排除する。

この太陽病の段階でうまく対応できないと、陽明病もしくは少陽病、ときによっては陰病にまで転位することとなる。

陽明病（ようめいびょう）
病気の熱状がもっとも盛んな状態で、熱が胃腸にこもり高熱を発するが、寒気はほとんどない。熱のため発汗していることが多く、口渇を呈する場合と便秘を呈する場合がある。治法は、清熱効果の高い石膏を主薬とした白虎湯などの方剤か、瀉下作用のある大黄を主薬とした調胃承気湯・小承気湯・大承気湯・三黄瀉心湯などを用いる。この陽明病で対応できないと、少陽病または陰病に転位することとなる。

少陽病（しょうようびょう）
陽明病に比べ熱状は衰えるものの、胸部・腹部を中心に全体に病邪が広がっている状態。カゼでいえば、粘っこい鼻汁や痰、咳、食欲不振、吐き気、熱は微熱か往来寒熱（午前中に寒気があり午後に微熱がでるか、その逆）などの症状となる。治法は、柴胡桂枝湯・小柴胡湯・大柴胡湯・半夏瀉心湯など、柴胡・黄芩・黄連などの清熱薬と、大棗・生姜・甘草・人参などの補脾胃薬がバランスよく配合された方剤を用いる。この治療法は体の調和をはかることを目的とするので「和法」ともいう。この少陽病で対応できないと、陽明病または陰病に転位することとなる。

太陰病（たいいんびょう）
胃腸に病邪が入り込み、体は冷えて食欲がなく、下痢しやすい状態。治法は、温補止瀉作用のある人参・乾姜などが配合された人参湯や、脾胃の機能回復をはかる小建中湯などを用いる。

少陰病（しょういんびょう）
熱は出ず、腎・膀胱を中心に全身が冷え、疲れてただじっと寝ていたいという状態。強い冷えのため、夜間頻尿となる。治法は、大熱薬の炮附子が配合された八味地黄丸・真武湯・附子湯などを用いる。このほか日頃から体力のないものがカゼをひいた場合、太陽病ではなく少陰病から発病するケースがあるが、これを「直中の少陰」といい、麻黄附子細辛湯などで対応する。

厥陰病　　　　いよいよ生命力が尽きようとしている状態。ロウソクが燃え尽きる前に一瞬輝くのと似て、突然熱が出たり寒気がしたり、不規則な熱状となるが、手足末端から冷え上がり、心臓衰弱をきたす。治法は、生附子や乾姜などの大熱薬が配合された四逆湯を基本処方とする。

三陰三陽における虚実

　三陰三陽における虚実の判定は、各病位によりその指標が異なる。

太陽病の虚実　　汗の有無によって虚実を判定する。カゼを例にとれば、太陽病虚証はじわっと汗をかいて微熱で少し頭痛がするような緩やかな症状となり、太陽病実証は汗が出ずに悪寒・発熱・肩こり・関節痛などの激しい症状を伴う。
陽明病の虚実　　熱がもっとも盛んな病位であり、基本的にすべて実証となる。
少陽病の虚実　　胸から脇腹にかけての脹満の程度により虚実を判定する。
太陰病の虚実　　太陰病の多くは、体力低下や強い寒邪の侵襲により胃腸が冷えて下痢となり、虚証を呈する。逆に胃腸が冷えて便秘し、実証となるケースもまれにある。
少陰病の虚実　　抵抗力が著しく弱った状態となるため、基本的に虚証となる。
厥陰病の虚実　　生命力が尽きようとしている状態である。四肢末端から冷え上がるとともに、動悸・煩悶感を呈し、虚実が入り混じる状態となる。

三陰三陽の図

	虚	実
	発病	
陽（陽病）	太陽病／陽明病／少陽病	
陰（陰病）	太陰病／少陰病／厥陰病	

↓ 死

第2章　漢方理論

五気と五味

五気と五味とは、漢方生薬や食物のもつ基本性質を分類したものであり、その初出は『神農本草経』である。薬膳における食物分類の基礎理論となる。

五気とは陰陽論から発展した考え方で、食物や漢方生薬のもつ基本的性質を示すものであり、身体を温めるのか、冷やすのか、そのどちらでもないかという性質を、「五気（寒・涼・平・温・熱）」の5つの指標で表したものである。また「五気」から「平」を除いたものを「四気」ということもある。

〈熱　性〉　身体を大いに温め、興奮させる作用をもつ。

〈温　性〉　身体を温め、興奮させる作用をもつ。熱性よりは弱い。

〈涼　性〉　身体を冷やし、鎮静・消炎する作用をもつ。寒性よりは弱い。

〈寒　性〉　身体を大いに冷やし、鎮静・消炎する作用をもつ。

〈平　性〉　温めも冷やしもしない性質。

つまり、冬場の寒い季節や冷え症の人は「熱性」「温性」のものを、夏場の暑い季節や体がほてって暑い時、のぼせ症の人は「寒性」「涼性」のものを食べることで、体調は調い、健康管理に役立つ。

熱性	温性	平	涼性	寒性
温める ←		どちらでもない		→ 冷やす

補足としては、ここでいう「熱性と温性」「寒性と涼性」は程度の差であり、その区分は明確ではない。

また、食物・漢方生薬はその調理法や修治法※によって、五気の性質が変化する場合がある。食物を例にとれば、ダイコンの気は「涼」であり、体内にあっては冷やす作用をするため、冷え症の人は生のままの多食を避けるべきであるが、風呂吹き大根のように煮てしまえば気は「涼」から「平」に変わる。更に気が「温」のショウガを加えて煮れば、全体としては「温」として働くようになる。

このように「寒」・「涼」の性質をもつ食物に関しては、火を通すことによりその五気の性質が緩和される。

※生薬を炒めたり、酒で熟成させたりすることで、その効能を引き出すこと。

以下の表に、薬膳に使用する食物と漢方生薬の五気について、食材区分ごとに分類する。

五気 食材分類表

	熱	温	平	涼	寒
穀類・マメ類		モチ米、ナタマメ	玄米（粳米）、トウモロコシ、麦芽、黒マメ、ダイズ、ソラマメ、エンドウマメ、トウミョウ、ササゲ、豆豉、豆乳	大麦、小麦、小麦粉、ハト麦（薏苡仁）、アズキ（赤小豆）、豆腐	リョクトウ
野菜・イモ類・キノコ類		ニラ、ニンニク、長ネギ（葱白）、ヨモギ（艾葉）、タマネギ、ショウガ（生姜）、ラッキョウ（薤白）	ニンジン、キャベツ、ホウレンソウ、ハクサイ、ミツバ、カブ、シュンギク、ジャガイモ、カボチャ、ヤマイモ（山薬）、シイタケ、白キクラゲ・黒キクラゲ	トマト、レタス、キュウリ、セリ、セロリ、ダイコン、ナス、チンゲンサイ、トウガン、フキ、ゴボウ、キンシンサイ、ユリ根（百合）、クワイ	ニガウリ、アロエ、レンコン、タケノコ、黒クワイ、コンニャク
果実・種子		モモ、龍眼（龍眼肉）、ナツメ（大棗）、サンザシ（山楂子）、シソの実、マツの実、クルミ	ブドウ、ウメ干し、スモモ、プルーン、クコ、クリ、アケビの実、ラッカセイ、ギンナン、ハスの実、カンピョウ（フクベ）、ゴマ	メロン、イチジク、リンゴ、柿、レモン、ナシ、ビワ、ミカン	スイカ、バナナ
魚介類・海草類		ブリ、タイ、イワシ、サバ、エビ	カツオ、スズキ、ヒラメ、カレイ、フナ、ナマズ、コイ、ドジョウ、ウナギ、アワビ、牡蛎（カキ）	牡蛎の殻、ハマグリの殻	ハマグリ、アサリ、シジミ、タニシ、コンブ、ヒジキ
動物	羊肉	鶏肉、牛肉、スズメ肉、豚レバー、鶏レバー、羊骨	鴨肉、烏骨鶏、豚マメ、豚ハツ、豚膵臓、スッポン、燕の巣、ハチミツ、卵黄	豚肉、兎肉、牛乳	
漢方生薬・ハーブ・茶・調味料	コショウ、トウガラシ	山椒、花椒、茴香（フェンネル）、丁子（クローブ）、桂皮（シナモン）、蘇葉（シソ）、バジル、陳皮、当帰、高麗人参、玫瑰花（ハマナスの花）、紅花（ベニバナ）、八角（スターアニス）、ローズマリー、酒、酢	梓実（キササゲの実）、南蛮毛（トウモロコシのひげ）、葛根（クズ）、サフラン、柿蒂（柿のへた）、モモの葉	栝楼根（天花粉）、ドクダミ、菊花（キクの花）、薄荷、茶、ハブ茶、ギムネマ茶、カモミール	山梔子（クチナシの実）、木通、梓白皮、柿の葉

本表作成にあたり歴代の本草書ならびに薬膳書の調査を行ったが、同一食物であっても文献によって五気の記載が異なるケースが少なからずあった。
『中薬大辞典』では、その差異を統一しようという試みがなされているものの、1977年の第1版と2006年の第2版で変更されている箇所もかなりあり、完全な統一はなされていない。上の表の五気は、最新版の『中薬大辞典』（第2版）を採用したが、トマトとミカンについては、日本市場品を検討し、「平」を「涼」とした。

五味とは、食物や漢方生薬の味を五行に基づき「酸・苦・甘・辛・鹹」の5つに分類したものである。五味は単なる味覚としてだけではなく、それぞれ特有の作用をもっている。

以下、五味理論の基礎となる「五味の基本作用」、「五味と五臓との関係性」について述べ、それを踏まえ、現代人の食生活と五味論の関わりを述べる。

五味理論のポイント〈五味の基本作用〉

『素問』「蔵気法時論」にあるように、五味はそれぞれ「収・堅・緩・散・軟」という基本的な作用をもっている。

〈酸味〉収斂固渋作用

収斂作用とはものを引き締める作用で、固渋作用とはものを固め、出し渋らせる作用である。例えば酸味の収斂作用とは、しめサバに代表されるような、筋肉を引き締める働きをさす。酸味の強いものを摂ると、のどが緊張し締まるような状態となるのはこのためである。またウメ干しは下痢や寝汗に有効だが、これは酸味の固渋作用による。酢にも汗腺を引き締め、発汗を抑制する制汗作用がある。

〈苦味〉燥湿堅化作用・清熱鎮静作用

燥湿堅化作用とは、便などの余分な水分を除き、軟らかくなりすぎたものを堅くする作用のことで、苦味の強い緑茶や、漢方生薬でも黄連や黄芩には、腸内の余分な水分を除き、下痢を止める作用がある。

清熱鎮静作用とは、胸部の煩熱を除き、精神安定をはかる作用のことで、ニガウリ、緑茶、黄連、山梔子などがこれにあたる。

〈甘味〉弛緩作用・滋養作用

弛緩作用とは、筋緊張や精神緊張を緩める作用のことで、緊張緩和による鎮痛作用も併せもつ。昔のトゲ抜き地蔵のお札には甘草エキスが塗られていたが、甘草には筋緊張を緩める効果があり、のどに刺さった骨やトゲ抜きに効果がある。

また、麦芽糖や水飴には滋養作用があり、虚弱体質や体力消耗時の滋養強壮に用いられる。小建中湯に膠飴（水飴）が配合されているのはこのためである。

〈辛味〉発散発汗作用

発散発汗作用とは、体表の気を発散し、発汗させる作用のことで、トウガラシなど辛いものを食べると、体が熱くなると同時に毛穴が開き、発汗する。カゼの初期には、長ネギ、ショウガなどの辛味の強いもので発汗して治す。

〈鹹味〉軟化散結作用・通便作用

　　軟化散結作用とは、堅いシコリを軟らかくする作用のことで、鹹味のある海草類は、瘰癧（頸部リンパ節結核）によいとされる。
　　また、にがりを含む粗塩や塩類性下剤の芒硝には、便を軟らかくし便通をよくする働きがある。

五味と五臓の関係

●五臓を栄養する五味
　　五味はそれぞれ対応する五臓に入り、栄養する働きをもっている。
　　つまり「酸味」は肝に入り、「苦味」は心に入り、「甘味」は脾（消化器系）に入り、「辛味」は肺に入り、「鹹味」は腎に入る。適量の五味は、それぞれの臓を栄養する働きをもつ。

●五味の偏食の弊害
　　適量の五味は五臓を栄養するが、過量はかえって五臓や身体各部に負担をかける。
　　『素問』では、五味を偏って過食した際の影響について、様々な理論を展開しており、理論統一はなされていないが、通して言えることは、五味の偏食をいましめていることである。日頃から五味の調和をはかるよう食生活に気を配る必要がある。

現代における五味論

　塩分過多と腎臓の関係など一部とり上げてはいるものの、現代では「成分」の栄養学ばかりが先行し、「味」が身体に及ぼす影響についてはあまり語られていない。しかし、甘いものが欲しくなり食べすぎると、胃腸をこわすといったことは実際経験するところである。
　現代栄養学に欠落している「五味」の理論から、我々が学ぶことは非常に多く、これからの栄養学にとって重要なファクターとなるであろう。これを現代に生かすとすれば以下のような解釈が成り立つ。

長期にわたる味の嗜好は五臓に影響を及ぼす　（「五行色体表」P.32参照）

- ●酸味を欲する→肝の系統が変調をおこしていることを示唆する。
  その他にも、酸味は筋肉（タンパク質）を引き締める作用があり、過食すれば咽喉部の筋肉に影響し、声帯の可動域が狭まるため、声の出が悪くなり、またノドを痛めやすい。
- ●苦味を欲する→心の系統が変調をおこしていることを示唆する。
- ●甘味を欲する→脾胃の系統が変調をおこしていることを示唆する。
  その他にも、甘いものの過食は胃腸障害や口周囲のフキデモノ、口角炎をおこしやすい。

- **辛味を欲する**→肺の系統が変調をおこしていることを示唆する。
  トウガラシの過食は、呼吸器系に悪影響を及ぼし、咳・喘息を悪化させる。また、肺と表裏関係にある大腸や、肺の支配領域である皮膚にも悪影響を及ぼし、痔やアトピー性皮膚炎などの皮膚病が悪化する。
- **鹹味を欲する**→腎の系統が変調をおこしていることを示唆する。
  塩分を摂りすぎれば腎機能が弱り、むくみや高血圧をおこしやすい。

　このように長期にわたる味の嗜好の偏りと五味の過食は、関連する臓腑をはじめとして体のバランスを崩す元となる。適量の五味は臓腑を栄養するが、特に現代の飽食の生活状態からは、五味の不足より、むしろ過剰摂取の方が問題[※]となる。

※「現代の病に必要な引き算の食養法」（P.191）参照。

漢方薬膳の薬効分類

　前述の漢方治療理論のうち、「五気(ごき)」「五味(ごみ)」だけをもって薬膳を運用する方法をとる人たちもいる。しかし実際に薬膳を運用するに当たり、実用的で効果のある薬膳を提供するためには、二千年にわたる人体実験の集積である食物の本草学的薬効(ほんぞうがく)※を把握し、それをもとにレシピを組み立てる必要がある。

　そこで本書では、歴代の本草書に収載のある身近な食物の薬効を分類整理し、漢方生薬とも共通する15の作用分類に振り分けることとした。

　これら作用分類を活用することにより漢方薬的薬効をもつ薬膳として、また漢方処方を助ける薬膳としての運用が可能となる。

漢方薬膳における15の作用分類

「発汗解表(はっかんかいひょう)」「清熱(せいねつ)」「温補(おんぽ)」「補気(ほき)」「行気・降気・鎮静(ぎょうき・こうき・ちんせい)」「補血(ほけつ)」「駆瘀血(くおけつ)」「補津潤燥(ほしんじゅんそう)」「利水・利湿(りすい・りしつ)」「養肝・平肝(ようかん・へいかん)」「養心・安神(ようしん・あんじん)」「補脾胃・健胃(ほひい・けんい)」「補肺・潤肺(ほはい・じゅんぱい)」「補腎(ほじん)」「滋養強壮(じようきょうそう)」

　なお、15の作用分類と、前節で述べた「三陰三陽論」「五気」「気血水論」「五臓」「精」の各治療理論との関係性は次の通りである。

治療理論	漢方における15の作用分類
三陰三陽論	発汗解表　清熱　温補
五気	清熱　温補
気血水論	補気　行気・降気・鎮静　補血　駆瘀血　補津潤燥　利水・利湿
五臓	養肝・平肝　養心・安神　補脾胃・健胃　補肺・潤肺　補腎
精	滋養強壮

※歴代本草書に収載された食物や漢方生薬の効能のことであり、古くから経験的に使用されていた有効例を集積したもの。

第2章　漢方理論

①発汗解表作用　　発汗解表とは、発汗により、体表の病邪を発散させる作用のことで、カゼの初期や、風邪に伴うこり・関節痛に用いる。

②清熱作用　　清熱とは、寒性・涼性の食物・漢方生薬によって、発熱や炎症といった熱症状を鎮める作用のことで、発熱・からだのほてり・各部の炎症・腫れ等に用いる。また、暑気あたりや夏バテの予防にも有効。

③温補作用　　温補とは、熱性・温性の食物・漢方生薬によって、冷えた身体を温め補う作用のことで、冷え性や冷房病に用いる。また冷えによる関節の痛みや下痢、月経痛にも有効。

④補気作用　　補気とは、気力を益し体力を補う作用のことで、気虚の状態、つまり虚弱で疲れやすく元気のないものに用いる。

⑤行気・降気・鎮静作用　　行気とは、うっ滞した気の流れを活発にしてめぐらせる作用であり、降気とは、頭や胸などに上衝した気を下げる作用である。鎮静とは、行気・降気作用の結果、イライラ、梅核気、精神不安、不眠、気分が晴れない等、気のうっ滞や気の上衝に伴う精神症状を改善する作用である。

⑥補血作用　　補血作用とは、血液を補う作用（増血作用）のことで、血虚証に伴う症状（貧血、顔色が悪い、爪がもろい、目のかすみ、めまい、動悸など）に用いる。婦人科系の働きが悪いもの、不正出血、不妊症にも用いる。止血作用を併せもつものもある。

⑦駆瘀血作用　　駆瘀血作用とは、生理活性を失った血液（流動性が低下したよごれた血液）を排除して血流を改善する作用のことで、月経不順、冷えのぼせ、ふきでもの、内出血など瘀血を伴う症状に用いる。止血作用を併せもつものもある。

⑧補津潤燥作用　　補津潤燥とは、津液を補い、身体各部の粘膜や皮膚の乾燥を潤す作用のことで、乾燥に伴う炎症・発熱・体のほてりを鎮める作用を併せもつ。津液不足にともなう咽痛・声枯れ・乾燥性の咳・口渇・皮膚の乾燥などに用いる。

⑨利水・利湿作用　　利水・利湿とは、利尿をはかり、水分代謝を改善することにより、身体各部の湿邪・水滞を排出する作用のことで、尿不利、下痢、消化不良、ガス腹、腹部膨満感、むくみ、湿邪にともなう関節痛などに用いる。

⑩養肝・平肝作用　　養肝とは、肝を滋養することにより、肝機能の失調を調える作用のことであり、平肝とは、肝の失調による気血の頭部への上衝を鎮める働きのことである。この養肝・平肝作用により、めまい、イライラ、情緒不安定、頭痛、かすみ目、耳鳴り、高血圧などの症状を改善する。二日酔いにも有効。

⑪養心・安神作用　　養心とは心の気血を栄養する作用、安神とは精神を安定させる作用のことで、動悸、息切れ、舌のもつれ、心労、精神不安、不眠、多夢、

⑫補脾胃・健胃作用
健忘などの症状を改善する。また、心疾患の症状改善を助ける。
補脾胃とは、消化器系全体の機能を補う作用のことで、胃腸虚弱、消化不良、食欲不振、軟便、下痢、腹脹りなどの症状を改善する。また胃腸虚弱で手足が重だるく元気が出ない場合にも用いる。
健胃とは、胃の働きを調え、あるいは活発にして、食欲増進・消化促進する作用のことで、胃部不快感・嘔気・消化不良といった症状を改善する。
補脾胃作用、健胃作用をもつもの、ならびに胃腸を温める作用をもつものをここに分類した。

⑬補肺・潤肺作用
補肺とは、呼吸器系を補うことにより、咳・喘鳴を鎮め、去痰する作用であり、体力低下で咳・喘息が長引く場合にも用いる。
潤肺とは、呼吸器系の津液不足を潤すことにより、咳・喘鳴を鎮め、去痰する作用である。
ここに呼吸器系症状の改善に有効な、補肺作用・潤肺作用をもつものをまとめて分類した。

⑭補腎作用
補腎とは、腎を補う作用のことであり、水分代謝・尿の生成といった泌尿器系の機能を正常にし、また性欲減退・インポテンツ・早漏・精子活動率低下といった生殖器系の機能低下を改善する働きをもつ。上記の機能が低下した状態がいわゆる腎虚であり、これに起因する腰膝の重痛・疲労倦怠・下半身の冷え・夜間頻尿・耳鳴り・めまいなどの諸症状にも用いる。

⑮滋養強壮作用
滋養強壮とは、体力・抵抗力・精力を高める作用のことで、補肺・補脾胃・補腎の3つの方法がある。腎を補うことを基本に、状態に応じて肺や脾胃を補い、強壮・強精をはかる。
補肺強壮…病後の衰弱・体力低下等で、呼吸器系の抵抗力が弱まり、カゼを引きやすい状態、咳や喘息が長引く状態に用い、呼吸器系を補いながら、体力をつけ抵抗力を増強する。
補脾胃強壮…胃腸虚弱に伴う四肢や全身の倦怠感に用い、胃腸を補い消化を助け、強壮する。
補腎強壮強精…性欲減退や生殖機能の低下に対し、腎を温め補うことにより、精力増強をはかり、強壮する作用をいう。また、腰膝の倦怠感と冷痛、下半身の冷え、夜間頻尿、尿失禁、耳鳴り、めまいなどの腎虚に起因する諸症状を改善する。

　以上が漢方薬膳における15の作用分類である。この分類に従って、各食材を配当すると次のようになる。なお、食材個々の薬効については本草学的な薬効を主に考えた。

漢方薬膳 作用分類食材表

理論	作用分類	食材
三陰三陽	発汗解表作用	豆豉、ショウガ、長ネギ、カモミール、クズ、シナモン、シソ、バジル、ハッカ、ペパーミント、レモンバーム
	清熱作用	アズキ、大麦、ハト麦、リョクトウ、アロエ、キュウリ、セリ、セロリ、ダイコン、トウガン、トマト、ニガウリ、レタス、レンコン（生）、イチジク、柿、スイカ、スモモ、ナシ、アサリ、シジミ、タニシ、ハマグリ、菊花、クチナシの実、ドクダミ、モモの葉
	温補作用	ナタマメ、モチ米、ショウガ、ニラ、ニンニク、長ネギ、ヨモギ、鶏肉、羊肉、ウイキョウ、花椒、クローブ、シナモン、コショウ、酒、サンショウ、トウガラシ、ハッカク
気	補気作用	玄米、小麦、小麦粉、モチ米、カボチャ、黒キクラゲ、シイタケ、ヤマイモ、クリ、ゴマ、ナツメ、龍眼、ドジョウ、牛肉、鶏肉、羊肉、燕の巣
	行気・降気・鎮静作用	キンシンサイ、ラッキョウ、シソの実、牡蛎殻、ウイキョウ、カモミール、クチナシの実、シナモン、サフラン、シソ、バジル、茶、陳皮、ハッカ、ペパーミント、ハッカク、レモンバーム、ローズマリー
血	補血作用	黒キクラゲ*、キンシンサイ、ホウレンソウ*、ヨモギ*、レンコン（煮）、ゴマ、プルーン、ナツメ、龍眼、牡蛎肉、ブリ、牛肉、鶏肉、レバー、スッポン ＊印の食材は、止血作用をもつ
	駆瘀血作用	黒キクラゲ*、セリ*、セロリ*、ニラ、レンコン（生）*、サンザシ、シナモン、サフラン、ベニバナ ＊印の食材は、止血作用をもつ
水	補津潤燥作用	玄米、豆乳、豆腐、白キクラゲ、ダイコン、トウガン、ユリ根、イチジク、柿、スイカ、スモモ、ナシ、マツの実、レモン、牛乳、スッポン、燕の巣、ハチミツ
	利水・利湿作用	アズキ、エンドウマメ、大麦、黒マメ、ササゲ、ソラマメ、ハト麦、リョクトウ、キュウリ、コンニャク、セリ、セロリ、トウガン、ハクサイ、レタス、アケビの実、カンピョウ、スイカ、スモモ、コイ、コンブ、シジミ、タニシ、ドジョウ、ナマズ、ハマグリ、ヒジキ、豚マメ、花椒、キササゲの実、サンショウ、バジル、茶、陳皮、トウモロコシのひげ、ドクダミ
五臓	養肝・平肝作用	アロエ、セロリ、クコ、スモモ、シジミ、レバー、トウモロコシのひげ、菊花
	養心・安神作用	小麦、ユリ根、ハスの実、ナツメ、龍眼、牡蛎肉、牡蛎殻、豚ハツ
	補脾胃・健胃作用	エンドウマメ、大麦、麦芽、玄米、小麦粉、ササゲ、ソラマメ、ナタマメ*、豆腐、モチ米*、カボチャ、白キクラゲ、キャベツ、シイタケ、ジャガイモ、ショウガ*、ダイコン、タマネギ、ニラ*、ニンジン、ニンニク*、ハクサイ、ヤマイモ、レンコン（煮）、イチジク、ウメ干し、クリ、サンザシ、ハスの実、ナツメ、龍眼、レモン、ウナギ、コイ、ドジョウ、ナマズ、牛肉、鶏肉*、豚膵臓、燕の巣、ハチミツ、ウイキョウ*、花椒*、カモミール、クローブ*、コショウ*、サンショウ*、シソ、バジル、陳皮、レモンバーム、ローズマリー ＊印の食材は、胃腸を温める作用をもつ
	補肺・潤肺作用	白キクラゲ、ヤマイモ、ユリ根、クルミ、マツの実、ウナギ、豚膵臓、燕の巣、ハチミツ
	補腎作用	黒マメ*、ササゲ*、ナタマメ、ニラ、ヤマイモ*、クコ、クリ、クルミ、ゴマ、ハスの実、ウナギ、エビ、豚マメ*、羊肉、羊骨*、スッポン ＊印の食材は、泌尿器系の機能を改善する作用をもつ
精	滋養強壮作用	補肺強壮作用：白キクラゲ、ヤマイモ、クルミ、マツの実、ウナギ、燕の巣 補脾胃強壮作用：玄米、白キクラゲ、ニンジン、ニンニク、ヤマイモ、ハスの実、ナツメ、龍眼、ウナギ、ナマズ、牛肉、鶏肉、燕の巣 補腎強壮強精作用：ナタマメ、ニラ、ヤマイモ、クコ、クルミ、ゴマ、ハスの実、ウナギ、エビ、豚マメ、羊肉、羊骨、スッポン

第3章
薬膳の理論と実践

疾患別　漢方薬膳の実践

- 呼吸器系疾患
- 消化器系疾患
- 婦人科系疾患
- 循環器系疾患
- 泌尿器系疾患
- 代謝系疾患
- 筋・関節系疾患
- 精神疾患
- 現代の病に必要な引き算の食療法
- 季節の体への影響と食養

第3章　薬膳の理論と実践

呼吸器系疾患

カゼ・感冒

　原因のほとんどはウイルス感染である。症状は、鼻水、鼻づまり、のどの痛み、咳、痰、頭痛、発熱、関節痛、だるさ、食欲減退などで、誰でもかかるが、「万病のもと」でもある。
　カゼの場合の養生法としては、自然治癒を助けるために、安静にし、保温・保湿に気をつけて消化のよいものを食べるようにすることである。
　カゼにかからないようにするためには、ウイルスの飛沫感染を防ぐこと（マスク・うがい・手洗いなど）と、体の抵抗力を高めること（首にタオルを巻くなど）である。冬のカゼのウイルスは、高温多湿に弱いので、室内の保温保湿に留意し、外から帰った場合は、うがいや手洗いを行うとよい。夏のカゼのウイルスは胃腸炎を伴うことが多いので、接触感染を防ぐ手洗いが有効である。また、疲労や睡眠不足やストレスが続いて交感神経が興奮すると、リンパ球が減り免疫力が低下するので注意する。

漢方の考え方

　漢方では、カゼはその原因により大きく2つのタイプに分かれる。「傷寒」（寒気によって侵襲される場合）と「温病」（咽喉部の乾燥からのどに炎症をおこす場合）である。更に、その病の進行の度合いで、陽病（発熱症状のあるもの）か陰病（冷えが中心のもの）かに区別して、治法を決定する。この進行段階を傷寒論の立場では、三陰三陽病（太陽病・陽明病・少陽病・太陰病・少陰病・厥陰病）と呼ぶが、ここでは、特に薬膳が効果を発揮しやすい太陽病・少陽病・太陰病・少陰病を示す。

【太陽病：傷寒】　首や肩から寒気と共にカゼが入り、頭痛、発熱、鼻水などがおきるタイプ。
　　治法　発汗薬（発汗解表薬※）を用いて、軽く発汗させる。自然に汗が出ている虚証の場合は桂皮・生姜などを主薬とした桂枝湯を用いる。汗がなく、首肩のこわばりや関節痛などを伴う実証の場合は葛根・麻黄などのより強い発汗薬によって発汗を促し、カゼを除く。処方としては、麻黄湯や葛根湯を用い、首にタオルを巻くなどして、発汗効果を高め、首や肩甲間部を冷やさないように注意する。

※発汗し、解表する（体表の気をめぐらせて、カゼなどの病邪を発散させる）薬物のこと。発表薬ともいう。

【太陽病：温病】　のどや口が乾燥し、咽痛から始まって熱が出るタイプ。悪寒はない。
　　　治法　のどの炎症を止め、津液を補うことを目的とする。津液不足があるため強い発汗薬を用いることができないので、金銀花・連翹など清熱する薬物を加味し、発汗薬も荊芥・防風など発汗効果の軽いものに留める。処方としては、銀翹散や駆風解毒湯を用いる。マスクなどをしてのどや口の乾燥を防ぐ。

【少陽病】　カゼがこじれて、咳や痰が増加したり、食欲不振などの胃腸障害が伴ってくるタイプ。また、最初から下痢・腹痛・吐き気などをおこす胃腸カゼのケースもある。
　　　治法　柴胡・黄芩などの清熱薬で胸腹部の清熱を行う一方で、生姜・人参・甘草・大棗などで脾胃を補う「攻補兼施」の処方を用いる。代表的な処方に小柴胡湯がある。また胃腸カゼの場合は、胃腸の清熱にすぐれた黄連などが配合された半夏瀉心湯を用いるとよい。

【太陰病】　カゼをひき体力が低下したり、寒邪が強すぎて、胃腸系が冷え下痢をするような場合である。
　　　治法　陰病に属すため、胃腸系を中心に人参や乾姜などを用いて温補する。処方としては、脾胃を温める人参湯や脾胃の機能回復をはかる桂枝加芍薬湯などの処方を用いる。

【直中の少陰】　もともと体力がなかったり、寒邪が強いケースで、初期から少陰病となったものである。発熱より、悪寒がきわめて強く、くしゃみ・鼻水・咳などの症状が水っぽく、痰なども冷たいのが特徴である。
　　　治法　麻黄などの発汗薬に附子などの温補薬を配合して用いる。処方としては、麻黄附子細辛湯などを用いる。

漢方薬膳の考え方

- 傷寒病の初期の太陽病の場合は、身体を温めて発汗を助けるようにする。（発汗）
- 温病の場合は、のどの部分の炎症を鎮めるようにする。（清熱＋治咽痛＋補津液）
- 少陽病で食欲不振・吐き気・下痢などのある場合は、消化がよく脾胃を補う食物を摂る。（補脾胃）
- 太陰病や少陰病の場合は、食事はすべて温かい物とし、脾胃を補い、体を温める効果のある食材を選択する。（温補）
- 陽病・陰病を問わず、悪寒があるような場合は、温かい消化のよいものを摂ることを心がけ、身体を冷やす食物は、生では摂らない。

> **体を冷やす食物**
> 野菜では、**ダイコン、キュウリ、トマト、ナス、トウガン**など。果物では、**柿、ナシ、スイカ**など。穀物では、**ハト麦、ソバ**。**海草類**も体を冷やすので過食は避ける。ただし熱を加えて調理をした場合は、冷やす作用が緩和されるので食してもよい。

＜カゼの薬膳に用いる食材＞

長ネギ 長ネギの白い部分は、葱白といい、漢方生薬としても用いられるほど薬効が高い。カゼで悪寒、発熱があり、汗が出ないものによい。よく発汗を助け、カゼの症状を緩和する。ただし、すでに汗をかいているものには向かない。

ショウガ 身体を温める作用に富み、発汗を助ける。生姜の名称で漢方生薬としても用いられる。吐き気には特にすぐれた効果がある。その場合は、生のまま用いる方がよい。ウイルス感染時に増える炎症性サイトカインを抑えて発熱などの全身症状を軽減する働きがあり、インフルエンザなどの重症ウイルス感染の症状を緩和できる。ただし、目の充血しているものと痔のあるものには多量に使わない。

クズ クズは、葛根といい葛根湯の主成分になっているものである。発汗作用があり、同時によく首や肩の緊張をとるので、肩こりや頭痛に効果がある。カゼの下痢にもよく用いられる。ウイルス感染時に増える炎症性サイトカインを抑えて発熱などの全身症状を軽減する働きがあり、インフルエンザなどの重症ウイルス感染の症状を緩和できる。

ハッカ[※1] 温病のカゼによく用いられる。軽度の発汗と解表[※2]作用によりカゼを治し、咽痛や頭痛を治す。

シソ カゼの初期で寒気や発熱のあるものによい。軽度の発汗と解表作用、鎮咳去痰作用、健胃止嘔作用をもつ。

ニンニク 身体を温める作用が強く、疲労回復・強壮、免疫力を高める作用がある。カゼのひきかけには、ショウガと一緒に煎じると効果的。ただし眼病の人には向かないので、注意が必要である。また、消化促進効果があるので、カゼで弱った胃腸を調えるのによいが、生での多食は逆に胃腸に負担をかけるので控える。

ニラ 強壮・強精作用があり、よく脾胃を温める。また、血液の循環をよくし、陽気をめぐらせる作用がある。カゼの初期で寒気がある時に食べると効果的だが、胃腸が弱く下痢しやすい人は多食しないよう気をつける。

ダイコン 生で食べると、のどの粘膜を潤し、咳を止める作用がある。ダイコンおろしにして食べるのが効果的。

ナシ のどの粘膜を潤し、痛みをやわらげる。そのまま食べるより、すりおろしてジュ

※1）ペパーミントでも代用できる。
※2）体表の気をめぐらせて、カゼなどの病邪を発散させる。

ウメ干し ースにするのが効果的。
整腸作用・抗菌作用がある。カゼの際の吐き気・下痢などによい。また、ウメを煮つめて作る梅肉エキスは民間薬として有名で、下痢・嘔吐・食中毒などに用いられる。

シナモン 桂皮(けいひ)といい、漢方のカゼ薬に多用されるもので、体を温めて、発汗し、血行を改善する。シナモンの成分であるシンナミル化合物に抗ウイルス作用があり、ウイルス感染時の炎症性サイトカインを抑制して、全身の炎症や発熱を軽減する作用がある。

サンショウ 胃腸や肺を中心に体を温める作用にすぐれる。冷えによる胃・腹痛を止め、消化を促進する作用をもつ。

<カゼの薬膳に用いる生薬>

桂皮、生姜、蘇葉、桑葉、葛根、金銀花、薄荷、菊花

第3章　薬膳の理論と実践

漢方の繁用処方・処方を助ける薬膳

【太陽病：傷寒】カゼの初期

繁用処方　桂枝湯（けいしとう）（緩やかな発汗＋補脾胃）

カゼのひき始めで、頭痛・発熱・悪寒があり、自汗※があるもの。

薬膳　発汗を助け、脾胃を補う　ニラとショウガのすいとん

薬効食材　ニラ（温胃＋強壮）、ショウガ（発汗）、すいとん（小麦粉：補脾胃）

[材料]
- ニラ……………………… 1/6束
- ショウガ………………… 2g
- だし汁…………………… 400ml
- 小麦粉…………………… 大さじ2
- 油あげ…………………… 1/4枚
- 塩、しょう油…………… 各少々

[作り方]
1. 小麦粉に水（分量外）を加え耳たぶぐらいの硬さに練り、6等分して丸める。ショウガはすりおろす。
2. だし汁を沸かし①を入れる。
3. すいとんに火が通り透明感が出てきたら、塩、しょう油で味つけする。
4. ニラを2cmの長さに切り③に入れ、1cm角に切り油抜きした油あげとショウガを加えて、ひと煮立ちしたら火を止める。

繁用処方　葛根湯（かっこんとう）（発汗）

カゼのひき始めで、頭痛・発熱・悪寒があり、首から肩にかけてこりのあるもの。また、汗が出ないもの。

薬膳　発汗を助ける　ネギとショウガのスープ

薬効食材　長ネギ・ショウガ（発汗）

[材料]
- 長ネギの白い部分………… 6cm
- ショウガ………………… 2g
- だし汁…………………… 400ml
- 塩・しょう油…………… 各少々

[作り方]
1. 長ネギを千切りに、ショウガはみじん切りにする。
2. ①にだし汁を加え5分煮る。
3. 仕上げに塩、しょう油で味をつける。

＊クズを入れるとより発汗力が高まる

※汗が出るべき状態でないのに自然発汗してしまうこと。

繁用処方 小青竜湯（発汗＋鎮咳＋胃内停水を去る）
しょうせいりゅうとう

くしゃみ、鼻水が多く、痰や鼻水も水っぽいもの。

薬 膳 発汗を助け、咳や痰を鎮める　**シソとショウガのホットドリンク**

薬効食材 シソ（解表＋鎮咳去痰）、ショウガ（発汗）、陳皮（去痰）

[材　料]
シソ･･････････････････････ 4枚
ショウガ････････････････････ 2g
陳皮････････････････････････ 1g
ハチミツ･･････････････････ 大さじ1
水････････････････････････ 400mℓ

[作り方]
❶水に陳皮を入れて火にかけ、3分煮つめる。
❷シソはみじん切り、ショウガはすりおろす。
❸①に②を加え、ひと煮立ちしたら火を止め、ハチミツを入れる。

【太陽病：温病】咽痛のあるカゼ

繁用処方 銀翹散（治咽痛＋清熱＋軽い発汗解表＋潤燥）
ぎんぎょうさん

咽痛、熱感があってのどが乾燥するもの。悪寒はない。

繁用処方 駆風解毒湯（治咽痛＋清熱＋軽い発汗解表＋潤燥）
くふうげどくとう

咽痛の程度が強いもの。扁桃腺炎などにも用いる。

薬 膳 のどの炎症を鎮める　**ダイコンおろし**

薬効食材 ダイコン（咽喉潤燥＋治咽痛＋清熱）、ショウガ（発汗）

[材　料]
ダイコン･･････････････････ 5cm
ショウガ････････････････････ 2g
だししょう油････････････････ 小さじ2

[作り方]
❶ダイコン、ショウガをそれぞれすりおろす。
❷だししょう油を加え、熱湯240mℓを注ぐ。

薬 膳 のどを潤し、咽痛を緩和する　**ナシのジュース、ペパーミント添え**

薬効食材 ナシ（咽喉潤燥＋治咽痛＋清熱）、ペパーミント（解表）、ハチミツ（咽喉潤燥）

[材　料]
ナシ････････････････････････ 2個
ペパーミント････････････････ 適量
ハチミツ･･････････････････ 大さじ1
水････････････････････････ 60mℓ

[作り方]
❶ナシは皮をむき種を取り、ぶつ切りにする。
❷①とハチミツ、水をミキサーに入れ攪拌する。
❸②をグラスに注ぎ、ペパーミントを手のひらで叩き、香を出して添える。

漢方薬膳の実践

カゼ・感冒

【少陽病】カゼをこじらせて胃腸症状の出た場合

繁用処方 柴胡桂枝乾姜湯（さいこけいしかんきょうとう）（温補＋止渇＋少陽病の清熱※）

初期のカゼ症状がまだ残り、なおかつ、こじれかかっているような場合。頭痛、食欲不振などがあり、背部に強い悪寒がある場合によい。

薬膳 体を温め、脾胃を補う　鶏肉のあったか鍋

薬効食材 鶏肉（補脾胃＋温補）、ニンニク・ショウガ・コショウ（温補＋食欲増進）、ハクサイ（健胃＋止渇）

[材料]
- 鶏モモ肉……………………80g
- ハクサイ……………………1/10株
- ニンニク……………………1片
- ショウガ……………………5g
- しょう油、コショウ………各少々

[作り方]
1. 鶏肉は一口大に切り、ハクサイはざく切り、ニンニクは薄切り、ショウガは棒切りにする。
2. 鍋に水400mlと①を入れ煮る。
3. 鶏肉に火が通ったらコショウとしょう油で味つけをする。

＊ダイコン、ニンジン、長ネギなどを入れてもよい。また、クズを入れるとより効果がある

繁用処方 小柴胡湯（しょうさいことう）（少陽病の清熱＋補脾胃）

微熱や往来寒熱があり、痰や鼻水は粘稠（ねんちょう）で、食欲がなく時に吐き気を伴い、胸や脇腹に重い感じがある場合。

薬膳 脾胃を補い、清熱を助ける　シジミの潮仕立て

薬効食材 シジミ（清熱）、ダイコン（消化促進＋清熱）、ニンジン（補脾胃）、サンショウ（食欲増進）

[材料]
- シジミ………………………160g
- ダイコン、ニンジン………各40g
- コンブ………………………2cm
- 水……………………………400ml
- 粉ザンショウ………………少々
- しょう油……………………大さじ1

[作り方]
1. 一晩水に漬けて（分量外）砂抜きしたシジミをコンブと水と共に火にかける。
2. 沸とうしたらコンブを取り出し、シジミの口がすべて開いたことを確かめてしょう油を入れる。
3. ダイコン、ニンジンをすりおろし、②に入れる。
4. 粉ザンショウを振って食べる。

※カゼがこじれておきた微熱、往来寒熱（おうらいかんねつ）（1日のうちで熱症状と寒気が一交代する）、咳、食欲不振などを解熱・改善すること。

繁用処方 半夏瀉心湯（清熱＋補脾胃）
はんげしゃしんとう

カゼが胃腸に入り、吐き気・嘔吐・下痢などをおこした場合によい。

薬 膳 胃腸カゼの改善を助ける　**ウメとショウガのみぞれあんかけうどん**

薬効食材 ウメ干し（止瀉）、クズ（発汗＋止瀉）、ショウガ（温補）、ダイコン（清熱＋消化促進）、うどん（小麦粉：補脾胃）

[材 料]
- ウメ干し……………………… 2個
- ダイコン……………………… 80g
- ショウガ……………………… 2g
- ゆでうどん…………………… 1玉
- だし汁………………………… 400ml
- うす口しょう油、みりん… 各大さじ2
- 水溶きクズ粉 { クズ粉…15g / 水…大さじ3 }

[作り方]
① ダイコン、ショウガはすりおろし、ウメ干しは種を除きたたく。
② 鍋にだし汁を入れうどんをゆでる。
③ 調味料で味を調え、①を加え、ひと煮立ちしたら水溶きクズ粉を加えてとろみをつける。

【太陰病】冷えて下痢するもの

繁用処方 人参湯（温補＋補脾胃）
にんじんとう

胃腸に冷えの入った太陰病の状態に用いる。カゼがこじれ、体力がなくなって胃腸が弱り下痢をしているような場合によい。

薬 膳 脾胃を温め、体力をつける　**ヤマイモのお粥**

薬効食材 ヤマイモ（補脾胃＋強壮）、ショウガ（温補）、ウメ干し（止瀉）

[材 料]
- ヤマイモ……………………… 4cm
- ショウガ……………………… 2g
- ウメ干し……………………… 1個
- 御飯…………………………… 120g
- 水……………………………… 400ml

[作り方]
① ヤマイモは皮をむき1cm角に切り、ショウガはすりおろす。
② 御飯に水、ヤマイモ、ウメ干しを加え火にかけ、沸とうしたら吹きこぼれないように弱火にしてお粥にする。仕上がり間際にショウガを入れ、ひと煮立ちさせる。

漢方薬膳の実践　カゼ・感冒

【直中の少陰】悪寒のはなはだしいもの

繁用処方 麻黄附子細辛湯（発汗＋温補）
悪寒がはなはだしく、咳やくしゃみの激しいもの、鼻水や痰は冷たく、熱感のないものによい。

薬膳 体を温め、陽気を回復する　**ショウガとサンショウのクズ湯**

薬効食材 ショウガ（温補＋発汗）、サンショウ（温補）、クズ（発汗）

［材　料］
ショウガ……………………… 2g
クズ粉………………………… 15g
粉ザンショウ…………… 茶さじ少々

［作り方］
❶ショウガはすりおろす。
❷クズ粉に熱湯400mlを注ぎ、手早くかきまぜる。
❸②に①と粉ザンショウを加え、かき混ぜる。辛味が強いようなら、ハチミツ少々を加えてもよい。

気管支喘息

　気管支などの気道に慢性の炎症があり、気道が狭窄し、空気の流れが妨げられることによって、発作性の呼吸困難、喘鳴、咳を繰り返しおこす疾患。発作時には、息をするたびにヒューヒュー、ゼイゼイといった特有の喘鳴を伴う。発作は、1日の内では夜中や明け方、季節では、秋や梅雨時に多い。

　小児の場合、多くはアレルギーが原因で、ホコリやダニ、花粉などに反応しておこる。特定の原因物質がなくともストレスや食事、疲労などでも発作のおこることがある。成人の場合には、アレルギー性でないものも多く、はっきりとした原因は特定されていないが、慢性の気道炎症の病態があり、気道過敏性が亢進することが知られている。吸入ステロイド薬や気管支拡張薬が用いられる。

　発作は、軽ければ30分ほどで自然に収まる場合もあるが、発作が収まらない場合には窒息をおこして死に至る危険があるので、速やかに病院を受診して発作を止める必要がある。

　薬物治療だけでなく、ホコリやダニなどを吸い込まないよう、室内の環境に留意する、身体を冷やさないようにするなどの養生が必要である。

漢方の考え方

　漢方では、喘息の原因を内因、外因、不内外因に分けて考える。
　内因とは、体質的な素因を意味し、アレルギー体質などがこれにあたるが、漢方的には、気血水の失調を意味する。中でも喘息は水との関連が深く、体内で代謝しきれない水が肺にあふれることによって、喘息がおこると考える。気の失調は呼吸器に直接影響を与え、さらに精神的なストレスは喘息症状を悪化させる。血の失調は毛細血管に充血をおこし、それにより気管支粘膜の過敏性が亢進する。すると、アレルギー反応などによる炎症症状が拡大し、喘息発作をおこすことになるのである。
　外因は、気候の変化、ホコリの多い環境、ストレスなど、発作を誘発する環境的な要因を指す。体質や環境以外の要因は不内外因といい、食事の不摂生（特に食べすぎは、発作をおこしやすくする）や睡眠不足などがあげられる。
　喘息の治法は、発作の状態によって急性期と寛解期に分けて考える。急性期では発作の予防・鎮静を第一とするが、津液と寒熱の状態に留意することが重要である。寛解期は体質改善を中心に行い、気血水の正常化を目指す。気の失調の改善は、肺（呼吸器系）の機能を強化し、またストレスを除くことで行う。水の場合は、水分代謝の要である脾胃や腎を補い、肺にあふれた水分の代謝を促進することで改善する。血の場合は、食事療法によって瘀血（P.92参照）やアレルギー体質の改善をはかるようにする。
　なお、治法にあたっては漢方薬や薬膳の服用のみならず、家庭環境、衣服による温度調節、

生活態度などにも気を配ることが必要である。また発作時は、中等度までは漢方薬で対応できるが、漢方薬だけで発作が止まりにくい重症の場合は、病院での治療と並行して行う必要がある。

【急性期】
発作の改善・予防を目的として、麻黄・半夏・杏仁・桔梗・五味子・厚朴など鎮咳効果のある薬物が用いられる。処方を選定する際は、津液の有無と寒熱の状態によって以下のように分けられる。

▶呼吸器の津液が多い場合
全体に咳や痰などが水っぽく、喘鳴も湿った音がするもの。咽喉部の乾燥感はそれ程ではない。
【治法】麻黄・細辛などの発汗薬や半夏などの利湿薬を用いて水滞（排出されない非生理的な水分）を除く。処方としては、小青竜湯がよい。

▶呼吸器の津液が不足している場合
咽喉部の乾燥が強く、空咳などが続くもの。粘性の痰がからむように感じる場合もある。
【治法】麦門冬、粳米などの補津薬を用いて患部を潤す必要がある。処方としては、麦門冬湯、竹葉石膏湯、清燥救肺湯などがある。

▶寒邪の侵襲がはなはだしい場合
冷えると発作をおこしやすいもの。背中の悪寒がはなはだしく、痰も薄く冷たい。
【治法】乾姜、附子などの温補薬を用いて体を温め、陽気をめぐらせる。処方としては麻黄附子細辛湯、小青竜湯加附子などがある。

▶呼吸器の炎症が強い場合
咳が連続して止まらず、顔が赤くなるものや、夜布団に入って温まると発作がひどくなるようなもの。
【治法】石膏、柴胡などの清熱薬を用いて炎症を治める。処方としては麻杏甘石湯や小柴胡湯加桔梗石膏などがある。

▶ストレス性の発作をおこしやすい場合
精神的ストレスによって発作をおこしやすいもの。のどに何か引っかかっているような違和感（梅核気）を訴えることが多い。
【治法】降気作用のある蘇葉と去痰作用のある厚朴・半夏などで胸部の気滞を除く。処方としては半夏厚朴湯がある。

なお、上記の急性期に用いる薬でも、寛解期に体質改善の目的で継続的に服用することは可能である。

【寛解期】　発作の予防ばかりでなく、体質改善をはかり、呼吸器系機能の改善を目指す。また、アレルギーの場合は食事療法によってアレルギー体質を改善することが必要である。（アレルギー疾患についてはP.191を参照）

> 治法　呼吸器系の機能を改善する効果のある**小柴胡湯**と降気鎮静・鎮咳作用のある**半夏厚朴湯**の合方である**柴朴湯**が用いられる。体質的に虚弱な場合は、補肺・補脾胃・強壮効果のある**補中益気湯**で体力をつけながら呼吸器系の機能改善をはかるのがよい。咳喘息のタイプには潤肺・鎮咳・補脾胃効果のある**麦門冬湯**が用いられることが多い。

漢方薬膳の考え方

- ぜんそく発作の予防は、まず**腹八分目**にする。満腹にすると症状が悪化しやすい。
- 基本的には、発作時・寛解時を問わず鎮咳・去痰効果のあるものを用いる。（鎮咳去痰）
- 咳の状態によって、津液不足があるようなら津液を潤す効果のあるものを加える。（潤肺・潤燥）逆に、津液が過剰で水滞となっているようなら、去痰効果や発汗効果のあるものを用いて水滞を除くようにする。（発汗、去痰、去胃内停水※）
- 冷えて喘息が悪化するケースでは、ショウガなど温補効果のあるものを加えるとよい。（温補）ただし、トウガラシなど辛味の強い香辛料は刺激が強く発作を誘発するので避ける。
- 寛解期では、体質改善と呼吸器系の強化を目的とする。（補肺、補脾胃、補腎、滋養強壮）なお、現在では腸液分泌遺伝子が気管で発現すると喘息症状が重症化することが科学的に解明されているので、胃腸虚弱改善が喘息体質の根本的な改善に有効である。
- アレルギーによる場合はもちろん、そうでない場合も、炎症を助長し気道の過敏性を高めることに関連するので、**瘀血を助長する食物**の摂取は避ける。また冷たい物の過食も避ける。

瘀血を助長する食物

- **甘　味**　砂糖類、チョコレート、ケーキ、ココア、まんじゅう、アイスクリームなど
  ＊ハチミツや黒砂糖なども含まれるので注意
- **辛　味**　トウガラシ、キムチ、明太子、カレー、カラシ、ワサビなど
- **モチ米**　赤飯、おこわ、かき餅、モチ系の五穀米など
- **甲殻類**　エビ、カニ、ホタテ貝など

※胃腸の水分代謝が悪く胃腸で水滞がおきている場合を「胃内停水」といい、それを除くことを「去胃内停水」という。

- **魚卵類** イクラ、カズノコ、タラコなど
- **山菜類** タケノコ、タラの芽など
- **乳脂肪類** チーズ、生クリーム、バターなど
- **その他** ナッツ類、アルコール類、肉類の過食など
- アレルギーの場合は更に**青魚類**（サバ、イワシ、アジなど）を避ける

その他養生法
- 誘因となるホコリやダニを吸い込まないよう、室内を清潔にする。ペット類は飼わない。
- 身体を冷やさない。特にベストなどを重ね着して上背部を冷やさないようにする。
- 上背部の乾布摩擦は皮膚を刺激して自律神経の働きを調えるので勧められる。

<気管支喘息の薬膳に用いる食材>

ナシ	口やのどが渇き、咳があり痰が切れない時に用いる。絞り汁を用いる。
ギンナン	咳や喘息に効果がある。生のものは、中毒をおこすことがあるので、必ず火を通し、子供で1日5個、大人で10個程度に留める。スープにするのがよい。ただし、排尿を抑制する作用があるので、小水の出の悪い人や関節炎やむくみのある人は避けた方がよい。
ニンニク	気管支の粘膜を強化して、発作をおこしにくくする作用がある。冷え症や虚弱体質の改善もはかれる。
フキ	日本の民間薬として、咳止めと痰を切る効果が有名。フキノトウ、フキの茎・葉ともに同様の効果がある。
レンコン	生で用いると喀血、鼻血、下血など各種の出血に止血作用があることで知られている。絞り汁にして飲むとよい。また、この場合は節がついたまま使用した方が効果が高い。搾り汁は清熱効果があり、喘息の咳止めにも使用される。なお、熱を加えた場合は補血作用や補脾胃作用となる。
ユリ根	呼吸器系が弱く、寝汗をよくかき、疲れやすく咳が続くものによい。呼吸器系を潤す作用とともに、精神を安定させる作用にもすぐれている。
シソの実	シソは、葉にも鎮咳作用があるが、実の方がより強い鎮咳作用を示す。
マツの実	津液を潤す作用にすぐれるので、呼吸器系の粘膜を潤し、乾燥性の咳を止める。また、腸や肌の津液を潤すので、老人の乾燥性便秘の改善や美肌作りにも効果がある。
ハチミツ	津液を潤す作用にすぐれるので、呼吸器系の粘膜を潤し、乾燥性の咳を止める。また、胃腸を補う作用もある。
白キクラゲ	津液を補う作用にすぐれ、よく肺の津液を補うので、乾燥性の咳を止める。また

	胃腸を補い、滋養強壮作用があるので、虚弱体質の人の咳や喘息など呼吸器疾患の改善を行うのによい。
燕の巣	東南アジア及び太平洋の各諸島に分布するアナツバメ（および同属のツバメ類）が唾液または唾液と絨毛（じゅうもう）などを混ぜて固めた巣窩（そうか）。絶壁の洞窟に奥深く巣を作るので、採集は困難で高級食材としても知られる。効能としては、津液を補う作用にすぐれ、よく滋養強壮するので、虚弱体質の人の咳・喘息や肺結核などの消耗性疾患によい。
スッポン	津液と血を補う作用にすぐれ、よく滋養強壮する。虚弱体質・喘息などで体力の衰えた人、肺結核などの消耗性疾患の人の体質改善によい。
クルミ	腎を補い、肺を潤す作用があるので、喘息や高齢者で長く咳の続くものなどの改善によい。ただし、アレルギーのある場合は食べすぎると悪化する場合があるので気をつける。1日3個程度にしておくとよい。

＜気管支喘息の薬膳に用いる生薬＞

麦門冬、沙参、冬虫夏草、貝母、百合、金銀花、杏仁、黄精、陳皮、紫苑、桑葉

第3章　薬膳の理論と実践

漢方の繁用処方・処方を助ける薬膳

【急性期】呼吸器の津液が多い場合

繁用処方　小青竜湯（発汗＋鎮咳＋去胃内停水）

水っぽい痰の多いもの、湿った咳をするものによい。冷えて悪化するものに適する。気管支拡張作用やアレルギー抑制作用があるので、発作の鎮静にも体質改善にも用いられる。

薬　膳　鎮咳効果を助ける　ギンナンスープ

薬効食材　ギンナン（鎮咳去痰）、シソの実（降気＋鎮咳去痰）、ショウガ（発汗）

[材　料]
- ギンナン……………………10粒
- シソの実……………………小さじ1
- ショウガ……………………2g
- だし汁………………………400㎖
- しょう油……………………少々

[作り方]
❶ ギンナンは薄皮までむき、1個を4つ割りにする。ショウガはみじん切りにする。
❷ しょう油以外の材料を鍋に入れて火にかけ沸とうしたら5分煮る。
❸ しょう油で味を調える。

【急性期】呼吸器の津液が不足している場合、咳喘息のタイプに

繁用処方　麦門冬湯（潤肺＋鎮咳去痰）

咳喘息のタイプにとてもよい。乾燥性の咳で、痰が切れにくく、突き上げるような咳が続くものによい。中枢性と末梢性の両方に作用する鎮咳去痰作用があることが現代医学的にも確認されている。

薬　膳　肺を潤し、鎮咳効果を助ける　ユリ根のスープ、マツの実風味

薬効食材　ユリ根・マツの実（潤肺＋鎮咳）

[材　料]
- ユリ根………………………50g
- マツの実……………………20粒
- コンソメスープ……………400㎖

[作り方]
❶ マツの実はオーブントースターなどで焼いておく。
❷ コンソメスープでユリ根を炊き、カップに注ぎマツの実を添える。

【急性期】呼吸器の炎症が強い場合

繁用処方 麻杏甘石湯（鎮咳＋清熱）
発作時の呼吸困難の改善に用いる。麻黄に気管支拡張作用があるので、発作が強く、発作時に汗をかき、口渇のあるものによい。

薬膳 肺を潤し、鎮咳効果を助ける　**シソ入りナシのジュース**

薬効食材　ナシ（鎮咳＋清熱＋潤肺）、シソ（鎮咳）

[材料]
- ナシ……………………… 2個
- シソの葉………………… 4枚

[作り方]
1. ナシの皮をむいて種を除き、すりおろす。
2. シソの葉を刻み熱湯200mlを入れて少し冷めるまで置く。
3. ②と①を混ぜ合わせる。

＊炎症の強い時は、上記のジュースに**レンコンのしぼり汁**（100ml程度）を加えて飲むとよい。生のレンコンは清熱効果があり、咳や喘息に効果がある。なお、その際は黒い節をつけたたまますりおろした方が効果が高い

【急性期】寒邪の侵襲がはなはだしい場合

繁用処方 麻黄附子細辛湯（発汗＋温補＋鎮咳）
背部悪寒が強く、痰は冷たく水っぽく、冷えると発作が悪化するものによい。

薬膳 体を温め、発汗・鎮咳効果を助ける　**シソの実入りショウガ湯**

薬効食材　シソの実（鎮咳去痰）、ショウガ・クズ（発汗＋温補）

[材料]
- ショウガ………………… 5g
- シソの実………………… 3g
- クズ粉…………………… 15g

[作り方]
1. ショウガをすりおろす。
2. ①とクズ粉、シソの実を器に入れ熱湯300mlを注いで、すばやくかき混ぜる。とろりとしたら出来上がり。

【急性期】ストレス性の発作をおこしやすい場合

繁用処方 半夏厚朴湯（精神安定＋去胃内停水＋降気）

もともと神経質で、ストレスで発作をおこしやすい場合によい。のどの詰まった感じを除くのによく、小青竜湯や麻杏甘石湯と共に用いてもよい。寛解期や体質改善にも用いられる。

薬膳 精神安定作用・鎮咳作用を助ける　ユリ根のシナモン風味

薬効食材 ユリ根（鎮咳＋安神）、シナモン（降気）、ハチミツ（潤肺）

[材　料]
ユリ根……………………… 100g
シナモン、ハチミツ……… 各少々

＊アレルギーの場合、ハチミツは少量に

[作り方]
❶鍋に水を入れ、ユリ根を入れゆでる。
❷沸とうしたら火を弱め、ユリ根に火が通ったらざるにあげる。ユリ根はすぐに煮くずれるので煮過ぎないこと。
❸②をボウルに入れシナモンとハチミツをからめる。

【寛解期】体質改善をはかり、呼吸器系機能を改善する

繁用処方 柴朴湯（清熱＋鎮咳去痰＋去胃内停水＋降気）

発作の寛解期に体質改善を目指して服用する。アレルギー体質の改善にも役立ち、呼吸器系が弱く、カゼをひきやすいものにもよい。

繁用処方 補中益気湯（補脾胃＋補肺＋補気強壮）

呼吸器系や胃腸が弱く、疲労を常に訴えるものによい。呼吸器系と胃腸を丈夫にして免疫を高め、気力を充実させる。寝汗をよくかくタイプにもよい。

＊本処方は、アレルギー体質を左右するヘルパーT細胞のTh1/Th2バランスに作用し、Th1細胞を増やして細胞性免疫力を高め、Th2細胞を抑えてアレルギー体質を改善することが科学的に解明されている

薬膳 肺機能を補う　フキと白キクラゲのスープ

薬効食材 フキ（鎮咳去痰）、白キクラゲ（潤肺＋滋養強壮）、陳皮（鎮咳去痰）

[材　料]
フキ………………………… 1本
白キクラゲ（乾）………… 2g
陳皮………………………… 1g

[作り方]
❶白キクラゲは水400mlに一晩漬ける。
❷①に陳皮を加え、火にかけ水の量が7割になるまでゆでる。

水……………………… 400㎖	❸フキは生のまま皮をむき、1㎝幅の小口切りにし、油（分量外）でさっとあげる。
鶏ガラスープの素……… 小さじ1	
うす口しょう油………… 小さじ1	❹②に鶏ガラスープの素と薄口しょう油を加え、ひと煮立ちさせて③を加える。

薬膳 体力をつけ、呼吸器の粘膜を強化する **スッポンスープ**

薬効食材 スッポン（滋養強壮）、クコ（補腎）、ニンニク（粘膜強化＋補脾胃＋滋養強壮）

[材料]
スッポンスープ(缶詰)……… 400㎖
ニンニク………………………… 1片
レンコン………………………… 2㎝
クコ………………………… 10粒

[作り方]
❶レンコンは皮をむき薄く切り、さっと水で洗い、すぐにスッポンスープに入れる。
❷①にニンニクの薄切りを入れて煮る。
❸器に盛りクコを浮き身に加える。

薬膳 肺を潤し、機能を高める **燕の巣のスープ**

薬効食材 燕の巣（潤肺＋滋養強壮）、クルミ（補肺＋補腎＋滋養強壮）

[材料]
燕の巣のスープ………………… 400㎖
クルミ（薄皮付きのもの）…… 20g

[作り方]
❶クルミはオーブントースターなどで焼いて粗く刻む。
❷燕の巣のスープを温めてクルミを加える。

漢方薬膳の実践

気管支喘息

消化器系疾患

胃腸疾患

急性のものと慢性のものとに分けられる。

■**急性のもの**　食べすぎ、飲みすぎ、ウイルスや細菌の感染、食中毒などによるもので胃腸に急性の炎症をおこしたもの。まず、原因を取り除くことが必要である。

〈急性胃炎〉　暴飲暴食をしたり、アスピリンのような鎮痛剤の服用などで急性胃炎をおこすことがある。上腹部痛や心窩部痛、吐き気、嘔吐などがおこる。

〈急性腸炎〉　しぶり腹などの急激な腹痛を伴って、下痢をおこす。主な原因は、腸管への感染で、食品や水や手の汚染などによる経口感染によって、腸管内に細菌やウイルスが入ってきておこる。大腸菌、ブドウ球菌、コレラ菌、赤痢菌、サルモネラ菌などが原因となる。ウイルスでは冬に猛威をふるうノロウイルスやロタウイルス、夏カゼの原因となるエンテロウイルス群などがあり、吐物内にウイルスがいて、経口感染で広がる。症状は嘔吐、下痢、発熱、粘血便、腹痛などで、軽ければスポーツドリンクなどの補液で対応できるが、吐き気が強くて水分も口にできない、粘血便があるなどといった場合は、病院を受診する。

■**慢性のもの**　胃腸虚弱によるものや、食生活の不摂生によるものが多い。

〈慢性胃炎〉　非常に多い病気で、腹部の不快感、胃もたれ、食欲不振、消化不良などが慢性的におこる。ストレスや、アルコールの飲みすぎなど食事の不摂生、タバコの吸いすぎなどが原因となることが多い。ピロリ菌が関与する場合もある。急性胃炎同様、原因を取り除くことが必要である。

〈胃潰瘍、十二指腸潰瘍〉　胃酸が増えたり、粘膜防御因子が弱まったりして、胃の粘膜が傷つくと胃潰瘍になる。ストレス、アルコール、カフェインなどが関係するが、ピロリ菌という細菌が胃潰瘍、十二指腸潰瘍を引き起こすのに重要な働きをしているといわれている。ひどくなると、胃に穴があくなど重篤な症状を引き起こすため、胃の痛みを繰り返す場合には、病院を受診するのがよい。

〈過敏性腸症候群〉　思春期の女性や、ストレスの多い30〜40代の男性に多くみられる。ストレスなどがきっかけで、腹痛を伴う便秘、下痢、もしくは便秘と下痢を繰り返したりする。倦怠感や不安、不眠、頭痛などを伴う場合もある。命にかかわる病気ではないがストレスを減らすよう心がけ、症状がつらい場合は薬を内服する。

〈潰瘍性大腸炎〉　主に大腸の粘膜で炎症をおこす原因不明の病気で、大腸に潰瘍がみられる。15〜30歳の若年成人に多いといわれている。症状は、腹痛、下痢、血性下痢、発熱などを繰り返す。継続的な薬物療法が必要である。

〈クローン病〉 小腸や大腸をおかす炎症性の疾患で、若い成人に多い。腸の全層をおかし潰瘍を作ったり内腔が狭くなって腸閉塞をおこしやすくなったり、他の臓器と癒着をおこしたり、腸管穿孔したりする。主な症状は、慢性下痢、腹痛、発熱、下血などで徐々に悪化する。食事療法やステロイド剤・免疫抑制剤などが用いられる。ストレスや免疫異常などの説があるが原因は不明である。

〈逆流性食道炎〉 胃液や胆汁などの消化液の逆流によっておこる食道の炎症で、吐き気や胸焼けや胸痛などがみられる。食後すぐ吐くなどの症状が続く場合には要注意である。

漢方の考え方

　胃腸病の場合、まず病位の判定が重要となる。胃腸病の多くは、病名が異なっていても大半が陽明病、少陽病、太陰病に判別できる。（胃腸カゼの初期のみ太陽病）

　病位の判定のポイントは寒熱で、主に舌診や便通の状態などで、胃腸の寒熱の度合いをみる。その上で、更に胃腸虚弱、冷えなどの原因を考慮して処方を決定する。

　薬物としては、生姜・大棗・甘草など補脾胃作用のある薬物を中心に、炎症のある場合は、黄連・黄芩などの清熱薬を用い、冷えのある場合は、人参・乾姜・茴香などで胃腸を温める。更に、胃腸の虚弱がある場合は茯苓・白朮・黄耆・人参など補気薬を用いるとよい。また、胃腸の水分代謝が悪い場合は、蒼朮・陳皮などの利湿薬を用いる。なおカゼの場合の初期は、葛根などの発汗薬を用いた方が有効である。処方としては、以下の表に示す。

疾病＼病位	太陽病 （発汗）	陽明病 （清熱）	少陽病 （清熱＋補脾胃）	太陰病 （温補＋補脾胃）
胃腸虚弱 （補気・補脾胃＋強壮）				補中益気湯 体力・気力不足 六君子湯 下痢
冷え （温補＋補脾胃）				人参湯 下痢
暴飲暴食 （清熱・利湿＋補脾胃）		黄連解毒湯 胃痛・潰瘍	半夏瀉心湯 しぶり腹 平胃散 腹脹り	
ストレス （安神＋補脾胃）			甘草瀉心湯 頻繁な下痢	安中散 胃痛・潰瘍
胃腸カゼ （補脾胃＋発汗・清熱）	葛根湯 カゼ初期の下痢		半夏瀉心湯 嘔吐・下痢・腹痛 平胃散 腹脹り・軟便	

漢方薬膳の実践

胃腸疾患

漢方薬膳の考え方

- 胃腸を補う機能や健胃機能のあるものを中心に組み立てる。（補脾胃・健胃）
- 胃腸に炎症がある場合は、アルコール類・香辛料・脂肪類を避け、味つけは薄めにする。なお喫煙は胃腸に悪いので、禁煙すること。（補脾胃＋清熱）
- 胃腸に冷えのある場合は、香辛料など胃腸を温める作用のあるものを取り入れる。（補脾胃＋温補）
- 消化不良をおこしている場合、腹脹りのある場合は、リンゴ、カボチャ、ゴボウなど繊維質の多いものと、ヨーグルト、牛乳、乳酸菌・ビフィズス菌飲料、豆乳は、ガスの発生を助長するので避ける。（補脾胃＋利湿）
- 胃腸虚弱・虚弱体質の場合は、補脾胃作用に滋養強壮作用のあるものを加味する。（補脾胃＋強壮）
- 水瀉性の下痢をおこす場合は、腸の余分な水分を除くため、利水効果のあるものを加えるとよい。（補脾胃＋利水）

＜胃腸疾患の薬膳に用いる食材＞

ダイコン ジアスターゼなどの消化酵素が豊富に含まれており、消化を促進する。急性胃腸炎・慢性胃炎など胃腸疾患全般によい。ただし、胃腸が冷えている場合は、煮て食する。

ニンジン 胃腸を丈夫にし、消化を促進させる。胃腸炎で消化不良をおこしている時、胃痛、腹痛、食欲不振、胸やけなどによい。特に胃腸虚弱を改善し、滋養強壮する働きにすぐれるので、病後の回復、高齢者や虚弱体質の子供などによい。

小麦粉 胃腸を補い、気力を増す作用があるので、弱った胃腸を回復させるのによい。

ヤマイモ 胃腸虚弱を補い、気力を増し、消化を促進し、下痢を止める。漢方生薬では、山薬といって、滋養強壮薬として有名である。ただし、じんましんなど皮膚瘙痒のあるものは注意する。

キャベツ 胃腸を丈夫にする食物。胃腸薬にもなっているビタミンUを多く含み、胃・十二指腸潰瘍にも効果がある。潰瘍には、生の汁がよい。

ジャガイモ 健胃作用がある。なお、新鮮なジャガイモは鎮痙作用のあるアトロピンを含んでいる。胃炎や胃・十二指腸潰瘍の鎮痛によい。この場合は生か黒焼がよい。

シソ 健胃作用があり、生ものの中毒、腹痛、嘔吐、腹脹り、下痢に効果がある。気をめぐらせて、ストレスを緩和する作用もあるので、ストレス性の胃・十二指腸潰瘍、胃炎などによい。

イチジク 胃を丈夫にし、胃腸虚弱、食欲不振、下痢、便秘、痔によい。

ニラ 胃腸を温める作用があり、胃腸が冷えて働きが悪くなった時に効果がある。また、胃潰瘍などで出血を伴う場合によい。出血の場合は生の汁がよい。

ハクサイ 利水作用と通利胃腸作用（胃腸の調子を調えて、食物の滞りや水滞を除く）があ

	るので、胃もたれや腹脹りを除くのによい。また、口が渇き胃のあたりがすっきりしない場合にもよい。
ウメ干し	整腸作用・抗菌作用があり、慢性の下痢や細菌性の下痢、食中毒、食欲不振などによい。乗り物酔いや二日酔いなどにも効果がある。ウメを煮つめて作る梅肉エキスは民間薬として有名で、下痢・嘔吐・食中毒などに用いられる。
ナツメ	補脾胃・補気・強壮作用があるので、胃腸虚弱のものによい。また、精神安定作用があるので、ストレスや精神緊張などで胃腸に影響のでるものによい。
陳　皮	漢方生薬で、日本ではウンシュウミカンの果皮を乾燥したものである。料理や薬膳にもよく用いられる。胃腸の利湿をはかり気をめぐらせて、その機能を調えるので、腹脹り、嘔吐、噯気（げっぷ）などの症状の改善によい。
柿	清熱作用にすぐれ、炎症を鎮める。酒の酔いざましや胃腸出血によい。また、鎮咳作用にもすぐれている。なお、柿のへたは柿蒂といって煎じた汁はしゃっくり止めの妙薬である。葉は、鎮咳や高血圧の改善に効果がある。
ハチミツ	胃腸を補い、津液を潤す作用にすぐれるので、荒れた胃腸を調える。老人の乾燥性便秘にもよい。
サンショウ	胃腸を温め、利湿する。冷えによる胃痛・腹痛、腹脹り、ガスがたまりやすいなどの症状をよく改善する。腸閉塞の予防に用いられる大建中湯の構成生薬でもある。また、肉や魚の臭み消しや食中毒の予防にも用いる。
鶏　肉	胃腸を温め、食欲を増進させる。消化がよく補気作用にもすぐれるので、胃腸虚弱のものやカゼなどで胃腸の弱ったものに効果のある食物である。
ショウガ	胃腸を温め、嘔吐、冷え、胃腸の不調を改善する。エビ・カニなどの中毒の予防にも用いる。また、吐き気止めにすぐれた効果がある。ショウガを薄くスライスしたものを口に含んでおくとよい。つわりなどの吐き気にも有効である。
コショウ	胃腸を温め、消化を促進し、食欲を増進させる。冷えによる胃痛・吐き気・下痢などによい
その他	便秘には、プルーン・ゴマ・牛乳・イチジク・ハチミツなどがよい。胃腸が冷えて働きの悪い場合は、ショウガ・クローブ・ウイキョウ・コショウなどのスパイスを用いるとよい。

＜胃腸疾患の薬膳に用いる生薬＞

人参、生姜、乾姜、大棗、桂皮、八角、茴香、山椒、陳皮、丁子、麦芽、白朮、茯苓、蓮肉

漢方の繁用処方・処方を助ける薬膳

【胃腸虚弱】

繁用処方 補中益気湯（補気＋補脾胃＋強壮）
全身の疲労感が抜けず、食欲不振のあるタイプによい。

繁用処方 六君子湯（補気＋補脾胃＋強壮＋利湿）
普段から胃腸虚弱で、消化不良や下痢をおこしやすいものによい。

薬膳 脾胃を補い滋養する　簡単サムゲタン

薬効食材 鶏肉・高麗人参・モチ米（補脾胃）、ナツメ・マツの実・ニンニク（滋養強壮）

[材料]
- 鶏手羽中……………… 6本（150g）
- 高麗人参……………… 1g
- ナツメ………………… 2個
- マツの実……………… 10粒
- ニンニク……………… 1片
- モチ米………………… 大さじ4
- 水……………………… 400mℓ

[作り方]
❶モチ米は洗って30分水に漬けておく。
❷ニンニクは薄切りにする。
❸①の水を切りすべての材料を鍋に入れ火にかける。
❹約20分煮込んだら塩少々で味を調える。

＊他にクリ、ギンナン、ショウガ、クコの実、長ネギなどを入れてもよい

【胃腸に冷えのあるもの】

繁用処方 人参湯（補脾胃＋温補）
胃腸に冷えがあり、食欲不振や食べると下痢をおこすものによい。

薬膳 脾胃を温め、薬力を助ける　あったか、けんちんうどん

薬効食材 ニンジン・鶏肉（補脾胃）、ショウガ・ニラ（温補）、ダイコン（消化促進）、うどん（小麦粉：補脾胃）

[材料]
- ニンジン……………… 2cm
- 鶏モモ肉……………… 40g
- ショウガ……………… 2g
- ニラ…………………… 1/8束

[作り方]
❶ニンジン、ダイコンは短冊切り、モモ肉は6つに切る。サトイモは皮をむき2mm厚に切る。ニラは2cmの長さに切る。ショウガは千切りにする。
❷うどんと豆腐、調味料以外のすべての材料を鍋に

ダイコン	2cm
サトイモ	2個
木綿豆腐	1/10丁
水	400㎖
ゆでうどん	2玉
しょう油、塩	各少々

❸具に火が入ったらうどんを入れ、うどんに火が入ったら豆腐を手でつぶし入れて、しょう油、塩で味を調える。
❹仕上げにニラを入れる。

薬膳　脾胃を温め、利水し、止瀉作用を助ける　アズキ粥

薬効食材　アズキ（利水）、サンショウ・ショウガ（温補）、ウメ干し（止瀉）

[材料]
アズキ	5g
米	50g
水	350㎖
粉ザンショウ	少々
ウメ干し	小1個
ショウガ(すりおろし)	小さじ1/2

[作り方]
❶米を研いだらアズキ、水、ウメ干しを加えて火にかけ、沸とうしたら弱火にする。
❷米が柔らかくなり、とろみが出て粥状態になったら火を止める。食べる時に粉ザンショウを振り、ショウガを入れる。

＊アズキが多すぎると腹が脹る場合があるので注意する

【暴飲暴食】

繁用処方　黄連解毒湯（おうれんげどくとう）（脾胃清熱）

胃腸の炎症が強いものや、口内炎、胃・十二指腸潰瘍に用いる。出血を伴う場合にもよい。下痢のある場合は、五苓散（ごれいさん）と共に用いるとよい。

薬膳　脾胃の炎症を鎮める　シャキシャキジャガイモの柿なます

薬効食材　ジャガイモ（健胃＋鎮痛）、柿（脾胃清熱）

[材料]
ジャガイモ	1個
柿(種のない固い物がよい)	1/2個
リンゴ酢	大さじ1
だし汁	大さじ1

[作り方]
❶ジャガイモ、柿をそれぞれ千六本（マッチ棒ぐらい）に切り、ジャガイモは水でさっと洗う。
❷ジャガイモをざるに乗せ、沸とうしたお湯をかける。
❸すべての材料をあわせてざっくり和える。

漢方薬膳の実践　胃腸疾患

第3章　薬膳の理論と実践

繁用処方　半夏瀉心湯（はんげしゃしんとう）（清熱＋止嘔＋補脾胃）

胃腸の炎症があり、下痢するものやみぞおちがつかえるもの、吐き気のあるもの、腹痛するものなどに幅広く用いられる。下痢と便秘を繰り返すものや、残便感を伴うものによい。

薬　膳　脾胃を補い、止瀉作用を助ける　**ウメとショウガのみぞれあんかけうどん**

薬効食材　ウメ干し（止瀉）、クズ（発汗＋止瀉）、ショウガ（温補＋止嘔）、ダイコン（消化促進）、うどん（小麦粉：補脾胃）

[材　料]
- ウメ干し……………………… 2個
- ダイコン……………………… 80g
- ショウガ……………………… 2g
- ゆでうどん…………………… 1玉
- だし汁………………………… 400ml
- うす口しょう油、みりん … 各大さじ2
- 水溶きクズ粉 { クズ粉…15g / 水…大さじ3 }

[作り方]
① ダイコン、ショウガはすりおろし、ウメ干しは種を除きたたく。
② 鍋にだし汁を入れうどんをゆでる。
③ 調味料で味を調え、①を加え、ひと煮立ちしたら水溶きクズ粉を加えてとろみをつける。

【暴飲暴食】腹脹りやガスの多い場合

繁用処方　平胃散（へいいさん）（利湿＋補脾胃）

胃腸の水分代謝を調える薬である。腹部膨満感がある場合やガスの多い場合によい。胃重感があり、便は泥状ですっきり出ないものなどによい。

薬　膳　脾胃を調え、腹脹りを除く　**ハクサイのスープ煮**

薬効食材　ハクサイ（通利胃腸）、ナツメ（補脾胃）、陳皮（利湿）、サンショウ（利湿＋温補）

[材　料]
- ハクサイ……………………… 2枚
- 鶏ガラスープ………………… 400ml
- ナツメ………………………… 4粒
- 陳皮…………………………… 1g
- サンショウ…………………… 少々
- 塩……………………………… 少々

[作り方]
① ハクサイは3cm×1cmの大きさに切る。
② 鍋にすべての材料を入れて煮る。
③ 5分煮たら塩で味を調える。

【ストレス】

繁用処方 甘草瀉心湯（かんぞうしゃしんとう）（清熱＋補脾胃＋緊張緩和）
ストレス性の下痢など、日に何度もトイレに行くような場合によい。

薬膳 ストレス性の下痢を改善する　シソ・ショウガ・ウメ入りクズ湯

薬効食材 シソ（行気）、ショウガ（温補）、ウメ干し（止瀉）、ハチミツ（補脾胃）、クズ（発汗＋止瀉）

[材料]
- シソ……………………………… 4枚
- ショウガ汁……………………… 小さじ1
- ハチミツ………………………… 小さじ2
- クズ粉…………………………… 大さじ1
- ウメ干し………………………… 小1個

[作り方]
1. シソはみじん切りにしておく。
2. すべての材料を器に入れ、熱湯300mlを注ぐ。

繁用処方 安中散（あんちゅうさん）（脾胃温補＋鎮静＋止痛）
冷えて悪化する胃痛やストレス性の胃痛に用いられる。下痢にはあまり用いない。

薬膳 ストレス性の胃痛を緩和する　ナツメと五香粉のスープ

薬効食材 ナツメ（補脾胃＋鎮静）、五香粉（温補＋止痛）

[材料]
- ナツメ…………………………… 8個
- 五香粉…………………………… 少々
- 鶏ガラスープ…………………… 400ml
- 塩、しょう油…………………… 各少々

[作り方]
1. 鶏ガラスープにナツメ、五香粉を入れて5分煮る。
2. 塩、しょう油で味を調える。

＊五香粉は、シナモン、クローブ、花椒、ウイキョウ、ハッカク、陳皮などの粉末を混ぜて作られる中国の代表的な香辛料

漢方薬膳の実践　胃腸疾患

【胃腸のカゼ】

繁用処方 葛根湯（発汗＋止瀉）
カゼ初期の下痢によい。

薬 膳 発汗して止瀉作用を助ける　**ショウガとネギとクズのスープ**

薬効食材 ショウガ・長ネギ（発汗）、クズ（発汗＋止瀉）

[材　料]
- ショウガ……………………… 2g
- 長ネギの白い部分 ……………10cm
- 水………………………………400ml
- 鶏ガラスープの素…………小さじ1
- 水溶きクズ粉 { クズ粉…15g / 水…大さじ3 }

[作り方]
1. ショウガ、長ネギを細かく刻む。
2. 材料をすべて合わせて5分煮る。
3. 仕上げに水溶きクズ粉を入れて一煮立ちさせる。

繁用処方 半夏瀉心湯（清熱＋止嘔＋補脾胃）
腹痛・嘔吐・下痢などを伴う、いわゆる胃腸カゼによい。

薬 膳 胃腸カゼを改善する　**キャベツのあったか鍋**

薬効食材 キャベツ（健胃）、コショウ（消化促進）、ショウガ・長ネギ（発汗）、ニンニク（温脾胃＋抗菌＋止瀉）

[材　料]
- キャベツ……………………… 1/8個
- 鶏ガラスープ…………………400ml
- ニンニク……………………… 1片
- ショウガ……………………… 2g
- 長ネギの白い部分 …………… 10cm
- コショウ、塩、しょう油……各少々

[作り方]
1. キャベツはざく切り、ニンニクは薄切り、ショウガは千切り、長ネギは輪切りにする。
2. 塩、しょう油以外の材料を土鍋に入れて煮る。
3. 沸とうしたら味を確かめて、塩、しょう油で味を調える。

薬 膳 脾胃を補い、止瀉作用を助ける　**ウメとショウガのみぞれあんかけうどん**

薬効食材 ウメ干し（止瀉）、クズ（発汗＋止瀉）、ショウガ（温補＋止嘔）、ダイコン（消化促進）、うどん（小麦粉：補脾胃）

[材　料]
- ウメ干し……………………… 2個

[作り方]
1. ダイコン、ショウガはすりおろし、ウメ干しは種

ダイコン……………………… 80g	を除きたたく。
ショウガ……………………… 2g	❷鍋にだし汁を入れうどんをゆでる。
ゆでうどん…………………… 1玉	❸調味料で味を調え、①を加え、ひと煮立ちしたら水溶きクズ粉を加えてとろみをつける。
だし汁………………………400㎖	
うす口しょう油、みりん 各大さじ2	
水溶きクズ粉 { クズ粉…15g / 水…大さじ3 }	

繁用処方 平胃散（利湿＋補脾胃）

カゼで、腹脹りが強く軟便のある場合によい。

薬膳 脾胃を調え、カゼによる腹脹りを除く **ハクサイのスープ煮クズ仕立て**

薬効食材 ハクサイ（通利胃腸）、ナツメ（補脾胃）、陳皮（利湿）、サンショウ（利湿＋温補）、クズ（発汗）

[材料]	[作り方]
ハクサイ……………………… 2枚	❶ハクサイは3㎝×1㎝の大きさに切る。
鶏ガラスープ………………400㎖	❷鍋にすべての材料を入れて煮る。
ナツメ………………………… 4粒	❸5分煮たら塩で味を調える。
陳皮…………………………… 1g	❹③に水溶きクズ粉を加えてとろみをつける。
サンショウ・塩……………… 各少々	
水溶きクズ粉 { クズ粉…大さじ2 / 水…大さじ4 }	

【胃・十二指腸潰瘍予防】

繁用処方 安中散（あんちゅうさん）（潰瘍予防＋鎮静＋止痛）
食前や食後に痛みが悪化する胃・十二指腸潰瘍によい。

繁用処方 黄連解毒湯（おうれんげどくとう）（脾胃清熱＋潰瘍予防＋止血）
アルコールの飲みすぎなどによる胃・十二指腸潰瘍に。出血のある場合にもよい。

繁用処方 柴胡桂枝湯（さいこけいしとう）（緊張緩和＋補脾胃）
精神緊張を緩和し、胃腸を補うので、ストレス性の胃・十二指腸潰瘍によい。

薬膳 胃・十二指腸潰瘍の予防に効果的　**キャベツジュース**

薬効食材 キャベツ（補脾胃＋潰瘍予防）

[材料]
キャベツ……………………1/8個
リンゴジュース……………200㎖

[作り方]
キャベツをざく切りにしてジュースを加えミキサーにかける。

＊出血のある場合はレンコンのしぼり汁（止血）を、痛みのある場合はジャガイモのしぼり汁（鎮痛）を加える

薬膳 胃・十二指腸潰瘍の予防に効果的　**ジャガイモの黒焼**

薬効食材 ジャガイモ（潰瘍予防）

[材料]
ジャガイモ…………………適宜

[作り方]
新鮮なジャガイモを、2㎜厚にスライスして、両面を真っ黒に焦がす。1日2～3枚食べるとよい。

肝臓・胆のう疾患

　肝臓・胆のう疾患には、主に以下のようなものがある。

〈慢性肝炎〉　ほとんどが、肝炎ウイルスに感染することによっておこるが、一部自己免疫性のものもある。急性肝炎から移行する場合もあるが、はっきりした症状がなく、健康診断などで、気づくことが多い。慢性肝炎は、放置すると肝ガンや肝硬変に移行するケースがあるので、定期的に医療機関を受診する必要があり、しっかり治療しなければならない。なお、急性肝炎の場合は、劇症化する場合もあるので、速やかに医療機関を受診する。

〈脂肪肝・アルコール性肝障害〉　脂肪肝は、肥満やアルコールの飲みすぎなどにより肝臓に脂肪がたまり、細胞の中に脂肪滴という泡状のものが多く現れるようになった状態である（肝小葉の1/3以上）。脂肪のほとんどは、食べすぎや飲みすぎなどの過食や運動不足が原因でたまった中性脂肪である。脂肪肝のある人は、動脈硬化や高血圧や糖尿病やメタボリック症候群になりやすく、心臓病や脳卒中のリスクも高いので、食事に気をつけ適度な運動を行う必要がある。なお、お酒の飲みすぎでおこるアルコール性脂肪肝の人は、肝臓の繊維化が進むため肝硬変に進行しやすくなるので、特に注意が必要である。脂肪肝を放置すると、慢性肝炎や肝硬変になったり、肝ガンを発症する危険性が高まる。食事内容や量に注意して腹八分目を心がけることで改善が見込める病気である。

〈胆のう炎〉　胆汁のうっ滞による胆のう粘膜の刺激や、腸管からの逆行性細菌感染、アレルギー反応などが原因となっておこる。胆石と合併する場合が多い。胆石発作同様、右季肋部の痛みやみぞおちの痛みがあり、発熱、吐き気、嘔吐などを伴うことが多い。繰り返しおこす場合や、胆石を合併する場合は胆のうを摘出する手術が必要である。

〈胆石〉　肝臓から分泌された胆汁の成分が、胆のうなどの中で固まっておこる病気である。胆のう炎をおこした患者の90％に胆石がみられる。以前は日本人に少ない疾患であったが、食事の西欧化に伴って増加した。結石のできる場所によって症状が異なる。もっとも多くみられる胆石発作は、脂っこい物を食べた際、胆汁が十二指腸に押し出されようとして、胆のう内にある結石が移動し、胆管に引っかかることによっておこる。発作がおこると右季肋部の激しい痛みや発熱、吐き気、嘔吐などの症状が現れる。痛みは、右肩や背部に放散するのが特徴である。結石が十二指腸に押し出されてしまうと一時的に痛みは消えるが、結石が十二指腸の入り口で引っかかると、胆汁が行き場を失って黄疸をおこす場合もある。手術で胆のうを取り除く治療をするが、症状がない場合は経過をみることもある。

漢方の考え方

　漢方でいう「肝」は肝臓より広い概念をもち、肝臓機能ばかりでなく精神的な活動までも含む。また、「肝」は針灸の古典『難経』の記載に「左右両葉あり」とあるので、現代の脾臓の循環血液調節作用や血液貯蔵機能も含むと考えられる。血液と関係が深く、肝が病むと、血が上昇し、頭痛、めまい、動悸、精神不安などの症状が現れやすくなる。目との関係も深く、充血、しぶり目、涙目などがおこる。

　また、肝と胆は表裏の関係にあり、胆は非常に肝の影響を受けやすい器官と考えられている。

　肝炎・肝機能障害や胆のう炎・胆石などは、漢方では、肝・胆に湿と熱がたまっておこる病と考えられている。症状としては、脇腹の激しい痛み、発熱、食欲不振などのほか、はなはだしい場合には黄疸をおこす。

　治法については、こうした肝・胆の疾患に用いられる漢方処方は共通しているものが多いが、その他は失調部位や黄疸の有無、便秘の有無などによって選定する。

【肝胆疾患の基本処方】

治法　基本的に柴胡・黄芩などの清熱薬を用いて、肝胆の清熱・利湿をはかる。よく用いられる処方としては、小柴胡湯や大柴胡湯がある。便秘や腹部の脹り・痛みが強い場合は、通便・清熱作用に優れた大黄や腹満を除く枳実・芍薬が配合された大柴胡湯がよい。

【黄疸のある場合】

治法　治黄疸効果の高い茵陳蒿・山梔子と大黄などの清熱薬を組み合わせるとよい。処方としては茵陳蒿湯が効果的である。便秘のない場合は茵陳五苓散を用いるとよい。

【めまいや血圧異常のある場合】

肝機能の異常によって気が上衝し、めまいや血圧異常をおこす場合がある。また気の上衝により動悸、精神不安、イライラなどの症状もおこりやすくなる。

治法　降気作用のある竜骨・牡蛎を用いるのがよい。処方としては、肝機能を調えつつ気の上衝を抑えるようにする柴胡加竜骨牡蛎湯や平肝作用のある釣藤鈎・菊花と、清熱作用のある石膏などを配合した釣藤散などが用いられる。

【胆石】

治法　胆石の改善や予防にも、小柴胡湯・大柴胡湯などの柴胡剤や茵陳蒿湯が用いられる。また、結石を除く生薬としては金銭草がよく、これは腎臓結石などにも有効である。なお、発作がおきた時の疼痛の緩和には芍薬甘草湯が適してい

る。これは、腰腹部の緊張を緩和することができるので、胆石には、大柴胡湯と合方して用いられることも多い。

> **注意** 肝胆疾患を改善するための薬膳の考え方の中心をなすものに「平肝・養肝」があるが、上記で説明した肝疾患に用いる処方のうち、漢代に成立した傷寒論中の処方では、金元時代以降に成立した「平肝・養肝」という考え方は存在していない。したがって、これらの処方については、「平肝・養肝」という語を用いずに説明している。
>
> なお、第2章で説明しているが、「平肝」とは肝機能を調え、肝機能失調による気血の頭部への上衝を鎮める働きであり、「養肝」とは、肝を滋養することにより、肝機能の失調を調える作用のことである。(P.50参照)

漢方薬膳の考え方

【肝胆疾患】

- 急性肝炎の場合は、消化のよい栄養食を摂り、慢性肝炎の場合は、高タンパク・低脂肪の食事を心がけ、同時にビタミン・ミネラルに富む食べ物を摂取するようにする。赤身肉、魚介類、ダイズ食品、緑黄色野菜、海草などがよい。
- アルコールとタバコは原則禁止。
- 養肝作用・平肝作用のあるものを中心に組み立てる。(養肝・平肝)
- 肝炎・肝機能亢進などの場合は、清熱作用のあるものを組み合わせる。(清熱)
- 黄疸のある場合は、清熱・利湿作用にすぐれるものを組み合わせる。(清熱＋利湿)、(治黄疸) また小水の出の悪い場合は、トウガンやスイカなど利水作用のある食材を摂るとよい。(利水)
- めまいや血圧異常のある場合は、平肝作用のあるものと鎮静作用のあるものを組み合わせるとよい。(平肝＋鎮静)
- 便秘のある場合は、食物繊維のあるものやプルーンなど通便作用のあるものを摂るようにする。(通便)

> **注意** 近年、C型肝炎の患者に対しては、鉄制限食という食事療法が行われる場合があるが、従来肝炎によいとされているレバー、シジミ・アサリ・ハマグリなどの貝類、ヒジキなどの海草類、ドジョウ、乾燥プルーンなどは、みな比較的鉄分の多い食物なので、該当する場合は、一日の鉄分制限の範囲内におさまるかどうかを栄養士と相談の上、食事療法を行うようにする。なお、必要以上に鉄分制限をすると、かえって必要な栄養素が摂れない場合があるので、必ず専門家の指導の元に行うのがよい。

【胆石予防】
食事で胆石を除去することはできないが、胆石を予防したり、できにくくすることは可能である。

- コレステロールを減少させるため、卵、生クリーム・バターなどの乳脂肪、洋菓子類、レ

バー、マヨネーズ、魚卵類、イカ、ウニ、シラス干し、エビ、ウナギ、タコ、動物性脂肪、鶏の皮などの多食は避ける。
- コレステロールを下げる働きのある食材を用いる。また食物繊維は、腸でのコレステロールの吸収を妨げ、血中のコレステロールを下げる働きがあるので、積極的に摂るようにする。（降コレステロール、食物繊維）
- 普段から野菜中心の食事を心がける。
- 発作予防には、脂肪分の多い食事を避ける。
- 食材は、利胆作用※のあるものを摂るとよい。（利胆）

＜肝胆疾患の薬膳に用いる食材＞

シジミ	肝炎や黄疸に効果があるとして有名。タウリン・メチオニン・ロイシン・ビタミンB_{12}などの肝機能向上に有効な成分を含む。酒毒を解毒する働きもあり、アルコール性肝障害や脂肪肝にもよい。良質のタンパク質を含み、ミネラル、ビタミンに富む。肝胆疾患に理想的な食物。また濃いシジミの汁は黄疸に効果がある。
ハマグリ	清熱・利湿作用があるので黄疸によい。また、のどの渇きを治す作用にもすぐれている。アサリも同様の効果が期待できる。
ドジョウ	胃腸を調え、利湿し、のどの渇きを止める。黄疸・胆のう炎・糖尿病などに効果がある。また、中国の研究では、ドジョウを乾燥させて粉にしたものが肝炎の患者に有効であったとの報告がある。
セ　リ	春の七草の一つで、香りがよく昔から日本人に親しまれてきた野菜である。漢方では、清熱、利水、降圧、止血などの作用が認められている。また、コレステロールを下げ肝臓を保護する作用ももつ。
シイタケ	近年、コレステロールを下げる作用や抗肝炎作用、抗ガン作用が注目されている。
トウガン	利水作用にすぐれるため、むくみや腹水のある場合に補助的に用いる。
スモモ	五果の筆頭に挙げられ、肝機能を正常にする働きがある。新鮮なスモモは、肝硬変の腹水に有効。日射病や二日酔いで口渇のあるときにも効果がある。
セロリ	清熱・平肝作用があるため、肝胆疾患によい。降圧作用もあり、高血圧にも効果がある。肝機能の失調により、気が上衝しておこる頭痛・めまいなどをよく改善する。
アロエ	よく肝の清熱をはかり、通便作用をもつ。肝胆疾患があり、のぼせ、目の充血、頭痛、便秘などのあるものによい。中国では慢性肝炎の治療に用いられている。なお、アロエの通便に働く成分は、緑色の外皮の部分に含まれるため、葉肉だけを食用とする場合は、通便作用はあまり期待できない。

※胆汁の分泌や排泄を促進する作用。

＜胆石の薬膳に用いる食材＞

コンニャク グルコマンナンという食物繊維に富み、それがコレステロールを吸着して体外に排出する作用をもつため、胆石の予防に効果がある。また、97％が水分であるのでカロリーがほとんどなく、利水作用や便秘の改善にもすぐれるので、肥満やコレステロールが高い人によい。

トウモロコシのひげ 南蛮毛（なんばんもう）または中国では玉米鬚（ぎょくべいしゅ）という。胆汁の分泌を促す作用があるので、胆石の再発防止によい。また、肝の清熱をはかる作用や利水作用があるので、肝炎性黄疸の治療にも用いられる。

カンピョウ 利水・消腫・黄疸の改善に効果がある。スープにして用いるのがよい。カンピョウの原料は、ウリ科のユウガオの実（フクベともいう）である。ヒルガオ科のユウガオ（和名ヨルガオの別称）とは異なるので留意する。

＜肝胆疾患の薬膳に用いる生薬＞

菊花、釣藤鈎、南蛮毛、山梔子、芍薬

第3章　薬膳の理論と実践

漢方の繁用処方・処方を助ける薬膳

【肝胆疾患】比較的体力がある、便秘がある

繁用処方 　**大柴胡湯**（肝の清熱＋胸脇部の緊張緩和＋行気）
みぞおちから脇腹にかけての膨満感や圧痛があり、便秘、食欲不振、吐き気などがある場合によい。

薬膳　炎症を鎮め、肝機能を改善する　**シジミとセリのスープ**

薬効食材　シジミ（平肝＋清熱）、セリ（清熱）

[材料]
シジミ······················ 160g
セリ························ 1/3束
水·························· 400mℓ
コンブ······················ 2cm
酒·························· 大さじ2
しょう油···················· 少々

[作り方]
❶鍋に水、コンブ、砂抜きしたシジミ、酒を入れ、火にかける。
❷シジミの殻が開いたらコンブを取り出し、しょう油で味を調える。
❸1.5cmの長さに切ったセリを入れ火を止める。

薬膳　通便をはかり、肝機能を改善する　**アロエとスモモとプルーンのジュース**

薬効食材　アロエ（肝の清熱）、スモモ（平肝＋清熱）、プルーン（通便）、ナシ（清熱）

[材料]
スモモ（プラム）············ 3個
プルーン···················· 3個
アロエ（皮をむいた重量）···· 20g
ナシ························ 2個

[作り方]
❶スモモ（プラム）、プルーン、ナシは、それぞれ皮をむき、種を除いて適当な大きさに切る。
❷①にアロエ、水大さじ3を加えてミキサーにかける。（水の分量はナシの水分に応じて調節する）

【肝胆疾患】体力があまりない、便秘はない

繁用処方　**小柴胡湯**（肝の清熱＋胸脇部の緊張緩和＋補脾胃）
大柴胡湯と同じような症状で、便秘がなく、やや体力のない場合に用いる。

薬膳　肝機能の調整を助け、体力をつける　**ドジョウの豆腐鍋**

薬効食材　ドジョウ（治肝炎＋滋養強壮）、豆腐（健胃）、シイタケ（降コレステロール＋免疫力向上）

[材料]
- ドジョウ(小さめ)……… 40g
- 豆腐……………………… 1/4丁
- シイタケ………………… 2枚
- ゴボウ…………………… 6cm
- 長ネギ…………………… 3cm
- だし汁…………………… 400㎖
- しょう油………………… 大さじ2
- みりん…………………… 大さじ2

＊粉ザンショウを振ると食べやすくなる

[作り方]
❶豆腐は1.5cmのサイの目に切る。シイタケは薄切り、ゴボウは笹掻き、長ネギは5mm幅小口切りにする。
❷ドジョウはよく洗い熱湯を注ぎ臭みを抜く。表面にぬめりが出るがこれがうまみと薬効なので洗い流さない。
❸土鍋に長ネギ以外の材料を入れて火にかける。
❹ドジョウに火が通ったら長ネギを入れる。

【黄疸のある場合】

繁用処方　茵陳蒿湯（治黄疸＋清熱＋利湿）

黄疸、便秘、尿量の減少がある場合によい。黄疸の名方である。胆石にも有効である。肝炎の場合は、大柴胡湯や小柴胡湯と併用する場合も多い。なお、便秘のない場合や虚証の場合は茵陳五苓散を用いるとよい。

＊茵陳蒿湯は、慢性肝炎の肝線維化を抑えて肝硬変を予防する効果が科学的に証明され、小児の先天性胆道閉鎖症の肝移植後の治療などに応用されている

薬膳　黄疸を改善する　トウガンとハマグリのスープ

薬効食材　トウガン（利水）、シイタケ（降コレステロール）、ハマグリ（治黄疸）、カンピョウ（治黄疸）

[材料]
- トウガン………………… 80g
- 干しシイタケ…………… 3枚
- ハマグリ………………… 200g
- 酒、みりん……………… 各20㎖
- うす口しょう油………… 10㎖
- 塩………………………… 小さじ1/2
- 水………………………… 400㎖
- カンピョウ……………… 5g

[作り方]
❶干しシイタケを水に一晩漬けて、汁をこす。カンピョウはたっぷりの塩をまぶして、熱いお湯でもみ洗いし、3mm幅に刻む。
❷もどしたシイタケは石突きを取りみじん切りにし、トウガンは皮をむき7mm角に切る。シイタケ、トウガン、カンピョウを、①のこした汁に入れる。
❸②にハマグリを入れて火にかける。
❹ハマグリの口が開いたら調味料を入れて火を止める。

【めまいや血圧異常のある場合】

繁用処方 柴胡加竜骨牡蛎湯（肝の清熱＋降気鎮静＋通便）

肝機能の失調に伴う気の上衝により、胸脇部や背部に煩悶感があり、のぼせ・高血圧・めまい・目の充血・イライラなどの症状を呈する場合によい。

繁用処方 釣藤散（平肝＋降気鎮静）

肝機能の失調により気が上衝し、頭痛・めまい・高血圧などの症状を呈する場合によい。

薬 膳 通便をはかり、めまいや高血圧を改善する　菊花入りハブ茶

薬効食材 菊花（平肝＋清熱）、ハブ茶（降圧＋通便）

[材料]
- ハブ茶・・・・・・・・・・・・10g
- 菊花・・・・・・・・・・・・・3g
- 水・・・・・・・・・・・・・・600㎖

[作り方]
❶ハブ茶と水をやかんに入れ、火にかけて沸とうしたら5分くらい煮出す。
❷①の火を止めたら、菊花を入れ3分むらす。

薬 膳 肝機能を改善し、降圧する　アサリとセロリのみぞれ和え

薬効食材 アサリ（清熱＋降圧）、ダイコン（清熱）、セロリ（平肝＋鎮静＋降圧）

[材　料]
- アサリ・・・・・・・・・・・250g
- ダイコン・・・・・・・・・・100g
- セロリ・・・・・・・・・・・1本
- 塩・・・・・・・・・・・・・小さじ1/3

[作り方]
❶アサリは鍋に入れひたひたの水を張り火にかける。アサリの口が開いたら殻から身を取り出す。
❷ダイコン、セロリをすりおろし、塩を加えて①と和える。

＊❶の残りのスープはうすく味つけして飲むとよい

【胆石】

| 薬　膳 | 胆石を予防・改善する　トウモロコシのひげとシジミのスープ |

薬効食材 トウモロコシのひげ（肝の清熱＋利胆）、シジミ（平肝）

[材　料]
トウモロコシのひげ……………… 2g
シジミ………………………… 140g
水…………………………… 400mℓ
しょう油……………………… 少々

[作り方]
❶トウモロコシのひげをお茶パックに入れ水で7分煮出す。
❷①にシジミを入れ、殻が開いたらしょう油で味を調える。

【胆石】胆石発作の鎮痛

繁用処方 芍薬甘草湯（しゃくやくかんぞうとう）（緊張緩和＋鎮痛）

発作がおきた時の鎮痛として用いる。一般的に発作的な疼痛の緩和に適している。

> **注　意**　本項で紹介しているレシピは、鉄分が比較的多く含まれるメニューが多いので、C型肝炎で鉄制限食を行っている場合は、栄養士など専門家と相談の上、食するようにすること。

漢方薬膳の実践　肝臓・胆のう疾患

婦人科系疾患

月経痛・月経不順

　月経周期は、脳下垂体から分泌されるホルモンによって調節されているが、脳下垂体は自律神経と密接な関係があるため、精神的ショックやストレスなどで月経が不順となることがある。ただ、月経不順は以下のような疾病や症候群とも関連が深いため、改善されない場合はそのまま放置せず、医師や専門家に相談することが必要である。
- 月経の時期がバラバラ→ホルモン異常や排卵障害
- 月経期間が長く、量も多い→子宮筋腫・子宮内膜症の可能性
- 月経期間が短く、量も少ない→無排卵・子宮発育不全
- 閉経期→更年期障害
- その他→月経前症候群・月経困難症

漢方の考え方

　漢方では、婦人科系の疾患を主に「瘀血(おけつ)」によると考えている。瘀血とは体内に蓄積された非生理的血液で、これが蓄積すると、血液全体の活性が失われ、細胞の新陳代謝も悪くなり、うっ血性炎症性病変が悪化しやすくなる。

　瘀血は、冷えのぼせ、頭痛、肩こり、めまいなどの原因となるほか、月経不順や更年期障害、子宮筋腫や婦人科系統の腫瘍、不妊症などの原因となる。また、瘀血がたまるとニキビ、アザ、フキデモノなどが出やすくなり、アレルギーのある場合は症状が悪化する。

　なお月経不順の原因には、子宮の働きが十分でない場合や、体質的に血液成分が薄く貧血症状を呈する場合がある。この場合は「血虚(けっきょ)」といい、貧血体質をもつので子宮の働きを高め、血(けつ)を補う必要がある。また冷えのある場合は子宮の働きが失調しやすいため、漢方薬や薬膳・養生法などで改善しておく。

　治法は、「瘀血」のタイプと「血虚」のタイプで区別し、便秘、冷えなどの状態を考慮して選定する。

【瘀　血】　月経時に、濃い血の塊（瘀血塊）を排出する。頭部がのぼせ手足末端が冷える、冷えのぼせという特徴的な症状が現れる。また、ニキビ、アザ、フキデモノができやすい、肩こりや頭痛をおこしやすいなどの症状がある。
　　　治法　桃仁(とうにん)・牡丹皮(ぼたんぴ)など駆瘀血(くおけつ)作用のある薬物を用いるとともに、桂皮(けいひ)・茯苓(ぶくりょう)など降気作用のある薬物をを用いてのぼせを下げるようにする。処方としては桂枝茯苓丸(けいしぶくりょうがん)がある。

▶**便秘のある場合**

　瘀血に加え、便秘のある場合はのぼせが強くなるので、フキデモノがひどくなったり、イライラなどの精神症状をおこしやすくなったりする。

　治法　大黄・芒硝などの通便・清熱作用のある薬物を加味する。桂枝茯苓丸加大黄や桃核承気湯などが用いられる。

【血　虚】婦人科系の働きが不足しており、貧血体質となっている場合である。冷えを伴うことも多い。なお、瘀血が進んだ場合に、血の栄養機能自体が阻害されて血虚の症状をおこすこともある。

▶**貧血の場合**

　顔色が青白く、疲れやすく、めまいや耳鳴りなどをおこしやすい。月経前後に貧血や下腹部痛をおこしやすい。

　治法　補血作用のある当帰や血行を改善する効果のある川芎・芍薬などの薬物を中心として、血行を促進し、婦人科系の働きを強化する。処方としては四物湯・当帰芍薬散などが用いられる。

▶**瘀血が進み、血の栄養機能が阻害されている場合**

　皮膚の色艶が悪く、ガサガサになる皮膚枯燥という状態が特徴的にみられる。貧血の場合にはみられない熱感やかゆみなどもある。

　治法　当帰などの補血薬と黄連・黄芩などの清熱薬を配合して用いる。処方としては、温清飲などが用いられる。

　なお、これら瘀血や血虚の体質は、漢方や薬膳によってよく改善されるものであり、それにより月経不順ばかりでなく、子宮筋腫、子宮内膜症、卵巣のう腫など各種婦人科系疾患を改善することが可能である。

漢方薬膳の考え方

- 瘀血・血虚の場合ともに、**瘀血を助長する食物**を避ける。
- 瘀血の症状がある場合は、瘀血を除く作用のあるものを積極的にとる。（駆瘀血）
- 便秘のある場合は、瘀血が助長されるので通便作用のあるプルーン・ゴマなどを常食したり、ドクダミ茶やハブ茶などを飲用するとよい。また、規則的な排便の習慣を付ける必要がある。（通便）
- 貧血のある場合には、補血効果や血行を促進する効果のあるものを加え、基本的に温かいものを食するようにする。（補血）

◉冷えのある場合には、温補効果のあるものを加味するが、瘀血を助長するトウガラシなどは用いないよう留意する。(温補)

> **瘀血を助長する食物**
> - **甘　味**　砂糖類、チョコレート、ケーキ、ココア、まんじゅう、アイスクリームなど
>   ＊ハチミツや黒砂糖なども含まれるので注意
> - **辛　味**　トウガラシ、キムチ、明太子、カレー、カラシ、ワサビなど
> - **モチ米**　赤飯、おこわ、かき餅、モチ系の五穀米など
> - **甲殻類**　エビ、カニ、ホタテ貝など
> - **魚卵類**　イクラ、カズノコ、タラコなど
> - **山菜類**　タケノコ、タラの芽など
> - **乳脂肪類**　チーズ、生クリーム、バターなど
> - **その他**　ナッツ類、アルコール類、肉類の過食など
> - アレルギーの場合は更に**青魚類**（サバ、イワシ、アジなど）を避ける

<月経痛・月経不順の薬膳に用いる食材>

サフラン　婦人病に最も用いられる食材。瘀血を除き、血行を改善する作用にすぐれるので、月経痛や月経不順に効果がある。瘀血が原因となる病、いわゆる血の道症といわれる病全般によい。月経の始まる前から月経開始後2〜3日にかけて痛み、レバー状のものが出ると楽になるようなタイプによい。ただ、血を動かす力が強いため、妊娠初期は摂取を控えた方がよい。

ベニバナ　駆瘀血作用があり、血行を促進する。冷え症で、月経痛・月経不順がある場合によい。サフランと並びよく用いられる。また、抗凝血作用、降圧作用などがあり、心臓病・高血圧・脳血栓などの改善に効果がある。

ヨモギ　冷え性で月経不順・月経痛があるものや月経が遅れがちなものによい。また、止血効果にすぐれるので出血過多の場合によい。冷えを伴う血便・痔出血・その他の出血性疾患などにも用いられる。なお、浴剤にすると、冷えを除き血行を促進し、腰痛などの痛みを除く。

黒キクラゲ　黒キクラゲは、駆瘀血・血液浄化作用（抗凝血・抗血栓形成・降コレステロール作用など）にすぐれ、月経不順のほか、高血圧、動脈硬化などにも効果がある。なお、キクラゲには、黒キクラゲと白キクラゲがあるが、血に対する作用は黒キクラゲのほうがすぐれている。白キクラゲは、肺や体内の津液を補う作用にすぐれ、乾燥性の咳や美肌に効果がある。

黒マメ　血行促進作用と利水作用をもつ。月経不順で水分代謝が悪く、月経前後にむくみや腰痛をおこすものによい。

ニ ラ　生命力の強い植物であり、強壮強精作用がある。また、体を温める作用が強く、

　　　　　　駆瘀血作用があるので、冷えを伴う月経痛・月経不順によい。
スッポン　滋養強壮作用で知られるが、滋陰といって血液や体液を補う働きにすぐれるため、貧血や熱性疾患などで体力を消耗したものに非常によい。また、子宮内部の炎症を鎮める作用もあるので月経不順や月経不調などに効果がある。また甲羅は、子宮筋腫や月経の来ないものによい。
羊　肉　体を温め血行を促進する作用にすぐれる。冷えによる腰・腹痛をよく改善するので、冷え症で月経不順、月経痛のある場合によい。

<月経痛・月経不順の薬膳に用いる生薬>

　　　　当帰、芍薬、龍眼肉、阿膠、艾葉、乾地黄、熟地黄、何首烏、川芎、田七人参

漢方の繁用処方・処方を助ける薬膳

【瘀血】

繁用処方 桂枝茯苓丸（駆瘀血＋降気）

冷えのぼせ（頭部はのぼせ、手足末端は冷えるもの）、肩こり、アザができやすいなどの症状があり月経時にレバー状の瘀血塊を排出するものによい。

薬膳 駆瘀血作用を助ける **サフラン入り玄米粥**

薬効食材 サフラン（駆瘀血）、玄米（補脾胃）、セリ（のぼせを下げる）

[材料]
- サフラン……………………… 10本
- 玄米…………………………… 大さじ2
- セリ…………………………… 1/6束
- 干しシイタケ………………… 2枚
- 塩……………………………… 少々
- コンブ………………………… 2cm
- サラダ油……………………… 小さじ1/2

[作り方]
1. 干しシイタケは400mlの水に一晩漬けてもどす。
2. ①のシイタケは細かく刻み、玄米は一晩水に漬けたのち水を切りサラダ油をまぶす。これらをコンブ、サフランと共に①のもどし汁に入れ火にかける。
3. 沸とうしたらコンブを取り出し、ごく弱火にして蓋をして45分炊く。粥状になっていることを確かめて、塩で薄く味をつけ、刻んだセリを入れる。

【瘀血】便秘のある場合

繁用処方 桃核承気湯（駆瘀血＋清熱＋通便）

月経時の瘀血塊の排出に加え、強いのぼせ症状があり、便秘を伴うもの。肌にフキデモノなどがでやすいものによい。

薬膳 駆瘀血・通便作用を助ける **キクラゲとアロエのサラダ**

薬効食材 黒キクラゲ（駆瘀血）、アロエ（清熱＋のぼせを下げる）、ゴマ（通便）

[材料]
- 黒キクラゲ…………………… 2g
- アロエ………………………… 12cm
- A { 練りゴマ…大さじ1/2
     オリーブ油…大さじ1/2
     ワインビネガー…大さじ1/2 }

[作り方]
1. 黒キクラゲは水でもどし細切りにしてゆでる。
2. アロエは皮をむき短冊に切る。
3. 黒キクラゲの水気を切り、アロエとドレッシングAと和える。

【血虚】貧血の場合

繁用処方 四物湯（補血＋温補）

婦人病の名方とされる。貧血、立ちくらみなど血虚の症状があり、冷えを伴うもの。顔色が悪く、疲れやすいなどの症状のあるものにもよい。

薬膳 補血し、貧血を改善する　**ベニバナ入りスッポンスープ**

薬効食材 ベニバナ（駆瘀血＋血行促進）、スッポン（滋陰＋滋養強壮）

[材料]
- ベニバナ………………… 0.5g
- スッポンスープ（缶詰）……… 400mℓ
- 豆腐……………………… 1/6丁

[作り方]
1. スッポンスープにベニバナを入れ5分煮出す。
2. 豆腐をサイの目に切り①に入れさっと火を通す。

繁用処方 当帰芍薬散（補血＋温補＋利水）

貧血など血虚の症状や全身の冷えに加えて、頻尿やむくみなど水代謝の悪い症状のあるもの。

薬膳 補血・利水作用を助ける　**黒マメ煮のヨモギクズあん**

薬効食材 ヨモギ（温補＋血行促進）、黒マメ（利水＋血行促進）

[材料]
- ヨモギ粉末………………… 2g
- 黒マメ……………………… 30粒
- クズ粉……………………… 大さじ1
- だし汁……………………… 200mℓ
- みりん、しょう油……… 各小さじ1

[作り方]
1. 黒マメはたっぷりの水に一晩漬ける。
2. ①を火にかけ黒マメの芯がなくなるまでゆでる。（約1時間）
3. クズ粉とヨモギ粉を合わせ、冷えただし汁を少しずつ入れ、だまができないようにのばす。
4. ③にみりん、しょう油を加え火にかけて練る。
5. 透明感が出てきてから、さらに3分練る。
6. ゆで上がった黒マメに⑤をからめる。

漢方薬膳の実践　月経痛・月経不順

【血虚】瘀血が進み、血の栄養機能が阻害されている場合

繁用処方 温清飲（補血＋清熱）
うんせいいん

瘀血がひどく、血の栄養が不十分で、皮膚や粘膜に炎症をおこしているもの。特に子宮内膜症によい。皮膚がガサガサと枯れたように乾燥して、色つやが悪い、かゆみがあるなどが目安である。

薬膳 瘀血を除き、貧血を改善する　**豚レバーとニラの炒め物**

薬効食材 レバー（補血）、ニラ（駆瘀血）

[材　料]
豚レバー……………………100ｇ
ニラ…………………………1/4束
ショウガ……………………2ｇ
ゴマ油………………………小さじ2
しょう油、酒………………各小さじ1
砂糖…………………………小さじ1/2

[作り方]
❶豚レバーは拍子切りにしてよく水にさらし、ショウガはみじん切り、ニラはざく切りにしておく。
❷フライパンにゴマ油を入れ熱し、水気をよく取った豚レバーを炒める。
❸②に火が通ったら、ショウガ、ニラを入れ、ニラがしんなりしたら調味料を入れて火を止める。

更年期障害

　女性の閉経前後の時期に現れる不定愁訴を更年期障害と呼ぶ。
　この時期の女性は、閉経に伴って卵巣の機能が低下するが、衰えた卵巣機能を回復させようとして、脳下垂体よりホルモンが過剰に分泌されてホルモンバランスが崩れる。さらに自律神経にもその影響が及ぶことによって、更年期障害がおこる。ただし個人差はかなり大きい。
　症状は、疲労感、頭痛、動悸、腰痛、肩こり、冷えのぼせ、ホットフラッシュ、食欲不振、イライラ、不眠、フキデモノ、集中力低下など実に様々である。

漢方の考え方

　「血の道症」という言葉が漢方にあるが、血の道症とは瘀血が原因となっておこる女性特有の不定愁訴を指し、更年期障害もこれにあたる。症状は上記にあげたように様々だが、イライラや不安などの精神症状を伴うことが多い。また思春期、妊娠時、産後など婦人科系の働きの影響の大きい時期にみられる。

　治法　月経不順と同様、瘀血や血虚、冷え、便秘などの状態を考慮して桂枝茯苓丸、桃核承気湯、当帰芍薬散、四物湯、温清飲などを用いる。
　精神症状の強い場合は、清熱効果のある柴胡や鎮静効果のある山梔子（清熱効果もある）・甘草・茯苓などが配合された加味逍遥散を用いるとよい。
　なお、漢方薬や薬膳は、こうした血の道症の症状緩和に非常に有効である。

漢方薬膳の考え方

● まず、瘀血を助長する食物（P.94参照）を避ける。
● 瘀血を除く作用のあるものを積極的に摂る。（駆瘀血）
● ホットフラッシュなどがある場合は、降気鎮静効果のあるものを用いるのがよい。足元が冷えているとのぼせが強く出るので、足元を冷やさないように気をつける。（降気・鎮静）
● イライラなど精神症状の強い場合は、安神・鎮静効果のあるものを加味する。（安神・鎮静）

＜更年期障害の薬膳に用いる食材＞
　サフラン　婦人病に最も用いられる食材。瘀血を除き、血行を改善する作用にすぐれるので、

月経痛や月経不順に効果がある。瘀血が原因となる病、いわゆる血の道症といわれる病全般によい。うつ症状を改善する効果もある。更年期障害では、のぼせがあり、イライラが強い人によい。

シ　ソ　気をめぐらせる働きにすぐれるので、神経性の症状を改善する漢方処方に配合される。更年期障害の不安や落ち込みによく、神経性の咳や胃腸症状を伴うものによい。冷えの強い場合は、長ネギやショウガを加味して温めるとよい。

ハスの実　ハスの実には精神安定作用・強壮・養心作用があるので、不安感が強く、落ちつかないものによい。

ハブ茶　降圧作用があり、高血圧や目の充血・かすみ目などの眼症状に用いられることが多いが、更年期障害ののぼせや動悸、めまい、肩こり、耳鳴りなどにもよい。軽い通便作用もある。

ユリ根　漢方生薬としても用いられるほど、精神不安や不定愁訴に効果がある。熱性疾患の予後や過労による微熱症状の改善にもよい。

クチナシ　漢方生薬で山梔子（さんしし）といい、清熱・鎮静作用があるため、イライラや熱感を取り除き、不眠を治すのによい。

カモミール　ジャーマンカモミールとローマンカモミールがあるが、薬効の高いものはジャーマンカモミールである。お茶として花の部分を用いる。鎮静作用があり、精神不安や不眠に多く用いられる。健胃作用や鎮痙（ちんけい）作用があり、腹痛や月経痛などにも用いられる。

＜更年期障害の薬膳に用いる生薬＞

月経痛・月経不順の項（P.95参照）で紹介したもの（当帰、芍薬、龍眼肉、阿膠、艾葉、乾地黄、熟地黄、何首烏、川芎、田七人参）に加え、桂皮、薄荷、菊花、金針菜、酸棗仁、百合など降気・鎮静・安神効果のあるものを用いる。

漢方の繁用処方・処方を助ける薬膳

繁用処方 加味逍遥散（駆瘀血＋清熱＋精神安定）

イライラや不安感などの精神症状を伴う血の道症によい。自律神経の異常など多くの不定愁訴のある場合にも用いられる。

薬膳 瘀血を除き、精神安定効果を助ける　**ユリ根とシソのスープ**

薬効食材 ユリ根（安神）、シソ（行気）サフラン（駆瘀血）

[材料]
- ユリ根……………………50g
- シソ………………………4枚
- サフラン…………………1本
- レンコン…………………40g
- だし汁……………………400mℓ
- しょう油…………………少々

[作り方]
1. レンコンはうすい銀杏切り、シソは千切りにする。
2. だし汁に、しょう油以外の材料を入れ煮込む。
3. ユリ根が煮くずれる前にしょう油で味をつける。

薬膳 瘀血を除き、精神安定効果を助ける　**カモミールのスパイスティー**

薬効食材 カモミール（鎮静）、サフラン（駆瘀血）、クローブ（温補）

[材料]
- カモミール………………2g
- サフラン…………………4〜5本
- クローブ…………………2本

[作り方]
すべての材料をティーポットに入れ、熱湯300mℓを注ぎ5分蒸らす。

更年期障害における、その他の繁用処方および薬膳は、月経痛・月経不順の項（P.96〜98）を参照する。

冷え性

　日本では、冷え性の女性は多く、特に思春期や更年期の女性に多くみられる。

　また、最近は冷房の普及で、夏でも冷え性を訴える女性が増えている。

　原因としては、ホルモン不足や自律神経の失調、新陳代謝の低下、動脈硬化、貧血、過度なダイエットなどによる低タンパク血症などがあるが、特に基礎疾患がなくともおこることも多い。

　ただ、冷え性は体質的なものであっても、神経痛、膀胱炎、月経不順、不妊症などをおこしやすくするので、できれば体質改善をはかっておいた方がよい。日常的には、規則正しい生活を送ることや、適度な運動、食事に気をつけることが必要である。

　食事は、十分なタンパク質、ビタミン、鉄などが含まれたものを摂るようにし、エネルギー不足にならないようにすることが必要である。ビタミンでは血行改善に関与するEと末梢神経の働きをよくするB、Cを摂るようにする。

漢方の考え方

　漢方では冷え性・貧血・低血圧は同様の範疇で捉えられることが多い。症状も血行不良、貧血、疲れやすい、朝起きづらい、寝つきが悪い、立ちくらみをおこしやすいなど同じような傾向がある。

　冷え性にはいくつかの原因が考えられ、原因別に治法が決定される。

【瘀血・血虚】　手足先の冷えの強い瘀血のタイプと、全身の冷えや貧血を伴いやすい血虚のタイプがある。月経不順や子宮筋腫を伴うことも多い。

▶瘀血のタイプ

　冷えのぼせ（P.92参照）や肩こりがあり、月経時に瘀血塊を排出する。フキデモノやアザなどができやすいタイプ。

　治法　桃仁・牡丹皮などの駆瘀血薬を用い、瘀血を除き全身の血行を改善する。処方としては桂枝茯苓丸がある。

▶血虚のタイプ

　全身の冷えが強く、貧血やめまいなどを伴いやすいタイプ。

　治法　補血・温補作用のある当帰や血行を促進する効果のある芍薬・川芎などを用い、血虚を改善しつつ体を温める。処方としては、四物湯、当帰芍薬散、当帰四逆加呉茱萸生姜湯などが用いられる。

【脾胃虚弱・気の不足】　胃腸が弱く、食欲不振などで食事そのものが十分にとれなかったり、食べても十分に吸収できないタイプ。貧血を伴うことも多い。
　治法　人参・生姜など脾胃を補い、胃腸を中心に温補する薬物を用いる。処方としては、補中益気湯、人参湯、六君子湯などが用いられる。

【水滞のあるもの】　全身の冷えや足腰を中心とした冷えの症状がある。水分代謝が悪く、頻尿や夜間排尿がある場合が多い。
　治法　乾姜・附子などの温補薬と白朮・茯苓などの利水薬を合わせて用いる。処方としては、真武湯・苓姜朮甘湯などが用いられる。

漢方薬膳の考え方

● 体を冷やすような食べ方（生野菜や果物をそのままあるいは冷やした状態で食べる）や冷たい飲み物、体を冷やす食物は避ける。

> **体を冷やす食物**
> 野菜では、**ダイコン、キュウリ、トマト、ナス、トウガン**など。果物では、**柿、ナシ、スイカ**など。穀物では、**ハト麦、ソバ**。**海草類**も体を冷やすので過食は避ける。ただし熱を加えて調理をした場合は、冷やす作用が緩和されるので食してもよい。

● 食事は、基本的に温かいものとし、温補作用のあるものを用いる。貧血が同時にある場合も多いので、補血作用や強壮作用のあるものを用いる。（温補＋補気、補血、強壮）
● 瘀血は冷えを助長するので、瘀血を悪化させるような食べ物を避ける。またすでに瘀血のある場合は、駆瘀血作用のあるものを用い体質改善を行う。（駆瘀血）
● 脾胃の失調や、水滞のある場合は、それに応じて脾胃を補うものや利水作用のあるものを積極的にとるようにする。（補脾胃＋利水）

＜冷え性の薬膳に用いる食材＞

ニンジン　胃腸を丈夫にし、消化を促進し、よく滋養強壮する。胃腸の弱いタイプにも、気血が不足して体力のないタイプにもよい。

ショウガ　胃腸を温める作用が強いので、冷え症によい。様々な料理に加味することができる。そのまま用いてもよいが、乾燥させてから用いると温補効果はより強くなる。

サフラン　婦人病にもっとも用いられる食材。瘀血を除き、血行を改善する作用にすぐれるので、瘀血体質で冷え症の人によい。瘀血が原因となる病、いわゆる血の道症と言われる病全般によい。ただし、血を動かす力が強いため、妊娠初期は摂取を控えた方がよい。

ニンニク　胃腸を温める作用や滋養強壮作用があり、冷え性にすぐれた効果を発揮する。た

ニラ	胃腸を温める作用に富む。また、生命力の強い植物であり、強壮強精作用がある。ニラやニンニクの刺激臭のもととなるアリシン（硫化アリル）という成分には、疲労回復に欠かせないビタミンB_1の吸収を助ける作用、血液凝固を遅らせる作用、消化液の分泌を高める作用などがあるので、食欲増進や血行促進にも効果的である。
カボチャ	胃腸を丈夫にし体力をつけるので、病後や冷え症でエネルギー不足の場合によい。糖尿病の改善にも効果のある食物である。
トウガラシ	胃腸を温め、食欲を増進させるので、冷えによる食欲不振によい。ただし、瘀血体質、アトピー、ジンマシン、喘息の人は避けた方がよい。
鶏肉	胃腸を温め、食欲を増進させる。気・血・精を補い、よく滋養強壮するので、貧血気味で冷え性の人によい。
羊肉	肉類では、最も温める効果が高く、漢方処方にも用いられている。ビタミンQ（コエンザイムQ10）が最も多く含まれるので、体を温める作用にすぐれ、特に腹部や足腰を温める作用にすぐれる。冷えによる下痢、腹痛、足腰の痛みなどによい。また、強壮強精作用にもすぐれている。
牛肉	胃腸を丈夫にし、気血を補う効果がある。また筋肉や骨を強くする働きがあるので、虚弱体質や、胃腸が弱く食欲不振のもの、足腰に力のないものによい。
玄米	ビタミン、ミネラル、食物繊維に富む非常に栄養価の高い食物である。漢方生薬では粳米（こうべい）といい、胃腸を丈夫にし、気や津液（しんえき）を補う。疲れやすい、冷え症、顔色が悪いなど虚弱体質で血行不良の人によい。ただ、消化が悪いので、胃腸虚弱の人は、お粥など柔らかくして食べるとよい。
クローブ	生薬名を丁子（ちょうじ）といい、胃腸と腎を温め、酒毒を解する。胃腸の冷えによるしゃっくり・腹痛・吐き気などによい。
ウイキョウ	生薬名を茴香（ういきょう）といい、腎と肝をよく温め、胃腸を調える。冷えによる腹痛・腰痛・月経痛によい。冷え性全般によく効く。
ハッカク	体を温める作用にすぐれている。冷えによる月経痛や腰腹の痛みを緩和する作用がある。

＜冷え性の薬膳に用いる生薬＞

　　　　　生姜、乾姜、葱白、当帰、人参、桂皮、茴香、艾葉、山椒、丁子、八角

漢方の繁用処方・処方を助ける薬膳

【瘀血・血虚】瘀血のタイプ

繁用処方 桂枝茯苓丸（駆瘀血）

手足末端の冷えが強く、上半身は逆にのぼせるような場合。

薬　膳 駆瘀血・温補作用を助ける　**ニラのニンニク・ショウガ炒め**

薬効食材 ニラ（駆瘀血＋温補）、ショウガ（温補）、ニンニク（血行促進）、レバー（補血）

[材　料]
- ニラ　　　　　　　　　　　1束
- ニンニク　　　　　　　　　1片
- ショウガ　　　　　　　　　2g
- 鶏レバー　　　　　　　　　60g
- A ┃ しょう油…小さじ1
- 　 ┃ みりん、酒…各大さじ1
- サラダ油　　　　　　　　　小さじ2
- ゴマ油　　　　　　　　　　小さじ1

＊黄ニラを用いてもよい

[作り方]
1. 鶏レバーは炒め物用に切り、水にさらしてから熱湯をかける。
2. フライパンにサラダ油をひき、ニンニク、ショウガのみじん切りを炒める。
3. 香りが出たらレバーを入れさらに炒める。
4. レバーに八分ぐらい火が通ったら、3cmの長さに切ったニラを入れて炒める。
5. ニラが硬いうちに合わせ調味料Aを入れ、沸とうしたら火を消しゴマ油を入れる。

漢方薬膳の実践　冷え性

【瘀血・血虚】血虚のタイプ

繁用処方 当帰芍薬散（補血＋温補＋利水）
全身に冷えがあり、貧血やむくみなどの症状のあるもの。

繁用処方 当帰四逆加呉茱萸生姜湯（温補＋治厥逆＋補血）
特に手足末端から体幹方向に冷えが上ってくるようなタイプのもの。しもやけなど末端の強い冷えに用いる。

＊治厥逆とは、手足末端から体幹方向に冷えが上ってくるような症状を厥逆といい、その症状を治すことをいう

薬膳 補血・温補作用を助ける　ラムの香味焼き

薬効食材 羊肉(温補＋血行促進)、ウイキョウ・コショウ(温補)、ニンニク(温補＋滋養強壮)

[材料]
羊肉(ラムロース肉スライス)… 6枚
ウイキョウ………………… 小さじ1/2
コショウ…………………… 茶さじ1/2
ゴマ油……………………… 小さじ1
A { しょう油…小さじ1
    みりん、酒…各大さじ1 }
ニンニク…………………… 1片
タマネギ…………………… 1/8個

[作り方]
❶合わせ調味料Aにウイキョウ、コショウ、みじん切りのニンニク・タマネギ、ゴマ油を加えラムを5分漬ける。
❷フッ素樹脂加工のフライパンに油をひかずラム肉を入れ焼く。

薬膳 血行を促進し、滋養する　サフランホットミルク

薬効食材 サフラン（駆瘀血＋血行促進）、牛乳（栄養補給）、ハチミツ（滋養強壮）

[材料]
サフラン…………………… 4～5本
牛乳………………………… 400㎖
ハチミツ…………………… 大さじ1

[作り方]
❶鍋に牛乳とサフランを入れて沸かし、3分間サフランを煮だす。
❷火を止めてからハチミツを入れる。

【脾胃虚弱・気の不足】

繁用処方 補中益気湯（ほちゅうえっきとう）（補脾胃＋補気＋強壮）
胃腸あるいは呼吸器が弱く、冷え性で気力がなく、食欲不振で疲れやすいもの。

繁用処方 人参湯（にんじんとう）（補脾胃＋温補＋強壮）
胃腸虚弱で、お腹が冷え下痢しやすく、体力のないもの。

繁用処方 六君子湯（りっくんしとう）（補脾胃＋利水＋強壮）
冷え性で、胃中に振水音があり、食欲不振で疲れやすいもの。特に食べてすぐ下痢するタイプ。

薬膳 脾胃を温め、補気を助ける **鶏肉の高麗人参煮込み**

薬効食材 鶏肉(補脾胃＋温補)、ニンニク(温補＋滋養強壮)、高麗人参(補気＋温胃)、ニラ(温補)

[材料]
- 鶏モモ肉 …………………… 120g
- ニンニク …………………… 1片
- 高麗人参 …………………… 10g
- ニラ …………………… 1/8束
- ダイコン …………………… 2cm
- ニンジン …………………… 1cm
- 長ネギ …………………… 8cm
- コンブ …………………… 3cm
- 酒 …………………… 90ml
- しょう油 …………………… 少々

[作り方]
1. 鶏肉は6つに切る。ダイコン、ニンジンは銀杏切り、長ネギは1cmの輪切り。
2. 鍋に水600mlを入れ、ニラ、しょう油以外の材料を入れて煮込む。
3. 半分まで煮詰まったら、3cm長さに切ったニラを入れる。
4. しょう油で味を調える。

薬膳 脾胃を補い、温補する **キャベツ鳴門巻**

薬効食材 牛肉（補脾胃＋補気＋補血）、キャベツ（健胃）、ウイキョウ（温補）

[材料]
- 牛バラスライス …………… 80g
- キャベツ …………………… 2枚
- ウイキョウ …………………… 小さじ1
- コンソメスープ …………… 400ml
- 片栗粉 …………………… 適量
- 爪楊枝 …………………… 8本

[作り方]
1. キャベツは湯がいてから葉脈を削ぎ、平らな状態にして、5cm×15cmの長方形を4枚作る。
2. ①を裏を上に置き、片栗粉を振り牛肉がはみ出さないように並べ、5cmの辺を手前に置いてしっかり巻き込み、楊枝で2ヵ所止める。
3. スープを煮立て、ウイキョウ、②を入れ、落し蓋をして煮る。

漢方薬膳の実践

冷え性

【水の停滞のあるもの】

繁用処方 苓姜朮甘湯（温補＋利水）
下半身の冷えが強く、腰が重いものに用いる。頻尿や夜間排尿のあるもの、冷えると膀胱炎を繰り返すもの、むくむものによい。

繁用処方 真武湯（温補＋利水）
全身に冷えがあり、夜間排尿が多く、動悸・めまいなどの症状のあるものに用いる。

薬膳 脾胃を補い利水作用を助ける　**カボチャとアズキのポタージュ**

薬効食材 カボチャ（補脾胃＋補気）、アズキ（利水）、シナモン（温補）、酒（ワイン：温補）

[材料]
- カボチャ……………………200 g
- アズキ………………………30粒
- コンソメスープ……………400 mℓ
- シナモン………………………2 g
- 赤ワイン…………………大さじ2

[作り方]
❶アズキは一晩水に漬ける。
❷カボチャは一口大に切り、アズキ、シナモン、赤ワインとともにスープで煮る。
❸アズキ、カボチャがともに煮えたらスープを残してアズキ、カボチャをミキサーにかける。（シナモンは取り出しておく）
❹スープでのばしながら固さを調節する。

薬膳 脾胃を補い利水作用を助ける　**トウガンと鶏肉の煮もの**

薬効食材 トウガン（利水）、鶏肉（補脾胃＋温補）、ショウガ（温補）

[材料]
- トウガン……………………160 g
- 鶏もも肉………………………80 g
- ショウガ………………………5 g
- A ｛ だし汁…400 mℓ
      みりん、しょう油…各大さじ2

[作り方]
❶トウガンは皮を薄くむき8つに切る。鶏肉は4つに切る。
❷鍋にAを入れ①を入れ煮る。
❸煮上がったらショウガをすりおろして絞り汁を落とす。

不妊症

通常、正常な夫婦生活があると夫婦の90％以上が2年以内に妊娠するといわれている。そのため、2年以内に妊娠しない場合を不妊症という。

女性側の理由としては、以下のような様々な原因がある。
- 子宮内の血液循環が悪く、子宮の働きが十分でない。
- ホルモンのバランスが悪く、卵胞の発育が悪い。排卵に導くためのホルモンがうまく分泌されない。
- 子宮内膜症が原因で、受精卵が着床できない。
- 子宮内膜の不良や黄体機能の不全などによりうまく着床できない。
- 卵管閉塞など卵管に異常がある。

男性側の理由としては、精子の数の不足や、活動率の悪いことが主な原因となっているが、それ以外に、男女とも原因のはっきりしないケースも見られる。

西洋医学的には、排卵異常に対しては排卵誘発剤などを用い、ホルモン異常に対してはホルモン療法を行う。また、卵管通気法など卵管の通過障害を改善する治療が行われる。男性側の問題の場合は、女性よりも治療が難しいことが多い。また、これらの治療を行っても、妊娠の難しい場合は人工授精・体外受精などが行われる。

漢方の考え方

不妊症は、重篤な器質的障害がなければ、漢方療法や薬膳などで、かなり改善できる疾患である。治法は、まず第一に婦人科系統の機能を向上することを目的とし、さらにその機能不全の原因がどこにあるかということを目安に治法を決定する。

【瘀血体質】
月経時に瘀血塊を排出し、冷えのぼせ、肩こりなど瘀血症状を呈するもの。

治法 桃仁・牡丹皮などの駆瘀血薬を用いて、まず瘀血体質を改善する。漢方薬の服用ばかりでなく、瘀血を助長する食べ物（P.94参照）を避けて体質改善を図ることが重要である。処方としては桂枝茯苓丸などを用いる。なお瘀血体質で、子宮内膜症など粘膜の炎症症状のあるものは、血行を改善する効果と清熱効果を併せもつ温清飲を用いるのがよい。また、便秘のある場合は、通便作用のある大黄などを用いて改善しておく。

【婦人科系統の機能が悪く、冷えがある】
月経不順・月経痛などをおこしやすく、全身もしくは下半身の冷えが強いもの。月経がなかなか終わらず、だらだら続く場合もある。貧血を伴うことも多い。

>治法 補血効果のある当帰や熟地黄、血行を促進する効果のある川芎や芍薬などを用いて婦人科系統の機能を高め、子宮を中心として体を温める。処方としては、「婦人の聖薬」といわれる四物湯や当帰芍薬散などを用いる。なお、冷え性の体質は不妊の原因となりやすいので、衣服などにも気を配り改善しておく。特に足腰の冷えが強く、夜間排尿の多いものには、利水・温補作用のある苓姜朮甘湯を併用するとよい。

【妊娠後出血しやすい】
流産を繰り返すなど、妊娠後の胎盤の安定の悪いものや不正出血しやすいもの。

>治法 補血・温補作用のある当帰や止血作用のある阿膠・艾葉の配合された芎帰膠艾湯を用い、不正出血を止める。安胎作用のある当帰芍薬散と併用することも多い。また、冷えがあると胎盤の機能が失調しやすくなるので、体は常に温めておくように気を付ける。なお、止血作用に特にすぐれた薬物に田七人参があり、加味方として用いる場合が多い。

【男性に不妊の原因がある場合】
勃起不全や精子数の少ないもの、精子の運動率の悪いものなどがある。

>治法 脾胃の働きを高め強壮する小建中湯や補血強壮効果のある十全大補湯、腎虚の名方である八味地黄丸などの薬剤を用いる。また、ストレスをためないような生活を心がけるとよい。

漢方薬膳の考え方

●高カロリー食や脂肪過多の食事は避ける。不妊症を考える場合には、医学よりも生物学で考える必要がある。生物学的には、子孫を残そうというのは、個体の生命に危機が生じている状態である。すなわち個体自体が食生活においてあまりに充足した状態では、子孫を残す必要が薄いため、かえって次世代を残すというメカニズムはうまく働かなくなる。したがって、妊娠の確率を上げるためには、基本的に過食気味の生活や高カロリーのものを食べすぎるのは避けた方がよい。

　これらは、現実に開発途上国や昭和30年代の日本のように、人々の摂取カロリーの低い方がはるかに出生率が高いことからもうかがえる。

●瘀血を助長する食物は避ける。
　瘀血を助長する食物（P.94参照）を多く摂ると瘀血体質となり、子宮・卵巣など婦人科系統の働きが悪くなる。また、月経不順の項でも説明したように、瘀血体質は粘膜の炎症を助長させるので、子宮内膜などに炎症症状のある人は、特に厳禁である。（駆瘀血）

●食事は温かいものにし、温補作用・補血作用のあるものを摂る。

不妊症にとって冷えは大きな原因の一つであるので、冷えのある場合はとくに、温かい食事を摂り、食材も体を温める作用のあるものを選ぶ。また子宮の働きをよくするため、補血作用のあるものを用いる。食事だけでなく、衣類などでも保温を心がける必要がある。
（補血（ほけつ）＋温補（おんぽ））

●男性の場合は、生殖器の機能をつかさどる腎を強化するため、補腎・強壮作用のある食材を用いる。（補腎（ほじん）＋強壮（きょうそう））

その他養生法
- ●基本的に体を冷やさないようにする。特に腹部や下半身を冷やさないよう心がける。
- ●ストレスを溜めないようにする。妊娠を過度に意識するとかえってストレスになるため、基礎体温なども意識しすぎないほうがよい。

＜不妊症の薬膳に用いる食材＞

羊　肉　肉類の中では、最も温める効果が高く、漢方処方にも用いられている。ビタミンQ（コエンザイムQ10）が最も多く含まれるので、体を温める作用にすぐれる。特に、腹部や下半身をよく温めるので不妊症によい。冷えによる下痢・腹痛・足腰の痛みなどにも用いる。また、強壮強精作用ももつ。

鶏　肉　胃腸を温め、食欲を増進させる。気・血（けつ）・精を補い、よく滋養強壮するので、不妊症の人は常食するとよい。

プルーン　鉄分やビタミン・ミネラルを豊富に含むので、血を補う作用にすぐれる。不妊症で貧血ぎみの場合によい。また、食物繊維が豊富で緩下作用をもつため、便秘にも効果がある。

キンシンサイ　ホウレンソウの20倍の鉄分を含み、血を補う作用にすぐれる。また、気分が晴れず鬱っぽいといった状態を改善するのにもよい。不妊症で、ストレスが高く貧血ぎみの場合によい。

炒麦芽　排卵抑制の因子としてプロラクチンの過剰分泌ということがあるが、近年その分泌を抑制するということで注目されている。ただし、ホルモンに対する作用があるので、妊娠後は健康食品などによる多量の摂取は控えた方がよい。

ニンジン　胃腸を丈夫にし、よく滋養強壮する。胃腸の弱いタイプにも、気血が不足して体力のないタイプにもよい。

ヨモギ　婦人科系を温める作用にすぐれる。不妊症で、冷えがあり、月経不順・月経痛のあるもの、月経が遅れがちなものに用いる。止血効果にすぐれるので、月経時出血過多のものによい。安胎作用にもすぐれる。また冷えを伴う血便や痔出血などに用いられる。浴剤として用いることも多く、その場合は冷えを除き、血行を促進し、腰痛などの痛みを除く作用がある。

スッポン　滋養強壮作用で知られるが、滋陰といって血液や体液を補う働きにすぐれるため、貧血や熱性疾患などで体力を消耗したものに非常によい。子宮内部の炎症を鎮め

- る作用もあるので、不妊症によい食材である。甲羅は、子宮筋腫や月経の来ないものによい。

- モチ米　胃腸を温め、気を補う作用にすぐれるので体力をつけるのによい。虚弱体質で不妊症の人によい食物である。一方、アレルギー体質のものや、小水の出の悪いもの、皮膚・粘膜・関節などに炎症のあるものには向かない。

- サフラン　婦人病に最も用いられる食材。瘀血を除き、血行を改善する作用にすぐれるので、瘀血体質で不妊症の人によい。また産後、後産のおりないものや瘀血による腹痛のあるものによい。ただし、血を動かす力が強いため、妊娠初期は摂取を控えた方がよい。

- ゴ　マ　良質のタンパク質と不飽和脂肪酸などの脂質、ビタミンEなどのミネラルを多く含んだ滋養強壮効果の高い食物である。老化防止の効果もある。腎を補い、気・血・精をよく補うので、男女を問わず不妊症によい。黒と白があるが、薬効的には黒ゴマの方がよい。

＜強精作用のある食材＞

- ヤマイモ　生薬名を薯蕷または山薬といい、本草書の古典である『神農本草経』では、「中（脾胃）の傷るるを主り、虚羸（虚弱）を補い、寒熱邪気を除き、中を補い、気力を益し、肌肉を長ず」とある。胃腸虚弱を補い、滋養強壮にすぐれるため、男性、女性ともに不妊症によい食材である。男性の精力増強にもよい。

- ニ　ラ　胃腸を温める作用に富む。また、生命力の強い植物であり、強壮強精作用がある。勃起不全の改善にもよい。また、ニラの刺激臭であるアリシン（硫化アリル）という成分には、疲労回復に欠かせないビタミンB_1の吸収を助ける作用や血液凝固を遅らせる作用、消化液の分泌を高める作用があるので、食欲増進や血行促進にも効果的である。

- ニンニク　胃腸を温め、食欲を増進する。アリシン、スコルジニンなどの成分を含むので、新陳代謝を高め、疲労回復、滋養強壮に効果がある。日本の民間薬では、大蒜酒などが強精強壮の用途で用いられている。またアリシンには強い殺菌・抗菌作用があり、感冒、咳、下痢などに効果がある。更に近年では、免疫力増強、高血圧・動脈硬化予防、抗ガンなどに対する効果が報告され、研究が進んでいる。なお、目の悪い人や胃腸に潰瘍のある人は悪化することがあるので、多食しない方がよい。

- エ　ビ　腎を補い、強壮する力が強いため、精力減退、足腰がだるいなどの症状のあるものに効果的である。ただし、瘀血体質の人やアレルギー疾患のある人は避けた方がよい。

- クルミ　腎機能を高め腰を強くする作用があるので、強壮強精の効果が高い。精力減退など元気をつけたいときによい食物である。ゴマ同様、良質のタンパク質や脂質に富み、老化防止や美肌にも効果がある。ただし、食べすぎはフキデモノやニキビ

の原因となるので注意する。
- **クローブ** 胃腸と腎を温める作用にすぐれ、男性の精力減退によい。冷えによる腹部の痛みなどにも効果がある。

<つわりの際に用いる食材>
- **ショウガ** 漢方では「嘔家の聖薬」と言われるほど、吐き気止めの作用が強い。乾燥したものよりも、八百屋にある生のショウガの方がこの薬効は高い。つわりの時には、薄くスライスして常備しておき、気持の悪い時に口の中に入れておくとよい。
- **ウメ干し** 吐き気を止めるとともに健胃作用や抗菌力、食欲増進作用もあるので、つわりの時には、欠かせない食品。刻んだショウガと梅肉を混ぜて吐き気のある時にスプーン1杯くらい食べると効果的である。

<不妊症の薬膳に用いる生薬>
当帰、川芎、芍薬、熟地黄、丁子、桂皮、麦芽、山薬

漢方の繁用処方・処方を助ける薬膳

【瘀血体質】

繁用処方 桂枝茯苓丸（駆瘀血＋降気）
瘀血体質で、不妊症のものに用いる。

繁用処方 温清飲（清熱＋駆瘀血＋補血）
子宮内膜症など炎症症状のあるものによい。

薬膳 駆瘀血作用を助ける　**サフラン入り玄米粥**

薬効食材 サフラン（駆瘀血）、玄米（補脾胃）、セリ（のぼせを下げる）

[材料]
- サフラン……………10本
- 玄米…………………大さじ2
- セリ…………………1/6束
- 干しシイタケ………2枚
- 塩……………………少々
- コンブ………………2cm
- サラダ油……………小さじ1/2

[作り方]
1. 干しシイタケは400mlの水に一晩漬けてもどす。
2. ①のシイタケは細かく刻み、玄米は一晩水に漬けたのち水を切りサラダ油をまぶす。これらをコンブ、サフランと共に①のもどし汁に入れ火にかける。
3. 沸とうしたらコンブを取り出し、ごく弱火にして蓋をして45分炊く。粥状になっていることを確かめて、塩で薄く味をつけ、刻んだセリを入れる。

薬膳 駆瘀血・温補作用を助ける　**ニラのニンニク・ショウガ炒め**

薬効食材 ニラ（駆瘀血＋温補）、ショウガ（温補）、ニンニク（血行促進）、レバー（補血）

[材料]
- ニラ…………………1束
- ニンニク……………1片
- ショウガ……………2g
- 鶏レバー……………60g
- A { しょう油…小さじ1
     みりん、酒…各大さじ1 }
- サラダ油……………小さじ2
- ゴマ油………………小さじ1

＊黄ニラを用いてもよい

[作り方]
1. 鶏レバーは炒め物用に切り、水にさらしてから熱湯をかける。
2. フライパンにサラダ油をひき、ニンニク、ショウガのみじん切りを炒める。
3. 香りが出たらレバーを入れさらに炒める。
4. レバーに八分ぐらい火が通ったら、3cmの長さに切ったニラを入れて炒める。
5. ニラが硬いうちに合わせ調味料Aを入れ、沸とうしたら火を消しゴマ油を入れる。

【婦人科系統の機能が悪く冷えがある】

繁用処方 四物湯（し もつ とう）（補血＋温補）
婦人病の名方とされる。不妊症で血虚の症状があるものによい。

繁用処方 当帰芍薬散（とう き しゃくやくさん）（補血＋温補＋利水）
全身の冷えがあり、貧血やむくみなどをおこしやすいものによい。

薬膳 温補・血行促進し、婦人科系機能の改善を助ける　**ラムのニンニク煮込み**

薬効食材 羊肉（温補＋血行促進）、ニラ（温補＋補腎）、ショウガ（温補）、ニンニク（温補＋血行促進）、ニンジン（補脾胃＋滋養強壮）

[材料]
- 羊肉（ラム肉塊）……………100g
- ショウガ……………………2g
- ニンニク……………………1片
- ニラ…………………………1/4束
- ニンジン……………………20g
- ダイコン……………………30g
- タマネギ……………………1/6個
- 水……………………………400mℓ
- 酒……………………………大さじ3
- しょう油……………………大さじ2
- みりん………………………大さじ2

[作り方]
1. ラム肉は6個に切る。ショウガ、ニンニクは薄切り、ニンジン、ダイコンは銀杏切り、タマネギはざく切り、ニラは3cmの長さに切る。
2. 鍋にニラと調味料以外の材料をすべて入れて30分煮る。途中で水が減ったらその分は常に足す。
3. ラム肉が柔らかくなったら調味料を入れて一煮立ちさせ、ニラを入れて火を止める。

薬膳 補血・温補し、婦人科系機能の改善を助ける　**鶏肉とプルーンとニンジンの煮込み**

薬効食材 鶏肉（温補＋補精）、プルーン（補血）、ニンジン（補脾胃＋滋養強壮）

[材料]
- 鶏モモ肉……………………100g
- 乾燥プルーン………………6粒
- ニンジン……………………50g
- 水……………………………500mℓ
- しょう油……………大さじ1と1/2
- 酒……………………………小さじ2

[作り方]
1. 鶏肉は8個に切り、ニンジンは乱切りにする。
2. 鍋にすべての材料を入れて火にかけ10分煮る。

漢方薬膳の実践

不妊症

第3章 薬膳の理論と実践

［薬　膳］ 補血し、体力をつける　**スッポンスープのお雑煮**

［薬効食材］ スッポン（滋養強壮＋滋陰）、餅（モチ米：滋養強壮）、ダイコン（健胃）

[材　料]
- 切餅……………………………… 2個
- ダイコン………………………… 30g
- 三つ葉…………………………… 1/4束
- スッポンスープ（缶詰）……… 400ml
- 塩………………………………… 小さじ1/3
- しょう油………………………… 小さじ2

[作り方]
❶ダイコンは短冊切り、三つ葉は3cmの長さに切りそろえる。
❷鍋にだし汁とダイコンを入れて炊き、ダイコンが煮えたら調味料を入れる。
❸焼いた餅と三つ葉をお椀に入れて②を注ぐ。

その他、月経痛・月経不順の血虚の項（P.97～98）、冷え性の血虚の項（P.105～106）の薬膳も用いることができる。

【妊娠後の不正出血に】

［繁用処方］ 芎帰膠艾湯（きゅうききょうがいとう）（補血＋温補＋止血）

妊娠後の不正出血などに著効がある。月経時に経血量が多過ぎて貧血するような場合にもよい。

［薬　膳］ 止血・補血効果を助ける　**ヨモギ入りレンコンもち**

［薬効食材］ ヨモギ（止血＋血行促進）、レンコン（補血）

[材　料]
- 乾燥ヨモギ粉…………………… 10g
- レンコン………………………… 100g
- 小麦粉…………………………… 60g
- 長ネギ…………………………… 5cm
- ポン酢…………………………… 大さじ1

[作り方]
❶レンコンをきれいに洗い、皮ごとすり下す。この時、汁は捨てない。
❷①にヨモギ粉を混ぜて、小麦粉を少しずつダマにならないように加え、こねる。
❸②に長ネギのみじん切りを加えて、4個のハンバーグ型に形成し、フッ素樹脂加工のフライパンで焼く。
❹ポン酢など好みのたれをつけて食べる。

【男性の強精に】

繁用処方 小建中湯(しょうけんちゅうとう)(補脾胃＋強壮)
強壮作用があるので、精力がわかず、疲れやすく、朝起きにくいものによい。

繁用処方 十全大補湯(じゅうぜんたいほとう)(補血＋強壮)
貧血があり、精子数の少ないものや、精子の運動率の悪いものによい。

繁用処方 八味地黄丸(はちみじおうがん)(補腎＋強壮＋強精)
補腎・強精作用がある。精力が減退し、腰から下に冷えがあり、夜間排尿の多いものによい。

薬膳 補腎・強壮作用を助ける　ヤマイモのクルミ和え

薬効食材 ヤマイモ(補腎＋強壮強精)、クルミ(補腎＋強壮強精)

[材料]
- ヤマイモ……………………100g
- むきクルミ………………… 30g
- しょう油………………… 小さじ1
- 砂糖……………………… 小さじ1

[作り方]
1. ヤマイモは皮をむきサイの目に切る。
2. クルミはオーブントースターなどで焼き細かく刻み、しょう油、砂糖を加える。
3. ①を②で和える。

薬膳 補腎・強壮作用を助ける　エビとニラの炒め物ニンニク風味

薬効食材 エビ(補腎＋強壮強精)、ニラ(補腎＋強壮強精)、ニンニク(強壮強精)

[材料]
- エビ………………………… 8尾
- ニラ……………………… 1/2束
- ニンニク…………………… 1片
- ニンジン………………… 20g
- しょう油、みりん、酒…各大さじ1
- ゴマ油…………………… 小さじ1
- サラダ油………………… 小さじ2
- 水溶き片栗粉
  - 片栗粉、水…………… 各大さじ1

[作り方]
1. エビは皮をむき、背ワタを取り1尾を4つに切る。
2. ニラは3cmに切り、ニンジン、ニンニクはみじん切りにする。
3. フライパンにサラダ油、ニンニクを入れ、香りが出たらエビを炒める。
4. エビに火が入ったら、ニラ、ニンジンを入れて調味料を入れる。
5. 水溶き片栗粉を入れて火を止める。

循環器系疾患

心臓病

代表的な心疾患として狭心症・心筋梗塞（虚血性心疾患）がある。

〈狭心症〉　心臓に酸素や栄養を供給している冠動脈にコレステロールが沈着して動脈硬化などがおこり、血管内腔が狭くなって血液が十分に流れなくなる疾患。重い荷物を持ったり、坂道を登る時など、心臓に負担がかかった時に症状が出る場合は「労作性狭心症」といい、主に冠動脈の動脈硬化によって内径が狭くなることが原因である。一方、睡眠中や安静時に突然、発作をおこすものを「安静時狭心症」または「異型狭心症」と呼び、冠動脈の一過性のけいれん性狭窄が原因だと言われている。

症状は、胸部の圧迫感・胸痛などだが、安静にしていると通常15分程度でおさまる。胸部以外にも、上腹部（胃のあたり）や背中の痛み、のどの痛み、歯が浮くような感じ、左肩から腕にかけてのしびれ・痛み（放散痛）として感じることもある。また、痛みの程度は、冷汗を伴う強いものから、違和感程度の軽いものまである。

〈心筋梗塞〉　冠動脈に血栓が詰まり血液が流れなくなる疾患。強い締め付けられるような胸の痛みが30分以上続き、恐怖感や不安感を伴う場合もある。痛みはほとんどの場合、前胸部中央や胸全体におこるが、首、背中、左腕、上腹部に生じる場合もあり、冷や汗、吐き気、嘔吐、呼吸困難を伴うこともある。また、続発性の致死性不整脈をきたすこともあり、このような場合はAEDが有効である。いずれにせよ、心筋梗塞の疑いのある場合は、躊躇なく救急車を呼ぶ必要がある。

狭心症の発作や心筋梗塞の誘因としては、疲労・睡眠不足・強い精神的ストレスなどがあり、発作がおこる時間は、早朝や夜間が多い。予防としては、日常生活で不摂生をしないようにし、心臓の負担を軽くすることであるが、特に血管にコレステロールが溜まらないように食事・喫煙・疲労・便秘・肥満などに気をつけたい。

漢方の考え方

虚血性心疾患は、漢方では「胸痺（きょうひ）」と呼ばれる。胸痺は、胸がふさがれた感じがし、呼吸困難や胸痛のあるものをいう。主に狭心症をいうが、広い意味では心筋梗塞も含むと考えてよい。ただし心筋梗塞の場合は、一刻も早く循環器の専門医による治療を優先すべきである。

心臓病は、気候との関連が深く冬に多発するが、特に心筋梗塞は、10℃以上気温が上下する時期や、寒冷前線の通過する前後に増加する傾向がある。

治法は水と気の流通を改善することを目的とするが、1960年以降、中国では血の機能の活性化を目標にした処方が作られ、効果をあげている。

なお、心臓病患者がカゼや肺炎などにかかると心不全をおこしやすくなるので、冬場は特に注意が必要である。

治法を選定する際は胸痺の原因と症状を目安とする。

【ストレスによる】
精神的ストレスに弱く、胸苦しい感じやのどが詰まって息が吸いにくいような感じのあるもの。

治法 胸部から上腹部にかけての緊張を除き、胸部の気の流通を促す。処方としては、柴朴湯や柴胡加竜骨牡蛎湯がある。なお、柴朴湯は胸脇部の緊張を緩和する小柴胡湯と降気・鎮静・鎮咳作用をもつ半夏厚朴湯の合方であり、心臓喘息などにも用いることができる。

【寒さによる】
身体が冷え、心下部（みぞおち）から腹部にかけて絞られるように痛むもの。

治法 上背部、胸部、上腹部の冷えを除き、併せて胃内停水※を除くことを目的とする。胸部から上腹部にかけての緊張を緩和する小柴胡湯と温補・利水・血行促進効果のある当帰芍薬散の併用が効果的である。この併用療法は、明治末期の漢方家で、今日の漢方界に多大な貢献を残した湯本求真によって提唱された。

【水滞による】
体液の流れが悪くなり、胸部の鈍痛、胸苦しさ、痰が多い、身体が重いなどの症状があるもの。

治法 胸部の水滞を除くことを目的とする栝楼実と胸中の気をめぐらせる薤白の組み合わせがよい。これは、急性期の胸痺の治癒に対する特効的な組み合わせである。処方としては、栝楼薤白白酒湯などを用いる。

【瘀血による】
血流が悪く、慢性的に発作を繰り返すようなもの。唇が青い、肌がどす黒い、青あざなどができやすいなどの特徴がある。

治法 桃仁・牡丹皮などの駆瘀血薬を用い、停滞した血流を回復させ、血栓や痛みを除くことを目的とする。駆瘀血作用のある桂枝茯苓丸と胸部の緊張を緩和する効果のある小柴胡湯を併用するとよい。また、このタイプの心臓病には、中国で開発された冠心Ⅱ号方も効果的である。この処方は、駆瘀血作用のある紅花や血流を改善する芍薬・川芎、強心作用のある降香などの配合により血の機能を活性化し、血栓形成の抑制、血液凝固因子の活性の減弱、血管拡張効果、冠動脈の血流の促進効果などを目的として用いられる。現在日本でも本処方に類似した生薬製剤が市販されている。

※胃腸の水分代謝が悪く、胃腸で水滞がおきている場合。

漢方薬膳の考え方

- 食事は、腹7分目を心がけるようにする。夜中に発作をおこしやすいタイプは、夜の食事を軽くして、就寝3時間前には済ませるようにする。
- コレステロールを多く含む卵、生クリーム・バターなどの乳脂肪、洋菓子類、レバー、マヨネーズ、魚卵類、イカ、ウニ、シラス干し、エビ、ウナギ、タコ、動物性脂肪、鶏の皮などの多食は避ける。
- 心の気血を栄養し、精神を安定させることを目的として、養心・安神作用のある食材を用いる。（養心・安神）
- 動脈硬化を予防するため、血中コレステロールを下げる作用、抗血栓作用、抗血液凝固作用など血液を浄化する効果のある食材を用いる。（血液浄化）
- 精神的ストレスや、不安感のある場合には、鎮静作用のあるものを加える。（安神＋鎮静）
- 体が冷えている場合は、温補作用のあるものを加える。ただし、トウガラシなど辛味刺激の強い香辛料は避けた方がよい。（温補）
- 水滞による場合は、利水作用や胃内停水を除く作用のあるものを加える。（利水・去胃内停水）
- 瘀血体質の場合は、駆瘀血作用のあるものを加える。また、瘀血を助長する食物（P.94参照）やコレステロールを多く含む食物を避ける。（駆瘀血）
- タバコは、心筋梗塞の重大な危険因子であるため禁煙する。特に高脂血症や高血圧がある場合の喫煙は、心疾患のリスクを極めて高くするので、要注意である。

その他養生法
- 急激な温度差を避ける。特に冬場は、風呂場、脱衣所、トイレなどがほかの部屋と極端な温度差にならないよう暖かくしておく。
- 入浴は、38～40℃位のぬるめのお湯とし、手足先など心臓から遠いところから順にかけ湯をしてから浴槽に入るようにする。入浴時間も全体で15分位、浴槽につかるのは3～5分程度を目安とし長湯をしない。また、食後30分以内は入浴をしない。
- 寒波が5日以上続くような場合は、発作をおこしやすいので状態に気をつけておく。
- ストレス・疲労・睡眠不足など心臓に負担のかかる行為は避ける。

＜心臓病の薬膳に用いる食材＞

ハスの実　養心作用があり、心悸亢進や不眠によい。また、補脾胃・補腎作用、強壮強精作用があり、虚弱体質のものや高齢者によい。

シイタケ　血中コレステロールを下げる作用や抗血小板凝集作用があり、動脈硬化予防や心臓病予防に役立つ。高脂血症、高血圧の改善にもよい。また近年の研究では、シイタケに抗ガン作用や免疫力を向上する作用があることもわかってきた。

心臓病

黒キクラゲ　抗血液凝固・抗血小板凝集・抗血栓形成・血中コレステロールを下げる作用など、血液を浄化する作用にすぐれ、心臓病、高血圧、動脈硬化の予防などに非常によい食物である。なお、キクラゲには、黒キクラゲと白キクラゲがあるが、血液浄化作用は黒キクラゲのほうがすぐれている。白キクラゲは、肺や体内の津液を補う作用にすぐれ、乾燥性の咳嗽や美肌に効果がある。

ラッキョウ　陽気をめぐらせて、胸痺や心痛を改善する効果がある。漢方では薤白（がいはく）といい、狭心症発作に用いる栝楼薤白白酒湯（かろがいはくはくしゅとう）の構成生薬である。狭心症の予防には、薄味のラッキョウを毎食2〜3粒食べるとよい。

牡　蛎　牡蛎の身にはタウリンというアミノ酸が多く含まれている。タウリンには、心臓の興奮を鎮める働きと血管内の血栓を予防する効果があるため、心臓病予防によい食物である。本草書では、補血・安神作用や、不眠や動悸を改善する作用が知られている。なお、牡蛎の殻は漢方生薬として用いられており、すぐれた鎮静作用をもつので、発作が心配で不安感の強い人は、牡蛎の殻の粉末を飲むか、殻を煎じた汁を飲むとよい。

キンシンサイ　鉄分が多く、貧血の特効薬として有名だが、別名「忘憂」（ぼうゆう）（憂いを忘れる）というくらい、精神不安を取り除く働きにもすぐれている。

卵　油　卵の黄味だけを取り出し真っ黒になるまで長時間炒り続けた後、分離した油を濾したもの。血液や体液を補う作用が強く、心臓病に効果がある。日本の民間薬として用いられている。

ハツ（豚の心臓）　中国には、「同食同治」といって、弱った内臓を強くするのに、動物の同じ臓器を食べるとよいという考え方があり、心臓が弱った時には、豚の心臓がよいとされている。効能は、養心・安神作用や心悸亢進・不眠の改善などである。ただ、内臓は臭みがあるので、調理するときは、よく洗い、白い筋や脂肪をそぎ落として血を洗い流し、熱湯にくぐらせると、臭みが消えて食べやすくなる。

ベニバナ　駆瘀血作用があり血行を促進する。また、抗血液凝固・降圧などの作用があるので、心臓病、高血圧、脳血栓などの予防・改善に効果がある。生薬名を紅花（こうか）といい、中国で心臓病に対して開発された冠心Ⅱ号方（かんしんにごうほう）の構成生薬でもある。

龍　眼　中国では果実を生食するほか、乾燥した果肉を料理に広く利用している。養心・安神作用があり、よく気血を補い、滋養強壮するので、心疾患、ストレス、過労などによる心悸亢進、不眠に効果がある。なお、乾燥した果肉は龍眼肉という漢方生薬であり、過労や健忘、血液疾患に用いられる加味帰脾湯（かみきひとう）に配合されている。

当　帰　漢方生薬である。補血・温補・血行促進効果にすぐれ、虚血性の疾患や婦人病に非常に効果がある。当帰芍薬散（とうきしゃくやくさん）、四物湯（しもつとう）、十全大補湯（じゅうぜんたいほとう）など、血虚を改善する多くの処方に配合されている。

＜心臓病の薬膳に用いる生薬＞

龍眼肉、大棗、蓮肉、桂皮、蘇葉、紅花、当帰

漢方の繁用処方・処方を助ける薬膳

【ストレスによるもの】

繁用処方 柴朴湯（さいぼくとう）（胸脇部の緊張緩和＋降気鎮静＋鎮咳）
精神的ストレスに弱く、息苦しくなるものによい。心臓喘息や心臓神経症に効果的である。

繁用処方 柴胡加竜骨牡蛎湯（さいこかりゅうこつぼれいとう）（胸脇部の緊張緩和＋降気鎮静）
のぼせがあり、イライラしやすく、またイライラすると発作をおこしやすいものによい。

薬 膳 養心作用を助け、精神安定をはかる　**キンシンサイとハスの実のスープ**

薬効食材 キンシンサイ（安神）、ハスの実（養心＋安神）

［材　料］
キンシンサイ（乾燥）…………… 8 g
ハスの実……………………… 20粒
鶏ガラスープの素（顆粒）… 小さじ1
塩、しょう油……………… 各少々

［作り方］
❶ キンシンサイ、ハスの実はぬるま湯400mℓに30分漬ける。
❷ キンシンサイの軸の硬い部分を除き、2cmの長さに切り、①の戻し汁に鶏ガラスープの素を加えてキンシンサイとハスの実を炊く。
❸ 仕上げに塩、しょう油各少々で味を薄くつける。

【寒さによるもの】

繁用処方 小柴胡湯（しょうさいことう）（胸部の緊張緩和）と当帰芍薬散（とうきしゃくやくさん）（温補＋血行促進＋利水）の併用
上腹部に冷えがあり、みぞおちから腹部にかけて痛むものによい。

薬 膳 体をあたため、養心作用を助ける　**ハツの当帰煮**

薬効食材 ハツ（養心）、当帰（温補＋血行促進）、ショウガ（温補）、ニンニク（温補＋血行促進＋強壮）

［材　料］
豚のハツ…………………… 60 g
当帰………………………… 1 g
ショウガ…………………… 2 g
ニンニク…………………… 1片

［作り方］
❶ ハツは親指の爪ぐらいの大きさに切り、水によくさらす。
❷ ①に熱湯をかけ、さらに水でよくさらす。ショウガは棒切り、ニンニクは薄切りにしておく。

紹興酒………………………大さじ1	
塩、しょう油………………各少々	

❸鍋に水300mlと②、当帰、紹興酒を入れて5分煮る。
❹塩、しょう油各少々で味を調える。

【水毒によるもの】

繁用処方 栝楼薤白白酒湯（か ろ がいはくはくしゅとう）（治胸痺＋去痰飲）
狭心症の発作に効果が高い。胸から背中へ貫くような痛みがあり、咳嗽や息切れをおこすものによい

薬膳 胸部の水分代謝をはかり、胸痺を予防する
ラッキョウと豚肉のチャンプル ＋ トウガンスープ

薬効食材 ラッキョウ（行気＋治胸痺）、トウガン（利水）

■ ラッキョウと豚肉のチャンプル

[材料]
生ラッキョウ………………	16個
豚バラ肉……………………	80g
ニガウリ……………………	1/2本
木綿豆腐……………………	1/4丁
卵……………………………	2個
サラダ油、塩、しょう油…各少々	

[作り方]
❶ラッキョウは皮をむき、縦半分に切っておく。
❷豚肉は1cm幅に切る。ニガウリは縦半分に切り種を除き5mm幅に切る。
❸豚バラを炒め、少し白くなったところにニガウリを入れ、緑色が透き通ってきたらラッキョウを入れ炒める。
❹豆腐を手でつぶして入れ、塩、しょう油各少々で味をつける。
❺④に卵をざっくり溶いて入れ、手早くかきまぜる。

■ トウガンスープ

[材料]
トウガン……………………	80g
鶏ガラスープ………………	400ml
塩、しょう油………………各少々	

[作り方]
❶トウガンは皮を薄くむき、短冊に切り、鶏ガラスープで炊く。
❷①に塩、しょう油各少々で味を調える。

【瘀血によるもの】

繁用処方 桂枝茯苓丸（駆瘀血）と小柴胡湯（清熱＋胸部の緊張緩和）の併用
瘀血を除き、血行を改善し、狭心症発作の症状を緩和する。

繁用処方 冠心Ⅱ号方（駆瘀血＋行血）
停滞した血流を回復させ、血栓形成を抑制し、胸部の痛みを止める効果がある。

薬膳 駆瘀血・養心作用を高める　ハツと黒キクラゲの炒め物　ベニバナ風味

薬効食材 ハツ（養心）、黒キクラゲ（血液浄化）、ベニバナ（駆瘀血＋血行促進）、タマネギ（降コレステロール）、ニンニク（血管強化）

[材料]
- 豚のハツ……………… 80g
- 黒キクラゲ…………… 3g
- タマネギ……………… 1/8個
- ニンニク……………… 1片
- サラダ油……………… 小さじ1
- ベニバナ……………… 茶さじ1/2
- 酒……………………… 大さじ1
- 塩、しょう油、ゴマ油……… 各少々

[作り方]
1. ベニバナを酒に漬けておく。
2. 豚のハツは細切りにして熱湯をかける。黒キクラゲは水に漬けてもどったら千切り。タマネギ、ニンニクはスライスしておく。
3. フライパンにサラダ油を熱し、②を炒める。
4. 全体に火が入ったら①、塩、しょう油、ゴマ油で味をつける。

薬膳 動脈硬化を予防する　イワシとセリのホイル焼き

薬効食材 イワシ（動脈硬化予防）、セリ（駆瘀血＋降圧）

[材料]
- イワシ切り身…………… 2枚
- セリ……………………… 1/2束
- ショウガ………………… 2g
- タマネギ………………… 20g
- 酒………………………… 小さじ1
- しょう油………………… 小さじ1/4
- コンブ…………………… 7cm

[作り方]
1. イワシは半分に切り、セリはざく切り、タマネギはスライス、ショウガはみじん切りにしておく。
2. アルミホイルの上にコンブを乗せ、その上に順にタマネギ、イワシ、ショウガ、セリと重ねる。
3. 酒としょう油を②に振りかけアルミホイルで包みオーブントースターで15分焼く。

高血圧

　1999年2月に世界保健機関（WHO）と国際高血圧学会（ISH）により、新しい高血圧の定義が発表され、高血圧と診断する基準の血圧値が以前の値より低く設定された。理想的には、収縮期血圧を130未満、拡張期血圧を85未満に保つことが必要で、収縮期血圧が140以上、拡張期血圧が90以上の場合は高血圧症とされている。また、近年はさらに重篤な疾患に対する危険因子との関連で、糖尿病、心臓病、CKD（慢性腎臓病）などの患者である場合は、収縮期血圧130未満、拡張期血圧80未満を目安とするというより厳しいガイドライン※が示されている。ただし、高齢者の場合は、血圧が高めの方がよい場合もあることから、その基準はそこまで厳密ではない。

　高血圧の種類としては、血圧を上げるような疾患がないのに血圧が高くなる本態性高血圧と、他の疾患があって血圧が上がる続発性高血圧の2つのタイプがあり、前者が高血圧の90％を占める。後者の場合は、原発性アルドステロン症、腎血管性高血圧症、褐色細胞腫など、まず高血圧の基になっている疾患を治療することが必要である。

　高血圧は、血圧が急に上がった場合に、めまい、頭痛、肩こり、耳鳴り、顔のほてりなどを感じることがある程度で、血圧が徐々に上がっている場合には、特に症状がなく、症状から見分けることが難しい疾患である。しかし高血圧を放置すると動脈硬化、脳卒中、狭心症、心筋梗塞、腎臓病といった重篤な疾患を招くので十分に気をつける。さらに、肥満、糖尿病、飲酒や喫煙が多い、家系に高血圧患者がいるなどに該当する人は、特に注意が必要である。

　本態性高血圧の誘因としては、遺伝的体質、高齢、塩分の取り過ぎ、寒さ、肥満、ストレス、高コレステロール・高脂肪食による動脈硬化などがあげられる。また、高齢になると血圧が上がるのは細動脈が硬化して血液が流れにくくなるためである。

　高血圧治療は、一生続けなければならないと従来はいわれていたが、以下の①～⑤に示すような食習慣を守り、更に動脈硬化改善作用が証明されている最近の降圧剤を必要に応じて服用していれば、根治させることができるようになってきた。

①和食主体にして、動物性脂肪やコレステロールを極力減らし、減塩する。
②瘀血を助長する食物を徹底して減らし、必要に応じて駆瘀血作用のある漢方薬を服用する。
③抗酸化作用のある食物を多く摂る。
④ビタミンEやCを天然物から豊富に摂り、EPA（エイコサペンタエン酸）の多い魚を多食する。
⑤禁煙し、飲酒は控えめにする。

　ただし、高血圧症は、ほとんどが長年の生活習慣の偏りから生じるものなので、血圧が正常になったとしても、また以前の生活に戻してよいわけではないという事を忘れないようにしたい。

※日本高血圧学会　高血圧治療ガイドライン（2009年）

漢方の考え方

漢方の場合は、高血圧を気・血・水の異常と見る。それぞれのタイプによって、治法が異なっている。

【気に異常のあるタイプ】

ちょっとしたストレスですぐに血圧変動をおこしたり、ストレスを溜めると血圧が下がらなくなったりするタイプである。不眠、動悸、イライラ、不安などの精神症状を伴いやすい。ストレスが血圧に影響するこのタイプは、降圧剤や減塩療法ではなかなか血圧が下がりにくく、特に下の血圧が下がりにくいのが特徴である。

治法 降気・鎮静効果のある竜骨、牡蛎、甘草、釣藤鈎などが配合された薬剤を中心に用いる。また便秘のある場合は血圧が下がりにくくなるので、大黄など通便作用のある薬物を用いて便秘を解消しておく。処方としては、桂枝加竜骨牡蛎湯、釣藤散などがある。便秘のある場合は、通便作用のある柴胡加竜骨牡蛎湯がよい。

【血に異常のあるタイプ】

漢方でいう瘀血体質にあたり、本態性高血圧と呼ばれるものの大半がこのタイプである。瘀血が後頚部から後頭部に溜まってくると脳血管が圧迫をうけるため、のぼせ、眼の充血、めまい、頭痛、肩こりなどの症状が顕著に出る。更に便秘症が加わると症状は一層悪化する。なお、瘀血悪化の兆候として、首の後ろに重ねモチのように横スジがはいったり、ひどくなるとフキデモノができる場合がある。ここまでくると脳卒中をおこす危険性が高いので、十分に注意する。

治法 駆瘀血作用と清熱作用を併せもつ黄連や清熱作用のある山梔子・黄芩などで構成された薬剤を用い、瘀血を除き、のぼせを下げるようにする。処方としては黄連解毒湯などがよい。便秘のある場合は、黄連、黄芩に清熱・通便作用のある大黄を加えた三黄瀉心湯や駆瘀血・清熱・通便作用を併せもつ桃核承気湯などがよい。

【水に異常のあるタイプ】

水分代謝の異常が原因となって高血圧がおきるタイプである。このタイプは、むくみや小水の出が悪いといった症状のある場合が多い。

治法 沢瀉・茯苓・猪苓などの利水薬を用い、水分代謝を正常化してむくみを除き、利尿をはかり、血圧を下げることをめざす。処方としては利水剤として有名な五苓散などが用いられる。腰から下の冷えが強い場合や腎機能自体が落ちている場合は、腎機能を改善する効果のある八味地黄丸などが用いられる。

漢方薬膳の考え方

- まず、塩分を抑える。日本高血圧学会の定めたところでは１日６ｇ未満が目安である。また、トウガラシなど辛味の強いスパイスものぼせを助長するので避ける。
- 食物は、野菜・海草・魚を中心とし、薄味とする。肉類（特に動物性脂肪）を控え、魚中心にするほうが、コレステロールを減らし、動脈硬化を予防することができる。また、瘀血を助長する食物は避ける※。
- 肥満も血圧を上げる誘因となるので、腹八分目を心がける。
- 基本的に降圧作用、血中コレステロールを下げる作用、動脈硬化予防作用などのあるものを用いる。（降圧・血液浄化）
- 気のタイプは、降気・鎮静作用のあるものを用いる。シナモン・レモンバーム・ペパーミント・バジルなど鎮静作用のあるハーブ類を飲料や食事に加えるとよい。（降気・鎮静）
- 血のタイプは、駆瘀血作用のあるものを用いる。瘀血体質の場合はのぼせが強くなり、高血圧に影響を及ぼすので、清熱・鎮静作用のあるものを組み合わせ、のぼせを下げるようにする。また、便秘のある場合は通便をはかる。（駆瘀血）、（清熱・鎮静）
- 水のタイプは、利水作用のあるものを用い、腎機能が衰えている場合は、補腎作用のあるものを摂る。また、体を冷やす果物や野菜は少なくし、水分の過剰摂取や排尿を抑制する作用のあるモチ米・ギンナンなどの多食は避ける。（利水）、（補腎）
- 禁煙し、アルコールは控えめにする。

その他養生法
- 体の冷えに注意する。特に足を冷やすと、頭に血が上る原因となるので暖かくしておく。足湯や青竹踏みが効果的である。
- 夜更かしをするとのぼせが強くなるので、早寝早起きを心がける。
- ストレスによる高血圧は精神をゆったりさせることを心がける。不安感を取り除くだけでも改善される。

＜高血圧の薬膳に用いられる食材＞

トマト　降圧作用のある食物として知られている。最近、注目されているリコピンはβ-カロテンの２倍の抗酸化作用をもち、コレステロールの酸化を防いで動脈硬化を予防する。更に、毛細血管を強化するビタミンＰ、ビタミンＣ、ピラジンなどを含むので、血管を強化し、血栓を予防する作用もある。

セロリ　南ヨーロッパ原産の野菜で、独特の香りがあるため、昔から薬用に用いられてきた。血圧を下げ、高血圧に伴う頭痛・めまい・目の充血などをよく治す。また、高血圧に効果のあるカリウムを豊富に含み、血中コレステロールを下げる作用をもつ。香り成分には、精神の興奮をやわらげ、ストレスによる精神不安、不眠な

※コレステロールを多く含む食物（P.120）、瘀血を助長する食物（P.94）の項参照。

	どを治す効果が認められている。高血圧の改善に非常に効果のある食物である。
セリ	春の七草の一つで、香りがよく昔から日本人に親しまれてきた。漢方では、清熱、利尿、降圧などの作用が認められており、高血圧による頭痛やめまい、目の充血などによい。また、血中コレステロールや血糖値を下げる効果や肝機能を保護する作用もあるので、高血圧、糖尿病などの生活習慣病に効果のある食材である。
タマネギ	血中コレステロールの上昇を抑える作用にすぐれることで知られる。高血圧で高脂血症の人であれば、1日60gくらいを食べるようにするとよい。また、高血圧には、タマネギの薄皮が有効である。薄皮10gを煎じてお茶代わりに飲むとよい。
イワシ	不飽和脂肪酸を多く含むので、動脈硬化を防ぎコレステロールを低下させる。中でも、近年注目されているEPA（エイコサペンタエン酸）は、血液の凝固を防ぎ、脳血栓などを予防する働きがある。ただし、他の魚に比べて変質しやすく、不飽和脂肪酸も酸化してしまうと効果がないばかりか有害となるので、鮮度のよいものを摂るようにする。また、アレルギー体質の人は避ける。
サバ	不飽和脂肪酸、中でもEPA（エイコサペンタエン酸）を多く含み、その含有量はイワシ同様青魚の中で群を抜いて多い。また、ビタミンB_2を豊富に含むので、血栓や動脈硬化の予防には威力を発揮する。ただし、アレルギー反応をおこす頻度がきわめて高いため、アレルギー体質の人は避ける。
ニンニク	血中コレステロールを下げる作用や抗血液凝固作用があり、血管壁を保護する作用にすぐれるので、動脈硬化予防や血栓予防に非常に効果がある。また、近年の海外の研究では、降圧作用も報告されている。独特の旨味があるので、炒めものなどにニンニクを使い、塩分を控えめに調理すると、高血圧の改善には一石二鳥である。
コンブ	日本の民間療法でも、コンブ水は、血圧をさげる働きがあるといわれてきたが、成分的にも、コンブに含まれるアルギン酸は、血中のコレステロールを下げ、降圧作用にもすぐれている。高血圧にはコンブの粉末を1回3gずつ、1日3回服用するとよい。なお、水分代謝をはかり、水腫を除く作用もある。
ヒジキ	血液の抗凝固作用のあることが知られている。血栓・動脈硬化予防によいほか血中コレステロールを下げ、降圧作用にもすぐれている。またヒジキ、コンブなどの海草類は水溶性食物繊維を豊富に含むので、便秘の予防にも効果的である。
アサリ	アサリの身には、降圧作用や清熱・利水作用があるので、高血圧の人によい食物である。スープやみそ汁の具にして毎日食べるとよい。ただし、塩分が多くならないよう薄味にすること。
レモンバーム	シソ科の植物で名前の通りレモンの香りがする。ハーブティーやデザート、料理などに幅広く利用されている。循環器系に働きかけて血圧を下げる効果があり、また、緊張やストレスを和らげる鎮静効果や憂うつな気持ちを明るくする抗うつの効果がある。その他、解表作用、消化促進作用などもある。

アロエ	アロエは、医者いらずともいわれ、様々な効能をもっている。よく知られるのは通便作用や外用としての火傷や瘡傷に対する治癒促進効果だが、血圧上昇による頭痛・目の充血などを改善する働きをもつので、高血圧に伴う症状の改善によい。なお、アロエの通便作用は、緑色の外皮の部分に含まれる成分に由来するので、日本で食用として流通しているアロエや葉肉のみを用いる場合には、通便作用はあまり期待できない。
イチジク	清熱作用や津液を補う作用があり、熱性の便秘をよく改善する。また、痔を改善する効果にすぐれる。
ゴマ	肝と腎を補い、補血作用、滋養強壮作用をもつ。また、不飽和脂肪酸やビタミンEを多く含み、抗酸化作用にすぐれるゴマリグナンという成分を含むので、LDLコレステロールを減らし、高血圧や動脈硬化予防によい食物である。更に近年の研究により、降圧作用のあることも分かってきた。

＜高血圧の薬膳に用いる生薬＞

　　　菊花、蘇葉、川芎、南蛮毛、釣藤鈎、百合、桂皮

漢方の繁用処方・処方を助ける薬膳

【気に異常のあるタイプ】便秘なし

繁用処方 桂枝加竜骨牡蛎湯（降気＋鎮静）
体は虚しているのに神経が高ぶり、神経緊張が続いているタイプで、下腹部は冷えて緊張するが力はなく、頭部がのぼせるという場合に用いる。多夢や夢精を伴うものにもよい。

繁用処方 釣藤散（降気＋鎮静）
のぼせが強く、朝方及び午前中の血圧上昇や、気が上衝することによる頭痛・めまいなどの症状があるものに用いる。最低血圧（拡張期血圧）の高いものにもよい。

薬膳 気を鎮め、降圧作用を助ける　**トマトとセロリのサラダ　バジル風味**

薬効食材 トマト（降圧＋清熱）、セロリ（降圧＋鎮静）、バジル（行気）

[材料]
- トマト……………………1個
- セロリ……………………1/2本
- スィートバジル…………5枚
- オリーブ油………………大さじ2
- 塩、コショウ……………各少々

[作り方]
❶ トマトは乱切り、セロリは筋が硬いようなら筋を取り0.5cmの厚さに切る。
❷ バジルを千切りにして①とオリーブ油で和え、塩コショウで味を調える

【気に異常のあるタイプ】便秘あり

繁用処方 柴胡加竜骨牡蛎湯（降気＋鎮静＋通便）
便秘気味で、気の上衝によって胸脇部や背部に煩満感のあるものに用いる。のぼせ症・緊張症で血圧の下がりにくい場合によい。また、このタイプは心臓、肝臓、胃などに持病のある場合も多い。

薬膳 降圧作用を助け通便する　**ゴボウとセロリの白ゴマ和え**

薬効食材 ゴボウ（食物繊維）、セロリ（降圧＋鎮静）、ゴマ（降圧＋動脈硬化予防）、レモンバーム（降圧＋鎮静）

[材料]
- ゴボウ……………………6cm
- セロリ……………………6cm

[作り方]
❶ ゴボウ、セロリはそれぞれ千切りにして長さを3等分にして水にさらし、ゴボウはさっとボイルす

```
        ┌ 白ゴマペースト…小さじ2
        │ しょう油…小さじ1/2
     A  │ 砂糖…小さじ1/2
        │ 酢…小さじ1/2
        └ レモンバームのみじん切り…2枚分
```

る。

❷Aを合わせ、水を切った①と和える。

【血(けつ)に異常のあるタイプ】便秘なし

繁用処方 黄連解毒湯(おうれんげどくとう)（清熱＋駆瘀血）

高血圧でのぼせが強く、口が苦く、舌に黄苔があり、目が充血するようなタイプによい。

薬 膳 駆瘀血し、降圧作用を助ける　アサリとタマネギとセリのスープ　サフラン風味

薬効食材 アサリ（降圧＋清熱）、タマネギ（降コレステロール）、ニンニク（血管強化）、セリ（清熱＋降圧）、サフラン（駆瘀血）

[材　料]
アサリ……………………… 150g
タマネギ…………………… 1/8個
ニンニク…………………… 1片
セリ………………………… 1/3束
サフラン…………………… 6〜7本
鶏ガラスープの素(顆粒)… 小さじ1/2

[作り方]
❶タマネギとニンニクをみじん切りにする。セリはざく切りにする
❷セリ以外の全ての材料を鍋に入れ、水400㎖を加え火にかける。
❸アサリの殻が開いたら、セリを入れ、すぐに火を止める。

薬 膳 動脈硬化を予防し、降圧作用を助ける　サバとセロリの炒め物

薬効食材 サバ（動脈硬化予防）、セロリ（降圧＋清熱）

[材　料]
サバ切り身………………… 60g
小麦粉……………………… 大さじ1
セロリ……………………… 1本
タマネギ…………………… 1/6個
サラダ油…………………… 大さじ1/2
トマトピューレ…………… 大さじ1
レモン汁…………………… 大さじ1
塩…………………………… 小さじ1/2

[作り方]
❶サバは2㎝の角切りにして、小麦粉をまぶしておく。
❷セロリ、タマネギは5㎜の厚さにスライスする。
❸フライパンにサラダ油を敷き①を焼き、焼き色が付いたら②を入れてさらに炒める。
❹野菜が透き通ったらトマトピューレ、レモン汁を入れてからめて、塩で味を調える。

【血(けつ)に異常のあるタイプ】便秘あり

繁用処方　三黄瀉心湯(さんおうしゃしんとう)（清熱＋駆瘀血＋通便）
便秘とのぼせがあり、首や肩のこりがある。目や後頸部に充血症状がみられる。便秘と腹満が強いものほど脳卒中の発作をおこしやすいので、本処方で腹部を調える。宿便をとるのにもよい。また吐血・脳出血・喀血・子宮出血など各種出血性の疾患にすぐれた効果がある。

繁用処方　桃核承気湯(とうかくじょうきとう)（清熱＋駆瘀血＋通便）
便秘があり、のぼせがはなはだしい瘀血証のものに用いる。女性であれば月経不順のタイプである。首の後ろや顔にフキデモノのあるものによい。

薬 膳　清熱・通便し、降圧作用を助ける　イチジクとアロエ、キクラゲのデザート

薬効食材　イチジク（通便＋清熱）、アロエ（のぼせを下げる＋清熱）、黒キクラゲ（血液浄化）

[材料]
- イチジク……………………… 1個
- アロエ（葉肉）……………… 10cm
- 黒キクラゲ…………………… 2g
- ハチミツ……………………… 大さじ1

[作り方]
1. 黒キクラゲを360mlの水に15分漬ける。
2. 黒キクラゲを荒くみじん切りにしてから、1/3の量になるまで煮つめる。
3. ②が冷めたらハチミツを溶かす。
4. イチジクとアロエ（葉肉）は1cm角に切る。
5. ④を器に盛り③をかける。

薬 膳　清熱・通便し、降圧作用を助ける　セロリとトマトとプルーンのサラダ

薬効食材　セロリ（降圧＋清熱）、トマト（降圧＋清熱）、プルーン（通便）

[材料]
- セロリ………………………… 1/2本
- トマト………………………… 1/2個
- ドライプルーン（種なし）…… 3個
- オリーブ油…………………… 大さじ2
- バルサミコ酢………… 小さじ1と1/2
- 塩、コショウ………………… 各少々

[作り方]
1. セロリは筋と葉を除き5mm幅に切り、トマトは1cm角に切り、プルーンはたたいてつぶしておく。
2. 全ての材料を和える。

薬 膳　降圧し、便秘を予防する　コンブとヒジキのスープ

薬効食材　コンブ（降圧＋便秘予防）、ヒジキ（降圧＋血液浄化＋便秘予防）、セリ（清熱）、黒キクラゲ（血液浄化）

[材料]	
コンブ	3cm
乾燥ヒジキ	7g
セリ	1/2束
黒キクラゲ	20g
水	400㎖
しょう油	小さじ1

[作り方]
1. 黒キクラゲは水に15分漬けて戻す。
2. コンブは濡れ布巾で拭いて細く切り、ヒジキはたっぷりの水（分量外）でゆでこぼし、セリはざく切りに、黒キクラゲは石づきを取って千切りにしておく。
3. コンブとヒジキとキクラゲを水から炊き、コンブが柔らかくなったらセリを入れ、しょう油で味を調える。

【水(すい)に異常のあるタイプ】

繁用処方 五苓散(ごれいさん)（利水＋降気）

小水の出が悪く口渇があるもの、舌に白苔があり、めまいや浮腫を伴うものによい。冷えや夜間排尿はないタイプに用いる。

薬膳 利水し、降圧作用を助ける　アサリとセリとトウガンのスープ

薬効食材 アサリ（降圧＋利水＋止渇）、セリ（降圧＋利水）、トウガン（利水）

[材料]	
アサリ	20個
セリ	1/4束
コンブ	3cm
酒	大さじ1
しょう油	小さじ1/2
トウガン	100g

[作り方]
1. トウガンは皮をむき、すり下ろす。
2. 水450㎖にアサリとコンブと酒と①を入れ火にかける。
3. アサリの殻が開いたらしょう油を入れ、2cmに切ったセリを入れ火を止める。

繁用処方 八味地黄丸(はちみじおうがん)（利水＋補腎）

腎の機能が衰えており、頻尿や夜間排尿の回数が多く、尿の出の悪いもの、手足のほてりなどを伴うものによい。舌は、舌質が暗赤色か灰苔があり、腰から下肢にかけて倦怠感を伴うものによい。

薬膳 腎を補い、血圧を調える　ヤマイモとハマグリとコンブのスープ仕立て

薬効食材 ヤマイモ（補腎＋滋養強壮）、ハマグリ（止渇）、コンブ（降圧）、セリ（降圧＋利水）、ゴマ（補腎＋降圧＋動脈硬化予防）

漢方薬膳の実践

高血圧

[材　料]
ヤマイモ……………………… 50g
ハマグリ……………………… 6個
ゴマ………………………… 小さじ1
コンブ………………………… 4cm
セリ………………………… 1/6束
水…………………………… 400㎖

[作り方]
❶コンブを濡れ布巾で拭いて5mm角に切り、水に30分以上漬ける。
❷ヤマイモは皮をむき1cm角に切る。
❸ハマグリと①、②、ゴマを火にかけ、沸とうしたら、ざく切りにしたセリを加え、一煮立ちさせたら火を止める。

低血圧

　いつ血圧を測っても低いものを低血圧症という。低血圧の基準は、これまであまり明確ではなかったが、近年はWHOの血圧判定基準に基づいて、最高血圧が100mmHg以下、最低血圧が60mmHg以下のものを低血圧としている。高血圧同様、原因のはっきりしない本態性低血圧がほとんどで、一般的に低血圧と言うとこの本態性低血圧を指す。また、遺伝による影響が強いことから、体質性低血圧と呼ぶこともある。一般に、胃腸の弱い人、痩せ型で筋肉のあまりない人、若い女性などに多くみられる。

　これとは別に、何らかの疾患が原因でおきているものを症候性低血圧といい、心筋梗塞、甲状腺機能低下症といった心臓や胃腸・内分泌などの病気や、降圧剤や抗不整脈剤などの薬剤投与が血圧低下の原因となっている場合を指す。このような場合は、原因疾患の治療を優先させる。

　低血圧全般の症状としては、頭痛、めまい、立ちくらみ、肩こり、不眠、息切れ、だるさ、疲れやすい、朝起きにくいなどがあり、このうちいくつかを重複して訴える人もあるが、ほぼ無症状の人もいる。胃腸が弱い人の場合は、食欲不振を呈することもある。高血圧とは逆に、一般に血圧の下がる夏場に症状が悪化する人が多くみられる。

　また、横になった状態からいきなり立ち上がると急激に血圧が低下し、立ちくらみや一時的な失神をおこす、いわゆる「起立性低血圧」と呼ばれる症状がある。

　そのような場合は、日常生活上の注意として、信号待ちや駅のホームなどで事故に巻き込まれぬよう、日頃から気をつける必要がある。起立性低血圧は特に小学生くらいの子どもによく見られる症状で、起立性調節障害の部分症状としてみられることもあるが、一般に成長するにつれて症状も改善する傾向にある。

　治療については「本態性低血圧」の場合、常時症状が出ているわけでなければ、治療や投薬を通常は行わない。

　疲れやめまいなど低血圧の症状を減らすために自律神経を調え、血管の拡張・収縮がスムーズに行われるように、食事や睡眠など昼夜の生活リズムを規則正しくするよう努める必要がある。睡眠不足は症状を悪化させるので避ける。食事は栄養のあるもの、特にタンパク質とビタミンを豊富にとるよう心がける。朝食抜きは、症状の悪化につながるので避ける。また、軽い運動は血液循環を促進して血圧を改善するので、軽い散歩や簡単な体操などを毎日行うようにする。

漢方の考え方

　漢方では、低血圧・貧血・冷え性は同様のレベルで捉えられることが多い。いずれも血行不良で血液成分が薄く、疲れやすい、朝起きづらい、冷え性、寝つきが悪いなど症状も同じ

ような傾向がある。
　低血圧の原因は、大きく4つに分けられる。
①婦人科系の働きが悪い
②胃腸虚弱
③血虚で全体に気力不足
④水分代謝が悪く水滞がある
これらの原因別に処方を選定する。

【婦人科系の働きが悪い】
多くは、月経不順や月経痛を伴い、月経時や月経後に貧血をおこすことがある。めまい、頭重感、耳鳴りなどを伴いやすい。顔色は蒼白である。頭痛や肩こり吐き気などを伴うこともある。また、月経直後にカゼをひきやすい傾向もある。

> **治法** 当帰、芍薬などの補血薬を用いて婦人科系の働きを改善し、血行を促進する。処方としては、四物湯、当帰芍薬散などが用いられる。

【胃腸虚弱】
体質的に胃下垂や胃腸過敏があり下痢しやすいタイプである。多くは痩せていて肥満タイプは少ない。顔色は艶がなく、青白いか青黄色を呈していることが多い。朝起きにくく疲れやすい傾向にある。

> **治法** 人参や白朮などを用いて脾胃を補い、体力をつけるようにする。処方としては人参湯、六君子湯などが用いられる。また、胃腸の働きを改善する小建中湯なども用いられる。

【血虚で全体に気力不足】
貧血気味で気力が不足しているため、顔色は精気がなく青黒い。疲れやすく、熱が出やすく、熱が出るとなかなか治らず、出血すると止まりにくいタイプである。再生不良性貧血、白血病、血友病、紫斑病、悪性貧血など、何らかの血液関連の病気があって血液そのものに問題があるケースも含まれる。

> **治法** 当帰・芍薬などの補血薬と黄耆・人参・白朮などの補気薬が配合された十全大補湯や、補気・補脾胃作用にすぐれる補中益気湯などを用い、体力をつけるようにする。

【水分代謝が悪く水滞がある】
水分代謝が悪く身体の深部に水滞のあるもの。腰から下が特に冷え、夜間排尿が多く、むくみやすいタイプである。

> **治法** 附子・乾姜などの温補薬と茯苓・白朮などの利水薬が配合された真武湯や苓姜朮甘湯などを用い、体を温め、利水を図り、血流を改善することを目的とする。

漢方薬膳の考え方

●全体に温かい食事をとるように心がけ、冷たいものの過食を避ける。また、生野菜は体を冷やすので、サラダなども温野菜とする。また、以下のような体を冷やす食物は、過食を避けるか加熱調理する。温補作用のある香辛料をうまく料理に取り入れるのもよい。（温補(おんぽ)）

> **体を冷やす食物**
> 野菜では、**ダイコン、キュウリ、トマト、ナス、トウガン**など。果物では、**柿、ナシ、スイカ**など。穀物では、**ハト麦、ソバ**。**海草類**も体を冷やすので過食は避ける。ただし熱を加えて調理をした場合は、冷やす作用が緩和されるので食してもよい。

●婦人科系の働きの悪い場合は補血作用や血行促進作用のあるものを用いる。また、瘀血を助長するようなものは避ける。（補血・血行(ほけつ)促進）

●胃腸虚弱な場合は、補脾胃作用のあるものや滋養強壮作用のあるものを中心にする。（補脾胃(ほひい)＋滋養強壮(じようきょうそう)）

●血虚で全体に気力不足のものは、補血作用のあるものを中心に、補気作用、滋養強壮作用のあるものを加える。（補血(ほけつ)＋補気(ほき)＋滋養強壮）

●水分代謝が悪く水滞のあるものは、利水作用、温補作用のあるものを用いる。（利水(りすい)＋温補）

＜低血圧の薬膳に用いる食材＞

ヨモギ　体を温め、血行を促進する作用にすぐれる。冷え性で疲れやすい、めまいがあるなどの症状によい。ヨモギは、天日干しして乾燥させたものを煮出して、お茶代わりに飲んでもよいし、浴剤として用いても血行が促進されるので症状の改善に効果がある。

レバー　血(けつ)を補う作用があるため、貧血や低血圧症の人によい食物である。1週間に1〜2度レバーを使った料理を食べるようにする。また、明目(めいもく)（目の機能を改善する）作用をもつので、夜盲症や眼精疲労のものによい。

ニンジン　胃腸を丈夫にし、消化をよくする働きがあるので、低血圧で胃腸虚弱のタイプによい。滋養強壮作用にもすぐれるので、低血圧の人や高齢者、虚弱体質の子供に効果の高い食物である。

ニンニク　内臓を温め、新陳代謝を活発にして、虚弱体質を改善する。胃腸虚弱にもよく、免疫力も高めるため、低血圧の人は積極的にとるとよい。下痢症の人は多食を控える。

キンシンサイ　ホウレンソウの20倍もの鉄分を含む補血作用にすぐれた食べ物である。低血圧で貧血症の人によい。一般に乾燥した物が販売されているので、水で戻して炒め物や汁物の具として使うようにするとよい。

ブ　リ	中国では、ブリはほとんど食用にされていないが、日本の『本朝食鑑(ほんちょうしょくかがみ)』に「気血を滋潤し、人を肥健にする」とある。気が不足して低血圧や貧血になっている人によい。ただし、脂肪が多いので、胃が弱い人は、火を通したものを食べる方がよい。
ホウレンソウ	鉄分を多く含み、補血作用があるので、貧血によいことが知られている。また、胃や腸の熱を除いて腸を潤す作用があるため、高齢者の便秘によい。
玄　米	ビタミン、ミネラル、食物繊維に富む非常に栄養価の高い食物である。疲れやすい、冷え症、顔色が悪いなど、虚弱体質で低血圧の人によい。ただし、消化が悪いので、胃腸虚弱の人は、お粥など柔らかくして食べるとよい。
プルーン	鉄分やミネラル、ビタミンを豊富に含むので、低血圧・貧血症・冷え性の人によい。乾燥したものと生のものとがあるが、効能は乾燥したものがすぐれている。なお、プルーンは軽い便通促進作用があるので、便秘の人にはよいが、下痢症の人には向かないので留意が必要である。
ク　コ	補腎・養肝・強壮作用があり、目を明らかにする効果がある。過労やストレスによりめまいや視力低下、足腰の倦怠感、疲労感を訴えるものによい。
豆　乳	良質のタンパク質を多く含む食材である。胃腸の弱い人にもよく、体力の消耗をよく補うので、疲労回復にすぐれている。
牛　乳	食欲のないものの栄養補給によい。また、津液(しんえき)を補う作用にもすぐれている。冷えのある場合は温めて用いる。

＜低血圧の薬膳に用いる生薬＞

　　　　　当帰、芍薬、枸杞子、龍眼肉、阿膠、艾葉、熟地黄、川芎、田七人参、黄耆

漢方の繁用処方・処方を助ける薬膳

【婦人科系の働きが悪い】

繁用処方 当帰芍薬散（補血＋温補＋利水）
全身に冷えがあり、月経前後にむくむものによい。

繁用処方 四物湯（補血＋温補）
疲れやすく、不正出血や出血過多があり、皮膚の色艶の悪いものによい。

薬 膳 補血し、体力をつける　**レバーとニラの炒め物**

薬効食材 レバー（補血）、ニラ（温補＋駆瘀血＋強壮）、ニンニク（温補＋滋養強壮）、ショウガ（温補）

［材　料］
豚レバー……………………… 100g
ニラ…………………………… 1/4束
ニンニク……………………… 1片
ショウガ……………………… 2g
ゴマ油………………………… 小さじ2
酒・しょう油 ………………… 各小さじ1
砂糖…………………………… 小さじ1/2

［作り方］
❶豚レバーは拍子切りにしてよく水にさらし、熱湯をかける。ニンニク、ショウガはみじん切り、ニラはざく切りにしておく。
❷フライパンにゴマ油とニンニクとショウガを入れ熱し、水気をよく取った豚レバーを炒める。
❸②に火が通ったらニラを入れ、ニラがしんなりしたら砂糖、酒、しょう油の順に入れて火を止める。

薬 膳 補血し、脾胃を補う　**ブリとキンシンサイのちり仕立て**

薬効食材 ブリ（補気血＋滋養強壮）、キンシンサイ（補血）、ハクサイ（健胃）、ニンジン（補脾胃）

［材　料］
ブリ切り身…………………… 80g
キンシンサイ（乾燥）………… 20g
ハクサイ……………………… 1/8株
ニンジン……………………… 50g
長ネギ………………………… 6cm
水……………………………… 400ml
酒……………………………… 大さじ1
しょう油……………………… 大さじ1/2
みりん………………………… 大さじ1/2
コンブ………………………… 2cm

［作り方］
❶キンシンサイを400mlの水で戻す。
❷ブリは6つに切り熱湯を振りかける。
❸キンシンサイが柔らかくなったら、軸の部分を掃除してコンブを入れ、漬け汁ごと火にかける。
❹③にブリ、ハクサイのざく切り、ニンジンの薄切り、調味料を入れる。
❺材料に火が通ったら長ネギのぶつ切りを入れ、火を止める。

漢方薬膳の実践　低血圧

【胃腸虚弱】

繁用処方 人参湯（にんじんとう）（補脾胃＋温補）
胃腸虚弱で食欲不振のあるものや、冷えて下痢するもの。

繁用処方 六君子湯（りっくんしとう）（補脾胃＋利水）
食べてすぐ下痢するものや、ストレスで下痢するもの。

薬膳 脾胃を補い、体力をつける　**ニンジンのポタージュ**

薬効食材 ニンジン（補脾胃）、豆乳（疲労回復）、クコ（滋養強壮）

[材料]
ニンジン	80g
バター	小さじ1
コンソメスープ	200㎖
豆乳	大さじ2
クコ	6粒

[作り方]
❶ニンジンは皮をむき、乱切りにしてコンソメスープ200㎖、バターで煮る。
❷ニンジンに火が通ったらそのまま冷ます。
❸②からニンジンを取出し、豆乳とミキサーにかける。ニンジンのゆで汁を加えて、好みの硬さまでのばす。
❹カップに盛り付けたら、クコの実を浮かべる。

薬膳 脾胃を補い滋養する　**簡単サムゲタン**

薬効食材 鶏肉・高麗人参・モチ米（補脾胃＋温補）、干しナツメ・マツの実・ニンニク（滋養強壮）

[材料]
鶏手羽先	6本(150g)
高麗人参	1g
ナツメ	2個
マツの実	10粒
ニンニク	1片
モチ米	大さじ4
水	400㎖

[作り方]
❶モチ米は洗って30分水に漬けておく。
❷ニンニクは薄切りにする。
❸①の水を切り、すべての材料を鍋に入れ火にかける。
❹約20分煮込んだら塩少々で味を調える。

＊他にクリ、ギンナン、ショウガ、クコの実、長ネギなどを加えてもよい

【血液成分が薄く全体に気力不足】

繁用処方 十全大補湯(じゅうぜんたいほとう)(補血＋補気)
貧血などがあり、顔色が悪く疲れやすいもの。

繁用処方 補中益気湯(ほちゅうえっきとう)(補気＋補脾胃)
疲れやすく、全体に気力不足のもの。呼吸器や胃腸系統が体質的に弱いものによい。

薬 膳 補血し、体力をつける　**ラムのクルミ・ゴマ焼き**

薬効食材 羊肉（血行促進＋温補）、クルミ（滋養強壮）、ゴマ（補気血＋滋養強壮）

[材　料]
羊肉(ラム肉スライス)……… 100g
サラダ油………………… 小さじ2
A ┃ 炒りクルミ…………… 10g
　┃ 白ゴマ………………… 5g
　┃ 酒……………………小さじ2
　┃ しょう油……………小さじ2
　┃ みりん………………小さじ2
　┃ 水……………………小さじ2

[作り方]
❶Aをミルで回しておく。
❷フライパンにサラダ油を敷きラム肉を焼き、肉に火が入ったら①をからめる。

薬 膳 補血し、体力をつける　**スッポンスープ**

薬効食材 スッポン（滋養強壮＋滋陰）、キンシンサイ（補血）、ホウレンソウ（補血）

[材　料]
スッポンスープ(缶詰)……… 400㎖
キンシンサイ(乾燥)………… 10本
ホウレンソウ………………… 1/4束
豆腐…………………………… 1/6丁

[作り方]
❶キンシンサイは水でもどした後、汚れを除き2cmの長さに切る。ホウレンソウはゆでておく。
❷スッポンスープを鍋に入れキンシンサイと煮る。
❸スープが温まったら、きつく絞って2cmの長さに切ったホウレンソウと、手でつぶした豆腐を入れる。

漢方薬膳の実践　低血圧

【水分代謝が悪く水滞がある】

繁用処方 苓姜朮甘湯（温補＋利水）
下半身の冷えが強く、頻尿で夜間排尿が2～3回あるもの。

繁用処方 真武湯（温補＋利水）
腹部が冷え、めまい・耳鳴りなどをおこしやすいもの。

薬膳 体を温め、利水する　トウガンと鶏肉の煮もの

薬効食材 トウガン（利水）、鶏肉（温補＋補気血）、ショウガ（温補）

[材料]
- トウガン……………………100ｇ
- 鶏肉…………………………80ｇ
- だし汁………………………250㎖
- ショウガ……………………5ｇ
- みりん………………………大さじ1
- しょう油……………………大さじ1

[作り方]
❶トウガンは皮をむき1.5㎝角に切り、鶏肉も同じくらいの大きさに切る。ショウガはみじん切り。
❷すべての材料を合わせて炊き、トウガン、鶏肉に火が入ったら火を止める。

薬膳 体を温め、利水し、体力をつける　ブリの黒マメ煮

薬効食材 ブリ（補気血＋滋養強壮）、黒マメ（利水＋血行促進）、ショウガ（温補）

[材料]
- ブリ切り身…………………80ｇ
- 黒マメ………………………30粒
- ショウガ……………………2ｇ
- 酒……………………………大さじ1
- しょう油……………………大さじ1/2
- 砂糖…………………………小さじ1

[作り方]
❶黒マメはたっぷりの水に一晩漬ける。
❷ブリに熱湯を注ぎ6つに切り分ける。
❸①を芯が残らないぐらいまで（約30～45分）ゆでる。
❹黒マメが柔らかくなったら、②とショウガの棒切りを入れて炊き、調味料で味をつける。

泌尿器系疾患

膀胱炎

　膀胱粘膜に炎症がおきた状態で、泌尿器科疾患の中でもかなり多くみられる疾患である。
　原因は尿道からの細菌感染で、男性に比べて尿道の短い女性の方が罹患率が高い傾向にある。通常は、細菌が膀胱に入っても、膀胱粘膜には細菌に対する抵抗力があるため発病しないが、長い間排尿をがまんすることや冷え、便秘、過労などにより抵抗力が弱まると発病する。
　症状としては、排尿痛、残尿感などが現れ、トイレに行った後にまたすぐに行きたくなるという頻尿症状が現れる。また白血球、赤血球、細菌などで尿が白く濁る、血尿が出るなどの症状が現れる。一般的には、膀胱炎で発熱することはなく、発熱を伴う場合には、腎盂腎炎や、男性では前立腺炎を疑う。
　症状が軽い場合は、水分を多量に摂取して、尿を多量に出し、細菌を洗い流すと治まることもあるが、尿が濁っていたり、血尿が現れるような場合は、抗菌剤や抗生物質の投与が行われる。
　膀胱炎は比較的短期間で治る疾患だが、一度発症すると、くせになって何度もおこる場合が多い。その場合は、食事療法や漢方薬の服用などで、予防しておくとよい。
　日常の養生法は、体を清潔に保つ、下半身を冷やさない、トイレを我慢しないなどである。

漢方の考え方

　漢方では、膀胱炎や尿道炎のような疾患を「淋」という。「淋」には、以下のような区別がある。
「血淋」：血尿や頻尿を伴う膀胱炎のような疾患
「気淋」：精神的ストレスによって尿がうまく出なくなる膀胱神経症や神経性頻尿のような疾患
「石淋」：腎結石や膀胱結石のような疾患
　膀胱炎の治法は、病の進行度合いによって決定する。なお、感染症の場合は、抗生物質などの新薬と併用しても構わない。

【初期〜中期】　カゼ、冷え、過労、妊娠などをきっかけとしておこることが多い。残尿感や排尿痛、トイレに行った後またすぐに尿意がおきるなどの症状が出る。小水が濁ったり、血尿が出る場合もある。

143

> **治法** 基本的には、猪苓・白朮・茯苓などの利水薬を用いて排尿を促進する。処方としては、猪苓湯、五苓散、五淋散などがある。ただし、ごく初期のものや、カゼから来たような場合は、葛根湯のような発汗剤を用いるか、併用するほうが治しやすい。
> また、血尿や排尿痛、残尿感のある場合は、阿膠などの止血薬や滑石などの消炎効果のある薬物を用いる。処方としては猪苓湯や五淋散がよい。

【慢性のもの・再発防止】 前立腺肥大症、膀胱結石、尿路結石、糖尿病、腫瘍など原因となる基礎疾患がある場合もあるが、特にそういった疾患がなく繰り返すことも多い。冷えやストレス、過労などによる免疫力低下も原因となる。

> **治法** 五苓散、猪苓湯などを継続的に服用し、水分代謝の機能を高める。冷えて再発を繰り返すような場合は、利水薬に加え、附子・乾姜・当帰などの温補薬が配合された真武湯、苓姜朮甘湯、当帰芍薬散などを用いる。腎機能が衰えて尿もれなどをおこす場合には、八味地黄丸がよい。

漢方薬膳の考え方

- 急性膀胱炎を発症している場合は、水分を多めに取り、利尿するようにする。
- 体を冷やすと再発を繰り返すようなものは、冷たい飲物、生野菜、果物など体を冷やす食物（P.137参照）はなるべく摂らないようにする。
- 尿の出を悪くするギンナン、モチ米、モチ米製品などは摂らない。
- 初期・中期・再発・予防を問わず、利水作用のある食材を用いる。（利水）
- ごく初期やカゼから来る膀胱炎の場合は、発汗作用のあるものを中心に構成する。（発汗・解表）
- 排尿痛、血尿などのある場合は清熱・消炎作用のあるものを加える。また、利尿をはかるため、利尿作用のある薬草茶（P.153参照）などを常時飲むとよい。（利水＋清熱・消炎）
- 高齢者や腎機能の働きの悪い場合は、補腎作用、強壮作用のあるものを加える。（利水＋補腎・強壮）
- 冷えると再発を繰り返すような場合は、温補作用のあるものを加え、食事は温かいものにする。（利水＋温補）

その他養生法
- 疲れをためない。
- トイレを我慢しない。
- 患部の清潔を心がける。
- 長湯して温めるのは避け、入浴はシャワー程度にする。

<膀胱炎の薬膳に用いる食材>

アズキ 利水作用にすぐれ、炎症を抑える働きもあるので、膀胱炎で尿の出の悪い時には、積極的に摂りたい食材である。主に煮て食べるが、この時有効成分が汁に溶け出すため、汁も一緒に飲む。最初の煮汁に有効成分が多く含まれるので、ゆでこぼしをせず、アクのみ取るのがよい。甘味はつけない。最初の煮汁を捨てて、おしるこなどにしても効果はない。

大麦 熱を冷ます効果があり、利水作用にもすぐれるため、膀胱炎によい食べ物である。

レタス 清熱利水作用があるので、日常の生活に取り入れると膀胱炎の再発を予防できる。生でサラダとしたり、スープ煮にして食す。症状が出た時は、レタスの煎じ汁を作って飲むとよい。

スイカ すぐれた清熱利水作用があるので、暑い夏にスイカを食べるのは理にかなっているといえる。スイカの汁を煮て濃縮させたものをスイカ糖といい、特に利水作用にすぐれるので膀胱炎の際に服用するとよい。

トウガン 利水作用にすぐれた野菜である。煮ても、スープにしてもよく、小便の出の悪い時、むくむ時などに効果を発揮する。そのため、膀胱炎や腎臓病によい食物である。

レンコン 生で用いると喀血、鼻血、血尿、下血など各種の出血に対し止血作用があることで知られている。絞り汁にして飲むとよい。また、この場合は節がついたまま使用した方が効果が高い。しぼり汁は、喘息の咳止めにも使用される。なお、熱を加えた場合は補血作用や健胃作用となる。また、ハスの実は補腎・強壮作用にすぐれる。

ナマズ 一般家庭の食卓にのぼることは少ないが、利水作用にすぐれているので膀胱炎によい。また、乳の出をよくする作用がある。味は淡白で、ビタミンB_1が豊富で、美肌効果やダイエットにもよいので女性に勧めたい食物である。スープにして身も汁も食べるようにするとよい。

<膀胱炎の薬膳に用いる生薬>

白朮、茯苓、沢瀉、黄耆、南蛮毛、薏苡仁、滑石
▷血尿のある時：艾葉、阿膠　▷冷えのある時：乾姜、当帰

漢方の繁用処方・処方を助ける薬膳

【初期】

繁用処方 葛根湯（かっこんとう）（発汗）
初期の膀胱炎やカゼが原因となる膀胱炎に用いる。

薬　膳　発汗し、膀胱炎の改善を助ける　**ショウガ湯**

薬効食材　ショウガ（発汗）、クズ（発汗）

[材　料]
ショウガ……………………… 2 g
クズ粉………………………… 15 g

[作り方]
❶ショウガは摩り下ろす。
❷クズ粉に熱湯300㎖を注ぎ手早く攪拌する。

薬　膳　利水作用を助ける　**アズキとシナモンのホットドリンク**

薬効食材　アズキ（利水）、シナモン（解表）

[材　料]
アズキ………………………… 30 g
水……………………………… 400㎖
シナモンパウダー……………… 少々
ハチミツ……………………… 大さじ1

[作り方]
❶水にアズキを入れて煮だす。
❷水が1/2の量になったら汁をこし、ハチミツを加え、熱いうちにシナモンパウダーを振る。

【初期～中期】

繁用処方 猪苓湯（ちょれいとう）（利水＋消炎）
口渇、残尿感、排尿痛、血尿などがある場合によい。水分代謝を活発にして、利尿をはかり、炎症を鎮める。

繁用処方 五苓散（ごれいさん）（利水）
猪苓湯と似た症状に用いる。残尿感があり、小水の出の悪いものによい。また、排尿痛や血尿のない場合によい。

繁用処方 五淋散（ごりんさん）（利水＋消炎）
膀胱・尿道の炎症を鎮め、排尿をスムーズにする。頻尿で、残尿感や排尿痛、尿の濁りのある場合によい。月経時に膀胱炎をおこしやすいものにもよい。

| 薬　膳 | 利水・消炎作用を助ける　アズキと大麦のお粥 |

薬効食材 アズキ（利水＋消炎）、大麦（利水＋消炎）

[材　料]
アズキ･･････････････････大さじ4
大麦(乾燥)･･････････････大さじ2
干し貝柱･･････････････････1個

[作り方]
❶アズキ、大麦、干し貝柱は400㎖の水に一晩漬ける。
❷①をそのまま火にかけ沸とうしたら弱火にし、落とし蓋をして約30分炊く。

| 薬　膳 | 利水・消炎作用を助ける　スイカジュース |

薬効食材 スイカ（利水＋清熱）、トマト（清熱）

[材　料]
スイカ果肉･･････････････ 150ｇ
トマト･･････････････････ 1/4個
リンゴ･･････････････････ 1/4個

[作り方]
❶材料すべての種と皮を取り除いてぶつ切りにし、ミキサーにかけてジュースにする。

【初期〜中期】血尿のある時

上記のスイカジュースにレンコンのしぼり汁（100㎖程度）を加えて飲む。レンコンは、新鮮なものを用いる。黒い節をつけたまますりおろした方が効果が高い。

【慢性のもの・再発予防】冷えのない場合

初期〜中期の処方・薬膳に準じる。

【慢性のもの・再発予防】冷えて再発を繰り返す場合

繁用処方　真武湯（利水＋温補）

虚弱体質で、手足が冷たく、下痢しやすいタイプ。尿の色が薄く冷えると膀胱炎をおこしやすいものや、夜間排尿が多く、めまいや浮腫を伴うものによい。

繁用処方　当帰芍薬散（利水＋温血）

冷え性で血行が悪く、尿の色は薄く頻尿があり、膀胱炎を再発しやすいものによい。また、月経不順や月経痛があって、月経時にむくむような女性によい。

第3章　薬膳の理論と実践

繁用処方 苓姜朮甘湯（利水＋温補）
足腰の冷えが強く、冷えると膀胱炎をおこすようなものによい。

薬　膳 利水・温補作用を助ける　**トウガンとアズキとショウガのスープ**

薬効食材 トウガン（利水）、アズキ（利水）、ショウガ（温補）

[材　料]
トウガン……………………100g
アズキ………………………30g
ショウガ……………………2g
コンソメスープ……………400㎖
ハンペン……………………1/4枚
塩……………………………少々

[作り方]
❶トウガンは皮をむき1cm角に切る。ショウガはみじん切り。
❷一晩水に漬けたアズキをスープで炊き、柔らかくなったら①を加える。
❸トウガンが柔らかくなったらハンペンのサイの目切りを加え、ひと煮立ちさせてから塩で味を調える。

繁用処方 八味地黄丸（補腎強壮＋温補＋利水）
腎機能を高め、強壮作用をもつ。高齢者で足腰が弱く、足腰に冷えやしびれがあり、夜間排尿が多く尿もれをおこしやすいタイプによい。

薬　膳 利水・補腎作用を助ける　**トウガンとハスの実の煮もの**

薬効食材 トウガン（利水）、クコ（補腎強壮）、ハスの実（補腎強壮）

[材　料]
トウガン……………………100g
ハスの実……………………12粒
クコの実……………………20粒
だし汁………………………250㎖
ショウガ……………………2g
みりん………………………大さじ1
しょう油……………………大さじ1

[作り方]
❶トウガンは皮をむき1.5cm角に切り、ハスの実は30分水に漬けておく。ショウガはみじん切り。
❷トウガン、ハスの実、ショウガにだし汁を加えて炊き、トウガンに火が通ったら調味料とクコの実を入れて、ひと煮立ちさせたら火を止める。

腎臓病

腎臓は、現代医学においては、おおまかに以下のような機能をもつ大変重要な臓器である。
①尿として老廃物を排泄する機能
②水分およびNa、K、Cl、Ca、Pなどの塩分や電解質を調節する機能
③血液のpHの維持調節機能
④ホルモンによる血圧維持と造血機能

腎臓に障害がおこると、このような働きがうまくいかなくなるが、このような腎臓の障害をまとめて腎臓病という。代表的な疾患としては、腎炎、腎不全、ネフローゼ症候群などがある。

〈腎　炎〉　腎炎は、腎臓に炎症がおこり、一年以内で治る急性腎炎と長期にわたる慢性腎炎がある。急性腎炎がおこると浮腫・高血圧・血尿・乏尿・タンパク尿などがおこる。原因は様々だが、溶血性連鎖球菌（溶連菌）感染による急性糸球体腎炎が代表的である。

慢性腎炎はタンパク尿や血尿が続き、次第に腎機能が悪くなる疾患である。急性腎炎が、治らずに慢性に移行する場合と、気づかないうちに発症して健康診断などで発見される場合がある。

急性腎炎の治療の基本は、安静と食事療法である。食事は、タンパク質量の制限と塩分の制限を行う。溶連菌感染後の急性糸球体腎炎は小児では約80～90％、成人では約60％で完全に回復するが、残りは慢性化する。慢性腎炎になると完治は難しいので、できるだけ慢性化しないよう治療する事が望ましい。

慢性腎炎に移行した場合は、必要に応じて安静をとり、食事療法や、薬物療法を行って腎機能をできるだけ低下させないようにする。食事療法は、急性腎炎と同様にタンパク質と塩分の制限が中心で、塩分制限の目安は、1日7グラム以下である。慢性腎炎が悪化して腎不全や尿毒症をおこした場合は、透析療法を行うことになる。

〈腎不全〉　急性腎不全は、何らかの原因により腎機能が急激に低下した状態をいう。外傷や手術などによるショック、薬物、尿路障害などによりおこる。臨床症状としては、食欲低下、吐き気、嘔吐などの消化器症状や、出血傾向、ときに手のふるえや、ひどい場合には全身けいれん・意識障害などの神経症状がある。

治療は入院加療が必要だが、腎臓そのものに原因がない場合は、早期に適切な治療を行えば腎機能の回復が見込める。ただし、急性腎不全は早期に適切な処置ができないと死亡する確率も高いので、早期に発見し、治療を開始することが完治の第一歩である。

慢性腎不全は、急・慢性腎炎からの移行や、糖尿病性腎症・腎硬化症など慢性の腎疾患が進行して不可逆の腎機能低下をおこしたものをいう。糸球体の破壊が50％程度まで進まなければ、腎臓の働きは維持されたままなので、慢性腎不全の症状

が現れた時には、正常な糸球体の数はかなり減っていることになる。したがって、残った糸球体に負担をかけないようにして、腎機能の維持をはからなければならない。糖尿病や高血圧の持病のある人は、特に注意が必要である。

比較的軽症で高血圧を伴わなければ、対症療法や食事療法（タンパク質・塩分・カリウム・リンの制限、適切なカロリーと水分量をとる）を行いながら日常生活を送ることは可能である。しかし、進行して末期となると、尿毒症をおこし人工透析や腎移植の適応となるので、悪化させないよう過労や激しい運動を避け、規則正しい日常生活を送る必要がある。

〈ネフローゼ症候群〉　腎臓の糸球体が障害され、尿中に大量のタンパク質が出てしまい、それに伴って血液中のタンパク質が減少するため、高度のタンパク尿、低タンパク血症に加え、むくみ、血中コレステロールの上昇などが現れる病気である。原因は、腎炎、糖尿病性腎症、膠原病など様々であるが、腎炎などの腎そのものの疾患としておこる場合が8割を占める。

治療は安静と保温、食事療法が基本で、タンパク質量と塩分の制限が必要である。薬物治療としては、副腎皮質ホルモンが用いられる。

腎疾患には、この他にも糖尿病性腎症（糖尿病の合併症で腎機能が低下し、やがて腎不全に至るもの）、腎硬化症（高血圧に伴い糸球体内部の細動脈に動脈硬化がおこり腎機能の低下をおこすもの）、腎盂腎炎（尿路からの逆行性感染により腎盂および腎実質が炎症をおこすもの）などがある。

漢方の考え方

漢方では、腎というと現代医学における腎臓より幅広いものとして捉えている。漢方でいう腎の働きは以下のようなものである。

①生殖をつかさどる
②成長をつかさどる
③水分代謝をつかさどる
④骨髄と脳をつかさどる
⑤耳をつかさどる
⑥排泄機能をつかさどる

漢方における腎の概念は上記のように幅広いが、その支配領域は現在の泌尿器系機能・生殖器系機能が中心である。中でも特に生殖器系の衰弱を腎虚と捉え、今日に至るまで、八味地黄丸や十全大補湯を始めとして多くの強壮薬が開発されてきた。そして、これらの処方や、直接水分代謝を促進する利水剤などを用いることによって現在の腎臓系の疾患に対しても種々の対応が可能である。

腎炎の場合では、慢性腎炎の初期のように症状がほとんどない場合にも、改善に向けた対応が可能であるので、近年は、急性腎炎・慢性腎炎ともに漢方薬を併用する場合が多くなっている。また、慢性腎不全の場合も、残った糸球体への負担を減らし、腎機能を維持する効果があるので、漢方薬は有効である。その他ネフローゼ症候群や各種腎疾患に対しても用いることができる。

腎炎の治法の選定は、初期か慢性化しているかによって分かれ、慢性化している場合は、陽証か陰証かによって処方を選定する。慢性腎不全の場合も同様に考えられる。また、他の腎疾患についても、寒熱やむくみ・尿不利などの状態に応じて治法を選定するとよい。

【腎炎：初期】　急性腎炎の場合は、浮腫・高血圧・血尿・尿不利・タンパク尿などがおこる。慢性腎炎の初期の場合は、無症状で健康診断などで見つかるケースも多い。
　治法　急性腎炎のごく初期の場合は、膀胱炎と同じく、葛根湯（かっこんとう）などの発汗剤を用いる。浮腫や尿利減少、タンパク尿などのある場合は、茯苓（ぶくりょう）・白朮（びゃくじゅつ）・猪苓（ちょれい）などの利水薬で構成された五苓散（ごれいさん）や、利水作用と清熱作用を併せもつ猪苓湯（ちょれいとう）などを用いる。発熱や血尿のある場合は猪苓湯がよい。なお、五苓散や猪苓湯は、無症状の場合の慢性腎炎や慢性腎不全にも用いることができる。

【腎炎：急性期】　急性腎炎で、高熱、煩渇、むくみ、尿不利などが顕著におこる場合。
　治法　急性期で、高熱・煩渇のある場合は、清熱効果の高い知母（ちも）・石膏（せっこう）の配合された白虎湯（びゃっことう）を用いる。高熱とともに尿不利がある場合は、石膏などの清熱薬と利水効果の高い麻黄（まおう）・白朮などの薬物の組み合わせが配合された越婢加朮湯（えっぴかじゅつとう）などを用いる。また、高熱で、体力や津液の消耗の激しい場合は、白虎湯に補気・補津液効果のある人参（にんじん）を加味した白虎加人参湯（びゃっこかにんじんとう）を用いるのがよい。

【腎炎：中期〜慢性期（陽証）】　急性期を過ぎて熱症状が治まっているが、むくみや尿不利などの症状がある場合や、慢性腎炎や慢性腎不全で、冷えのない場合。
　治法　五苓散などの利水効果のある薬剤を中心に用い、血尿や痛みなどといった炎症のある場合には、猪苓湯など消炎効果のあるものを用いる。なお、熱症状がまだ残っている場合には、白虎湯と五苓散を合方して用いるのがよい。

【腎炎：中期〜慢性期（陰証）】　体に冷えがあって、夜間排尿が２回以上あり、舌に白苔や黄苔のない場合は、陰証とみなす。慢性腎炎や慢性腎不全で冷えのある場合も該当する。
　治法　利水薬に附子（ぶし）・乾姜（かんきょう）・当帰（とうき）などの温補薬が配合された真武湯（しんぶとう）、苓姜朮甘湯（りょうきょうじゅつかんとう）、当帰芍薬散（とうきしゃくやくさん）などを用いる。

また、慢性化して腎機能が衰え、頻尿や尿もれをおこしている場合には、八味地黄丸（はちみじおうがん）に代表されるように利水作用に加え温補作用・補腎作用のある薬剤を用い

漢方薬膳の実践

腎臓病

151

て、腎機能の回復をはかる。

【ネフローゼ症候群】　熱症状を伴わず、高タンパク尿、低タンパク血症、浮腫がみられる。

　治法　五苓散や猪苓湯で対応できる。ネフローゼ症候群の場合は、高脂血症や免疫力の低下を招きやすいが、そのような場合は肝機能を調え、免疫力を高める効果のある小柴胡湯（しょうさいことう）と利水作用にすぐれた五苓散の合方である柴苓湯（さいれいとう）がよい。これらの処方は、初期でも慢性化した場合でも対応が可能である。

漢方薬膳の考え方

- 塩分を制限するとともに、タンパク質の老廃物がたまるのを避けるためにタンパク質の摂取量も控える。
- 膀胱炎と同様、水分代謝を妨げるギンナンやモチ米を食べないようにする。
- 冷えのある場合は、生野菜や果物をあまり摂らないようにする。
- 水分は、急性期や高熱のある場合は積極的に摂取してよいが、慢性化している場合には腎臓への負担が増し、浮腫をおこす危険があるので過剰摂取に注意する。利尿作用のある薬草茶やアズキの煮汁などを、お茶代わりに飲むとよい。
- 食材は、基本的に利水作用のあるものを中心に用いる。（利水（りすい））
- ごく初期は、膀胱炎と同じく、発汗作用のあるものを中心にする。（発汗（はっかん）・解表（かいひょう））
- 急性期で熱症状の強い場合は、清熱作用のあるものを用いる。（清熱（せいねつ））
- 炎症の急性期で津液の消耗の激しい場合は、津液を補い、補気強壮作用のある高麗人参を加味するとよい。（補津液（ほしんえき）＋補気（ほき）＋滋養強壮（じようきょうそう））
- 陰証の場合は、補腎作用、温補作用のあるものを加味し、体を冷やさないように心掛ける。（利水＋補腎（ほじん）＋温補（おんぽ））

■腎臓病の食事制限の目安[※1]

① タンパク質の制限：1日当たり標準体重[※2] 1 kgについて　0.6 g～0.7 g（軽い場合は0.9 gから始める）

② エネルギー量：1日当たり標準体重1 kgについて35 kcal程度

③ 塩分の制限：1日7 g以下

④ 乏尿（ぼうにょう）などで、水分摂取の制限のある場合：野菜、果物も控える。ただし極端に減らさず、

※1）①～③の数値は「腎疾患者の生活指導・食事療法ガイドライン」（日本腎臓学会）の慢性腎不全の場合の基準に基づいている。ただし、腎疾患や体力の状態により制限基準は変わるので、自己判断せず主治医の指導のもとに行うのがよい。

※2）標準体重（kg）＝身長（m）の2乗×22

規定の水分量は摂るようにする
⑤カリウムの制限のある場合：果物類、生野菜、海草類を減らす。バナナ、メロン、キウイは特にカリウムが多いので気をつける

＜腎臓病の薬膳に用いる食材＞

●腎臓病に用いる食材は、利水作用にすぐれるものが多いので、水分制限がない場合は、以下の材料を用いて薬草茶を作り、お茶代わりに飲むとよい。
〈薬草茶の作り方〉1日量を600㎖（カップ3杯）の水で半量になるまで（弱火で30分程度）煎じ、お茶代わりに飲む。

キササゲ 中国原産のノウゼンカズラ科の落葉樹。野菜のササゲに似た実をつけるのでこの名がある。漢方では梓実という。秋に30㎝にもなる実を付けるが、それをさやが割れる寸前に採取して天日乾燥させておく。1日10gを目安にする。果実には、イリドイド配糖体のカタルポシドが多量に含まれ、これに強い利尿作用がある。また、さやに含まれる無機カリウム塩などにも利尿作用がある。

ハト麦 殻付きのものをハト麦といい、殻を除いたものは薏苡仁という漢方生薬となる。ハト麦も薏苡仁も水分代謝を改善する作用が強く、体内の余分な水を排泄する。腎臓病でむくみのある場合に服用するとよい。1日量は、30gである。

スイカ すぐれた清熱利水作用があるので、初期〜中期の腎臓病によい。スイカの汁を煮て濃縮させたスイカ糖は、天然の白虎湯と呼ばれるほど、利水・止渇作用にすぐれるので、尿不利・口渇を伴う腎臓病によい。また、スイカの皮を煎じたものもよい。ただし、陰証の場合は、体が冷えるのであまり用いない。

ドクダミ 漢方では十薬という。開花時に全草をとって、天日乾燥させておく。利水作用や清熱作用にすぐれるため、熱があって、尿の出の悪い腎臓病によい。1日10gを目安とする。ただし、清熱作用が強いため、冷え症の人には向かない。生の葉は、外用ではれものや蓄膿症などの化膿性の炎症によい。

アズキ 利水作用が非常にすぐれているため、むくみのある場合には、アズキ粥を常食したい。お茶代わりに飲む場合は、1日30gを目安とし、温かいうちに飲む。なお、アズキがいいといっても、お汁粉やあんのように、最初の煮汁を捨て甘味をつけたものには薬効が期待できないので注意する。

トウモロコシのひげ トウモロコシのひげは南蛮毛という漢方生薬である。利尿作用にすぐれるため、尿の出が悪く、むくみがある場合によい。1日10gを目安にお茶代わりに飲む。トウモロコシの芯にも同じような効果があるので、実をとった後の芯をひげと一緒に煎じてもよい。

アケビ 山野に自生するツル性の植物で、果実とツルの部分に利尿作用をもつカリウム塩が含まれている。ツルは木通という漢方生薬で、清熱、消炎、利水、乳汁分泌促進などの目的で用いられる。夏の開花時に採取し、天日乾燥する。1日10gを目安にする。果実の場合は、1日15gとする。いずれも熱感のある場合によく、

冷え症の人には向かない。

ソラマメ　利尿作用や胃腸を調える作用がある。慢性腎炎にはソラマメの皮がよく、乾燥させたソラマメの皮10ｇを毎日煎じてお茶代わりに飲むとよい。薬膳に用いる場合は、皮ごと煮てスープとともに食すとよい。

リョクトウ　リョクトウはアズキの仲間で、アズキと同様強い利尿作用がある。アズキより熱を冷ます力が強いので、発熱、むくみのある場合によい。血中コレステロールを下げる作用があり、高血圧にも効果がある。1日10ｇを目安とする。また解毒効果が高く、つき汁や粉末は食中毒や薬物中毒に用いられる。

トウガン　日本でも昔から食用とされてきた。中国では、むくみによい食物として有名である。利水作用にすぐれ、煮て食べても、生のつき汁を飲んでもよい。ただし、生のトウガンは、冷やす作用が強いため、冷え性の人は煮物にするか、煎じた汁を飲む。膀胱炎にも腎臓病にもよい。

豚マメ　豚の腎臓のことで、補腎作用をもつ食物である。高齢者や、腎機能の衰えたものに用いるとよい。高齢者で腎の働きが弱く、腰痛や腰の冷えを伴うものによい。

ヤマイモ　漢方では山薬といい、補腎薬として有名な八味地黄丸の構成生薬である。補腎強壮効果にすぐれるので、高齢者や腎機能の衰えたもので、夜間排尿・頻尿・尿もれのあるものによい。

コイ　利水作用にすぐれているので、腎臓病で小水の出の悪いものやむくむものによい。また、妊娠中のむくみによく、催乳作用もあるので妊娠・授乳期の女性によい。

黒マメ　利水作用にすぐれ、血行を促進する。補腎作用ももつので、腎臓病でむくみのあるものによい。止痛作用もあるため、関節痛・腰痛などにもよく用いられる。

ハスの実　漢方では蓮肉という。よく腎を補い強壮するので、尿もれ、遺精など腎虚の諸症状によい。また養心安神作用をもち、動悸や不眠の改善にも用いられる。

＜腎臓病の薬膳に用いる生薬＞
　　白朮、茯苓、沢瀉、黄耆、南蛮毛、薏苡仁、滑石
　　▷血尿のある時：艾葉、阿膠　▷冷えのある時：乾姜、当帰

漢方の繁用処方・処方を助ける薬膳

【腎炎：初期】

繁用処方 葛根湯（かっこんとう）（発汗）

膀胱炎でも腎炎でもごく初期に用いると奏功する場合が多い。特にカゼがきっかけとなっておきたものによい。

薬膳 発汗し、腎炎の早期治療を助ける **ショウガ湯**

薬効食材 ショウガ（発汗）、クズ（発汗）

[材料]
- ショウガ……………………… 2g
- クズ粉………………………… 15g

[作り方]
1. ショウガはすり下ろす。
2. クズ粉に熱湯300mlを注ぎ、手早く混ぜる。

薬膳 利水作用を助ける **アズキとシナモンのホットドリンク**

薬効食材 アズキ（利水）、シナモン（解表）

[材料]
- アズキ………………………… 30g
- 水……………………………… 400ml
- シナモンパウダー……………… 少々

[作り方]
1. 水にアズキを入れて煮だす。
2. 水が1/2の量になったら汁をこし、熱いうちにシナモンパウダーを振る。

【腎炎：急性期】

繁用処方 白虎湯（びゃっことう）（清熱＋止渇）、白虎加人参湯（びゃっこかにんじんとう）（清熱＋補津液＋止渇）

腎炎の急性期で高熱の場合に用いる。舌は白苔となることが多く、口渇が強く、水を多く飲みたがる。津液や体力の消耗の激しい場合は、白虎加人参湯にするとよい。

薬膳 清熱・止渇効果を助ける **スイカ糖**

薬効食材 スイカ（利水＋清熱＋止渇）

[材料]
- スイカ………………………… 1/2個

[作り方]
1. スイカの皮をむき、種も取り除きミキサーにかける。

❷ホーローかステンレスの鍋に①を入れ、煮つめる。
❸6〜8時間で大さじ3杯ぐらいできる。硬さはスプーンからトロリと流れるくらいである。

＊簡便にしたい場合は1時間程度煮込んで、濃縮ジュースのような状態で飲用してもよい

繁用処方　越婢加朮湯（利水＋清熱）

浮腫、尿利減少、煩燥感を目的とする。

薬膳　利水・清熱効果を助ける　ハト麦とレタスのスープ粥

薬効食材　ハト麦（利水＋清熱）、レタス（利水＋清熱）

[材　料]
- ハト麦……………………大さじ1
- 白米………………………大さじ2
- コンソメスープ…………240cc
- レタス……………………40g

[作り方]
❶ハト麦は一晩水に漬ける。
❷米を洗い、ハト麦を加えコンソメスープでお粥を炊く。
❸お粥が炊けたら、千切りのレタスを入れて一煮立ちしたら火を止める。

＊味は薄めにする。味が足りない場合は塩少々を加え、味を薄めに調える

【腎炎：中〜慢性期（陽証）】

繁用処方　猪苓湯（利水＋消炎）

五苓散と並んで、最も多く腎膀胱疾患に用いられる。口渇、尿不利、残尿感、排尿痛、尿出血などを目標にする。

薬膳　清熱・利水効果を助ける　リョクトウのスープ

薬効食材　リョクトウ（利水＋清熱）

[材　料]
- リョクトウ………………30g
- コンソメスープ…………400ml
- 豆腐………………………1/4丁
- 塩…………………………少々

[作り方]
❶リョクトウは一晩水に漬けておく。
❷①をスープで煮る。
❸リョクトウが煮くずれてきたら、サイの目に切った豆腐を入れて塩少々を加え、味を薄めに調える。

繁用処方 五苓散（利水）

目標は、猪苓湯とほぼ同じだが、排尿痛や血尿の代わりに浮腫を目標にする。

薬　膳 利水効果を助ける　**ハト麦とクコのお粥**

薬効食材 ハト麦（利水）、クコ（補腎）

[材　料]
- ハト麦……………………… 20g
- クコ…………………………… 10粒
- 青海苔……………………… 小さじ1
- 塩…………………………… 少々

[作り方]
1. ハト麦は10倍の水に一晩漬けておく。
2. ①を火にかけて沸とうしたら蓋をし、ごく弱火にして40分炊く。
3. ハト麦が柔らかくなっていることを確かめてからクコを入れ、青海苔を入れて、塩少々で味を薄めに調え、火を止める。

【腎炎：中期〜慢性期（陰証）】

繁用処方 苓姜朮甘湯（利水＋温補）

腰から下の冷えが強く、昼夜を問わず小水が近いものによい。

繁用処方 当帰芍薬散（利水＋温補＋補血）

血行不良・貧血気味で、むくみやすく、末端が冷えやすいもの。妊娠中毒症によるむくみのあるものや、貧血で月経不順を伴うものによい。

繁用処方 真武湯（利水＋温補）

冷え症でむくみがあるもの。冷えて下痢をおこすものにもよい。

薬　膳 利水作用を助け、体を温める　**トウガンとニラとショウガのスープ**

薬効食材 トウガン（利水）、ニラ（補腎＋温補）、ショウガ（温補）

[材　料]
- トウガン…………………… 100g
- ニラ…………………………… 1/6束
- ショウガ…………………… 2g
- 豆腐…………………………… 1/6丁
- 鶏ガラスープ……………… 400ml
- 塩…………………………… 少々

[作り方]
1. トウガンは皮を薄くむき、3cm角に切り、みじん切りのショウガとスープで煮る。
2. トウガンが柔らかくなったら豆腐を2cm角に切り加える。
3. ニラを2cm長さに切り、②に加え、塩で薄めに味を調える。

漢方薬膳の実践　腎臓病

薬膳　利水・補腎作用を助け、体を温める　黒マメのハッカク煮

薬効食材　黒マメ（補腎＋利水）、ハッカク（温補）、トウモロコシのひげ（利水）

[材料]
- 黒マメ……………………… 20粒
- ハッカク…………………… 1個
- トウモロコシのひげ……… 実1本分
- 鶏ガラスープの素………… 少々
- しょう油・砂糖………… 各小さじ2

[作り方]
1. 黒マメは一晩水400㎖に漬け、ハッカクとトウモロコシのひげ（だし用紙パックなどに包んでおくとよい）を入れ30〜40分ゆでる。
2. 黒マメが柔らかくなったらトウモロコシのひげを除き、砂糖、しょう油、鶏ガラスープの素で調味する。

繁用処方　八味地黄丸（はちみじおうがん）（利水＋補腎＋温補）

陰証で慢性化した場合の基本方剤である。腎機能が低下し、夜間頻尿・尿もれのあるものや腰から下の倦怠感が強いものによい。

薬膳　利水・補腎・温補作用を助ける　ヤマイモとトウガンのスープ煮

薬効食材　ヤマイモ（補腎強壮）、トウガン（利水）、クコ（補腎強壮）、ショウガ（温補）

[材料]
- ヤマイモ…………………… 100g
- トウガン…………………… 60g
- ショウガ…………………… 2g
- 鶏ガラスープ……………… 400㎖
- クコ………………………… 20粒
- 塩…………………………… 少々

[作り方]
1. トウガン、ヤマイモはそれぞれ皮をむき、2cm角に切り、ショウガはみじん切りにする。
2. ①をスープに加えて煮、材料が柔らかくなったら塩で味を薄めに調える。
3. クコを入れ、3分煮て火を止める。

薬膳　利水・補腎・温補作用を助ける　黒マメとハスの実のスープ

薬効食材　黒マメ（補腎＋利水）、ハスの実（補腎強壮）、シナモン（温補）

[材料]
- 黒マメ……………………… 20粒
- ハスの実…………………… 20粒
- コンソメスープ…………… 400㎖
- フランスパン……………… 20g
- シナモンパウダー………… 小さじ1/4

[作り方]
1. 黒マメは一晩、ハスの実は1時間、たっぷりの水でもどしておく。
2. 黒マメをスープで炊き、柔らかくなったらハスの実を入れる。
3. フランスパンをちぎって入れ、シナモンパウダーを振る。

＊味は薄めにする。味が足りなければ、②の後、塩少々を加え味を薄めに調える

【ネフローゼ症候群】

繁用処方 柴苓湯（清熱＋胸部の緊張緩和＋利水）

むくみがあり、動悸や息切れを伴うものによい。ネフローゼ症候群を始め、腎臓病・心臓病などでむくみのある疾患に用いられる。ネフローゼ症候群では、本処方で効果を上げているケースが多い。

薬膳 利水・補腎効果を助ける　ハスの実入りぜんざい

薬効食材 アズキ（利水）、ハスの実（補腎）

[材料]
- アズキ……………………… 30ｇ
- ハスの実…………………… 20粒
- ハチミツ…………………… 大さじ3

[作り方]
❶ アズキは300mlの水に一晩漬ける。
❷ ①を火にかけて煮立ったら、弱火にする。20分後にハスの実を入れ、さらに7分煮る。
❸ アズキとハスの実が柔らかくなったらハチミツを加える。

繁用処方 五苓散（利水）

むくみ、尿不利、口渇などのある場合によい。

繁用処方 猪苓湯（利水＋消炎）

五苓散の症状に加え、血尿など炎症症状のある場合によい。また、感染症の予防によい。

薬膳 利水・消炎作用を助ける　アズキと大麦のお粥

薬効食材 アズキ（利水＋消炎）、大麦（利水＋消炎）

[材料]
- アズキ……………………… 大さじ4
- 大麦（乾燥）……………… 大さじ2
- 干し貝柱…………………… 1個

[作り方]
❶ アズキ、大麦、干し貝柱は400mlの水に一晩漬ける。
❷ ①をそのまま火にかけ沸とうしたら弱火にし、落とし蓋をして約30分炊く。

薬膳 清熱・利水効果を助ける　リョクトウのスープ

薬効食材 リョクトウ（利水＋清熱）

[材料]
- リョクトウ………………… 30ｇ
- コンソメスープ…………… 400ml

[作り方]
❶ リョクトウは一晩水に漬けておく。
❷ ①をスープで煮る。

漢方薬膳の実践　腎臓病

豆腐……………………… 1/4丁
塩………………………… 少々

❸リョクトウが煮くずれてきたら、サイの目に切った豆腐を入れて塩少々を加え、味を薄めに調える。

| 薬 膳 | 利水効果を助ける　**ハト麦とクコのお粥** |

薬効食材　ハト麦（利水）、クコ（補腎）

[材　料]
ハト麦……………………… 20g
クコ………………………… 10粒
青海苔……………………… 小さじ1
塩………………………… 少々

[作り方]
❶ハト麦は10倍の水に一晩漬けておく。
❷①を火にかけて沸とうしたら蓋をし、ごく弱火にして40分炊く。
❸ハト麦が柔らかくなっていることを確かめてからクコを入れ、青海苔を入れて、塩少々で味を薄めに調え、火を止める。

代謝系疾患

糖尿病

　糖尿病は、インスリンが分泌されない、あるいは量が不足する、逆に必要以上に分泌されているのに十分に作用しない、などの原因により慢性的に血糖値が高くなる病気である。インスリンがまったく分泌されなくなる1型糖尿病と、分泌が不足する2型糖尿病とがある。

　インスリンは膵臓のランゲルハンス島から分泌され、血中のブドウ糖を筋肉、脂肪組織、肝細胞に取り込んで、各細胞内にエネルギーを蓄える働きのある唯一のホルモンである。したがって、これが不足すると細胞へブドウ糖が取り込まれず、細胞内は糖が不足してエネルギー不足となる。同時に血液中は糖が残って高血糖となり、この状態が長く続くと尿にも糖が排泄されるようになる。高血糖状態では、血糖を下げるために膵臓がインスリンを分泌し続けようとして疲弊し、膵臓のβ細胞は破壊され、インスリン分泌はさらにダメージを受ける。また、高血糖により、全身のタンパク質が糖化変性[※1]し、血管、神経、骨のコラーゲンなどの老化が著しく促進されて組織が破綻する。こうしたインスリン分泌の低下および糖代謝の異常、さらにそれによる細胞破壊、これらが糖尿病の全体像である。

〈1型糖尿病〉　膵臓のインスリン産生細胞の90％以上が永久的に破壊されており、インスリンをほとんど、あるいはまったく作ることができないもの。

　　小児期または青年期のウイルス感染症や栄養因子などの環境因子が原因となって、自己免疫システムが膵臓のインスリン産生細胞を破壊するのではないかと考えられている。また、この疾患のタイプは、遺伝的素因によって環境因子の影響を受けやすくなっている。

　　発症は突然で、急速に悪化することがい多いので注意が必要である。カゼのような症状に始まり、口渇、多尿、体重減少など、糖尿病に特徴的な症状を伴う。放置すると、糖尿病性昏睡にいたる場合があるので、早期に治療する必要がある。治療は、毎日インスリンを打ち続けなければならない。

〈2型糖尿病〉　初期には膵臓のインスリン産生に問題がないこともあるが、体がインスリンに抵抗を示し[※2]、結果として血糖値が上昇し、さらに糖毒性[※3]によりインスリン分泌を担う膵臓のβ細胞が次第に減少するもの。

※1）血液中の糖とタンパク質が結合して不可逆の変性をおこすこと。高血糖状態では、この反応が促進され、動脈硬化、神経障害、老化などの原因となる。

※2）インスリン抵抗性という。肝臓、筋肉、脂肪組織などでインスリンに対する感受性が低下し、インスリンの作用が十分に働かなくなること。結果として筋肉や脂肪組織の糖の取り込みや肝臓の血糖調整作用が阻害され、高血糖となる。

※3）高血糖であること自体が、インスリン抵抗性を上げ、また膵臓のβ細胞を破壊して、インスリン分泌自体を低下させること。

一般的な原因としては、食べすぎ、運動不足、ストレスなど、偏った生活習慣が積み重なり、もともとの遺伝体質に脂肪肝やメタボリック症候群が加わることにある。その結果インスリン抵抗性が増大し、肝臓の血糖調節作用や、筋肉などの糖の取り込みが十分に働かなくなり、高血糖がおきる。

２型糖尿病は、小児期や青年期でも発症するが、通常は30歳以上での発症が多く、特に中年以降に多くなる。日本人の糖尿病の95％はこのタイプである。また、東洋人は欧米人より糖尿病になりやすい遺伝体質をもっているので、日本人が欧米化した高カロリー・高脂肪の食生活をするほど、糖尿病になる危険性が高まることになる。肥満は２型糖尿病の主要な危険因子であり、この病気の人の80～90％が肥満である。これは肥満がインスリン抵抗性を引き起こすためである。

２型糖尿病の症状は、初期はほとんど無症状だが、次第に口渇、多尿、疲れやすい、食べた後すぐにお腹がすく、食べても痩せてくる、足がつる、尿に甘いにおいがする、などの症状が現れるようになる。

治療の基本は食事療法と運動である。１日の摂取カロリーは、標準体重と労働量によって決められる。例えば、身長160cmでデスクワークの人であれば、1400kcal程度である。食事療法を守り、さらに運動療法を併用して、肥満や脂肪肝を改善するのが第一である。血糖値が下がり、インスリン抵抗性が改善すれば、軽度の２型糖尿病であれば、ほぼ改善することができる。

その他、特定の疾患や薬剤などが影響し、糖尿病を誘発することがある。これを続発性糖尿病という。代表例としては、クッシング症候群や副腎皮質ホルモン薬の内服によって体内に糖質コルチコイドが過剰に存在する場合や、褐色細胞腫、妊娠（妊娠性糖尿病）、甲状腺機能亢進症、膵炎、肝硬変などがある。

なお、糖尿病で留意すべきは合併症である。３大合併症といわれるものに、糖尿病性網膜症、糖尿病性腎症、糖尿病性神経障害がある。血糖がコントロールできないと微小血管障害をきたすため、特に毛細血管が集中する網膜や腎に影響が出やすい。また神経細胞を障害するため、手足がしびれる、感覚がにぶるなどの神経障害がおこる。なお、血管への影響により、全身の動脈硬化が進行し、脳梗塞、心筋梗塞、四肢末端の壊死などもおこしやすくなる。また、感染症に対する抵抗力が低下するため、尿路感染症、肺炎、皮膚炎、水虫・カンジダ症などの皮膚感染症もおこしやすくなる。

合併症は重篤なものも多く、命にかかわる疾患を引きおこす場合もあるので、糖尿病と判断された場合は、生活を見直して早期に改善することが必要である。

漢方の考え方

糖尿病は、漢方では紀元前から認識されている疾患である。漢方の古典『黄帝内経素問』

には、「消渇」の名で登場する。ここでは、「この病は富貴で、よく肥えて、美味なものを食す人がよく患い、のどが渇く病である」とある。また、唐代の『千金方』では、「瘡癰を生じやすい」とあり、同時代の『外台秘要』では、「この病を患ったものの尿は甘い」と指摘している。また隋代の『巣氏諸病源候論』では、すでに「消渇は脾（膵臓）の病」であるとして、膵臓の疾患であるという認識があった。

「消渇」の病の治法は、中国の金元時代にその基礎が確立され、現代中医学もその理論を元にしている。日本漢方においては、主に『傷寒論』『金匱要略』の立場から、「消渇」の進行状況によって糖尿病の処方を選定している。

【初　期】　口渇があって水を飲みたがるが、食欲は普通で、小便はやや多い。舌質※はやや赤く、舌苔は乾燥している。また、小水の泡立ちが多くなる。ただ、初期では、口渇はあるがまだそれほど強くはない。

治法　柴胡・黄芩を用いて清熱し、人参・茯苓などで気を補い、沢瀉・猪苓などの利水薬によって水分代謝を調整し口渇を止めるようにする。代表的な処方としては、五苓散や柴苓湯などがある。

【中　期】　食欲旺盛で多食するが、ある段階から痩せ始める。口渇ははなはだしく、水を多く飲み、多尿である。舌苔は黄色く乾燥し、皮膚が徐々に黒ずみ、小水の泡立ちが激しくなる。これは、胃腸に燥熱があり、津液の消耗がはなはだしいためにおこる症状である。この口渇がはなはだしく多飲多尿の状態をまさに「消渇」（いくら水を飲んでも消えてしまうように渇きが続く状態）という。

治法　「消渇」の病を治すのに最も適しているのが、清熱薬の石膏・知母と補津・潤燥薬である人参とが配合された白虎加人参湯である。本処方により胃腸の熱をとり、津液を補い、煩渇を抑える。また本処方は血糖値を下げる効果の高いことでも知られている。なお、便秘のある場合は大黄などで通便をはかる必要がある。

【晩　期】　糖尿病がさらに進行すると、次のような症状が現れる。頻尿で尿量が多く、尿が甘く臭い。夜間頻尿があり、手足がほてる感じがし、足腰は重だるく、痛みを感じることもある。食べても太らず、痩せ方がはなはだしくなる。また、血行不良をおこしているため、手足がどす黒くなり皮膚が枯燥する。舌質は暗赤色もしくは灰色がかった色を呈す。ひび割れたり灰苔のある場合もある。逆に、白苔や黄苔はない。これらは、まさに陰証の状態である。小水の泡立ちは中期と同じくはなはだしい。またこの頃になると免疫力も落ちてくるので、様々な感染症にかかりやすくなる。

治法　晩期の治法は、大きく2タイプに分かれる。食べても太らず、痩せ方が

※舌自体を指す。

はなはだしく、疲れやすいといった消化器系の症状が強く出ている場合は、人参・白朮・乾姜などの脾胃を補う薬物を用いる。また人参は津液を補う作用もあるのでこのタイプの糖尿病によく用いられる。処方としては、人参湯などがある。

また、頻尿で夜間排尿が多く、足腰がだるいといった腎系統に症状が出ているような場合には、腎虚の名方である八味地黄丸や六味地黄丸を用いる。これらの処方は、滋陰効果のある熟地黄、止渇効果にすぐれる山薬、強壮効果のある茯苓・桂皮・山薬・山茱萸などで構成され、強壮し、津液を補って、手足や皮膚の煩熱を除く。そして腎機能および糖尿病の諸症状をよく改善する。

なお、糖尿病に使用される方剤を民間療法を含めた薬物の面からみると、非常に多く用いられるのは、山薬と天花粉（栝楼根：キカラスウリの根）である。この２つを併せたものに、玉液粥といって、河北省の民間療法にみられる薬膳がある。これは、生山薬（生のヤマイモ）と天花粉を煮て、そのスープを飲ませる方法で、糖尿病などで口の渇きが止まらないものに用いている。山薬は薬膳の材料として、よく血糖値を下げることで知られている。次いでよく用いられるのが熟地黄、人参、茯苓である。いずれも津液を補う作用の強いものであり、また糖尿病の多くの処方に主薬として用いられる。

漢方薬膳の考え方

●食事は、専門家に指示されたカロリー量を厳守するようにする。
●食事は三食規則正しく摂る。ドカ食いなどをすると急激に血糖値が上がるので、１回の食事量にも注意する。
●食べる順序は、野菜を始めに多く食べてから、後の方でご飯などの血糖を上げやすい炭水化物を食べるようにすると、食後高血糖のピークを下げることができる。
●血糖降下剤を内服している場合は、低血糖の心配があるので、食事の間隔があきすぎないようにすることも必要である。
●味は、薄味にする。
●満足感が得られない場合は、カロリーがほとんどなく満腹感を得やすいダイコン、ヒジキ、ワカメ、コンニャクなどを利用するとよい。
●糖尿病は、脾胃の病に属するので、基本的に補脾胃効果のあるものを用いる。（補脾胃）また、晩期など腎に影響の出ている場合は、補腎効果のあるものを用いる。（補腎）
●糖尿病は消渇の病であるので、治消渇、止渇作用のある食物を積極的に摂る。
（治消渇・止渇・補津潤燥）
●血糖降下作用のある食物を積極的に摂る。（血糖降下）

その他養生法　　●少し汗ばむくらいの、適度な運動を継続して行う。

- 血糖値の管理を怠らないように気をつける。
- アルコール、タバコは様々な合併症を促進する可能性が高いので原則禁酒禁煙する。

＜糖尿病の薬膳に用いる食材＞

コンニャク　コンニャクは97％が水で、残りがグルコマンナンという水溶性の食物繊維である。水溶性の食物繊維は、ブドウ糖の吸収を遅らせる働きがあり、血糖値を下げる作用がある。しかもノーカロリー食品なので、糖尿病でカロリーを抑えている人によい食物である。

ヤマイモ　漢方処方・民間療法を通じて、糖尿病に最も用いられる食物である。生薬名を薯蕷または山薬といい、本草書の古典である『神農本草経』では、「中（脾胃）の傷るるを主り、虚羸（虚弱）を補い、寒熱邪気を除き、中を補い、気力を益し、肌肉を長ず」とある。強精強壮にすぐれるが、特に近年の中国の研究で、夜間排尿、頻尿を改善し、膵臓の機能を助けることなどが明らかにされ、古典の使用法が裏付けられた。豚の膵臓と一緒にスープを作るとよい。

エンドウマメ　中国では、糖尿病改善によく知られた食物である。食物繊維も多いので、血糖値を下げたり、コレステロールの吸収を妨げる働きも期待できる。中国の本草書である『本草綱目』には陳蔵器（『本草拾遺』）からの引用として「消渇には、淡煮してこれを食するがよし」とある。糖尿病には、薄味で煮て常食するとよい。またトウミョウはエンドウマメの若い茎や葉を指すが、現在流通しているものには、発芽したばかりのものをカイワレ菜のように育てたものや、若い苗を用いたもの、成熟した株の若い葉とツル先をつみ取ったものなどがある。これもマメ同様糖尿病の改善の効果がある。

ホウレンソウ　鉄分を多く含む野菜として知られるが、のどの渇きを止めて潤す作用がある。鉄分以外にもビタミンA、B、Cや食物繊維が豊富で、糖尿病の人は積極的に摂るとよい緑黄色野菜である。1日100ｇ程度を常食するとよい。

スイカ　中国では、スイカは天然の白虎湯とよばれている。のどの渇きをいやす働きにすぐれているので、糖尿病でのどの渇きのはなはだしい時によい。果肉だけでなく、皮を煎じたものもよい。乾燥したスイカの皮15ｇ、乾燥したトウガンの皮15ｇ、キカラスウリの根（栝楼根：漢方専門薬局にある）12ｇを600mlの水で半量になるまで煎じて1日3回に分けて飲むとよい。

豚の膵臓　糖尿病に効果がある。豚の膵臓自体はまずくて食べられないので、ヤマイモなどとスープにし、スープの方を飲むとよい。

番茶　番茶には、ポリサッカライドという多糖類の成分が含まれており、これが血糖値を抑える働きをすることが確認されている。また近年、脂肪燃焼効果や抗コレステロール効果、抗酸化作用などが注目されているカテキンも多く含んでいるので、肥満が気になる人にもよい飲み物である。なお、ポリサッカライドは熱に弱いの

で、血糖値を抑える作用を目的とする場合は、水出しにした方がよい。

ササゲ 脾胃や腎を補い、口渇を止めるので、糖尿病によい。玄米と一緒にお粥にして食すとよい。

タニシ 糖尿病の改善に用いる。糖尿病特有の、のどの渇きを止めるのによい。また清熱し、小水の出をよくする作用ももつ。

ギムネマ茶 インド産の植物で、ガガイモ科のギムネマシルベスタというツル性の葉を乾燥したもの。インドでは糖尿病の民間薬として知られている。腸管からの糖分吸収が抑えられるので、食事と共に摂ると節食した場合と同じ効果が得られる。ただし、舌に甘みを感じなくなるので、食前よりも食後すぐに摂った方がよい。

高麗人参（こうらいにんじん） よく脾胃を補い、また気と津液（しんえき）を補う。糖尿病が進行し、食べても太らず、痩せ方の著しいものや、体力・気力の衰えたものによい。

ク コ よく肝・腎を補い、降血糖・降圧作用や明目（眼機能を改善する）作用をもつ。腎虚の腰痛や視力低下・精力減退などによい。糖尿病で腎虚の症状のあるものによい。

＜糖尿病の薬膳に用いる生薬＞

山薬、栝楼根、タラ根皮、乾地黄、熟地黄、人参、麦門冬、知母、玉竹、枸杞子、何首烏、五味子、地骨皮

漢方の繁用処方・処方を助ける薬膳

【初期】

繁用処方 五苓散(ごれいさん)（水分調整＋止渇）
体内の水分代謝を正常に戻す働きがある。糖尿病の初期でのどが渇く場合によい。

薬膳　のどの渇きを止め、糖尿病の改善を助ける　エンドウマメのポタージュ

薬効食材 エンドウマメ（健脾＋治消渇）

[材料]
- むきエンドウマメ …… 100g
- ジャガイモ …… 220g
- 鶏ガラスープ …… 300mℓ
- 牛乳 …… 180mℓ

[作り方]
1. ジャガイモは皮をむき、鶏ガラスープで炊き、そのまま冷ます。
2. エンドウマメは熱湯に入れ、色よくゆでてざるにあげる。
3. 冷えた②とジャガイモ、牛乳をミキサーにかける。
4. 味と濃度をみながら①のスープでのばす。

【中期】

繁用処方 白虎加人参湯(びゃっこかにんじんとう)（清熱＋止渇＋滋潤）
口渇がはなはだしく、いくら水を飲んでものどが渇いてしまうような場合によい。顔色が黒くなる、痩せ始める、疲れやすい、尿は泡立ち果物が腐ったような臭いになるなどの症状によい。ただし、体の冷えや夜間排尿のない場合に用いる。

薬膳　止渇効果を助ける　スイカ糖

薬効食材 スイカ（止渇＋清熱）

[材料]
- スイカ …… 1/2個

[作り方]
1. スイカの皮をむき、種も取り除きミキサーにかける。
2. ホーローかステンレスの鍋に入れて煮つめる。

＊6～8時間で大さじ3杯ぐらいできる。硬さはスプーンからトロリと流れるくらい
＊簡便にしたい場合は、1時間程度煮込んで、濃縮ジュースのような状態で飲用してもよい

| 薬　膳 | カロリーを抑え、血糖降下作用を助ける　ダイコンとヒジキとコンニャクの煮もの |

薬効食材　ダイコン（低カロリー＋止渇）、ヒジキ（低カロリー）、コンニャク（血糖降下＋低カロリー）

[材　料]
- ダイコン……………………… 2cm
- ヒジキ………………………… 3g
- コンニャク…………………… 1/5枚
- だし汁………………………… 240mℓ
- しょう油、酒、みりん……… 各少々

[作り方]
❶ ヒジキは水に10分漬けてからよく洗い、下ゆでする。
❷ ダイコンは千六本に切り、コンニャクはダイコンと同様に切り、下ゆでする。
❸ だし汁に①、②を入れ、調味料で薄く味をつけ、落し蓋をして煮つめる。

＊だし汁が1/3になるくらいを目安にするので最初の味つけはかなり薄くする

| 薬　膳 | 血糖を下げ、糖尿病の改善を助ける　ヤマイモの番茶ゼリーがけ |

薬効食材　ヤマイモ（血糖降下＋治消渇）、番茶（血糖降下＋止渇）

[材　料]
- ヤマイモ……………………… 100g
- 番茶…………………………… 10g
- ワサビ………………………… 少々
- 粉ゼラチン…………………… 2g

[作り方]
❶ 水80mℓに番茶を入れ一晩おき、こす。
❷ ヤマイモの皮をむき1.5cm角に切る。
❸ 水40mℓに粉ゼラチンを入れて10分したら火にかけ、ゼラチンを煮溶かす。
❹ ③の粗熱が取れたら①を加えて番茶ゼリーを作る。
❺ 器に②を盛り④をかけてワサビを添える。

【晩期】

繁用処方 人参湯（補脾胃＋補気＋補津液）

食べても太らず、痩せ方のはなはだしい場合によい。疲労感や気力の減退などを訴えることが多い。

薬膳 脾胃を補い、糖尿病の改善を助ける **高麗人参の玄米粥**

薬効食材 高麗人参（補脾胃＋補気＋補津液）、玄米（補脾胃＋補気＋止渇）、ヤマイモ（血糖降下＋治消渇）

[材料]
玄米……………………大さじ2
高麗人参………………… 2g
ヤマイモ………………… 30g
干し貝柱………………… 1個
塩………………………… 少々

[作り方]
❶玄米と高麗人参と干し貝柱は、400mlの水に一晩漬ける。
❷貝柱を手でつぶし、①に戻し火にかける。
❸20分炊いたら、皮をむいてサイの目に切ったヤマイモを加えて煮る。お粥に仕上がったら塩で味を調える。

繁用処方 八味地黄丸（補腎＋滋陰＋止渇）

糖尿病の場合は、すでに痩せて色は黒く、口渇があり頻尿で、特に夜間排尿の多いものによい。疲労感や皮膚のかゆみを訴えることも多く、糖尿病性白内障を患っている場合にもよい。

薬膳 血糖を下げ、体を温める **ヤマイモとショウガのお粥**

薬効食材 ヤマイモ（治消渇＋血糖降下＋補腎）、ショウガ（温補）、クコ（血糖降下＋補腎）、長ネギ（温補）

[材料]
ヤマイモ………………… 100g
ショウガ………………… 2g
クコ……………………… 10粒
長ネギの白い部分……… 10cm
米………………………… 50g
水………………………… 300ml
塩…………………… 小さじ1/3

[作り方]
❶ヤマイモは皮をむき、1cm角に切る。ショウガ、長ネギはみじん切りにする。
❷米を研ぎ30分吸水させて、ショウガ、長ネギを加え分量の水でお粥を炊く。
❸10分したらヤマイモ、18分したらクコを加えて、20分でお粥が炊けていることを確かめて、塩を加えて火を止める。

漢方薬膳の実践 — 糖尿病

第3章　薬膳の理論と実践

繁用処方　六味地黄丸（滋養強壮＋補腎）
八味地黄丸のような症状で、冷えは少なく、手足のほてりのある場合によい。

薬膳　腎を補い、血糖降下作用を助ける　**ヤマイモとトウミョウのスープ煮**

薬効食材　ヤマイモ（治消渇＋血糖降下＋補腎）、トウミョウ：エンドウマメの苗（治消渇）、クルミ（補腎）

[材料]
ヤマイモ……………………… 80g
トウミョウ…………………… 50g
むきクルミ…………………… 20g
鶏ガラスープ………………… 400㎖
塩……………………… 小さじ1/8

[作り方]
❶ヤマイモは皮をむき、1cm角に切り、みじん切りにしたクルミを加えてスープで煮る。
❷一煮立ちしたらざく切りのトウミョウを加え、塩で味を薄めに調えて、火を止める。

筋・関節系疾患

腰痛・神経痛・関節痛・リウマチ

　腰痛、神経痛、関節痛、リウマチなど痛みのある疾患は、外傷性のもの、加齢によるもの、膠原病などの疾患によるもの、帯状疱疹感染後の神経痛、内臓疾患などから派生して痛むものなど様々であるが、原因となる疾患がある場合は、まずそちらの治療を優先する。

　加齢、筋肉や関節の疲労、外傷や帯状疱疹の予後などの場合は痛みを緩和するための治療を積極的に行う。ただし、内臓疾患や他の疾患に伴うものであっても、痛みそのものによって交感神経が緊張して筋肉がこり、更に痛みを増強させてしまう悪循環に陥ることがある。したがって、痛みが辛い場合には、いたずらに我慢せず、針灸や漢方薬、ペインクリニックなど痛みを緩和するための治療を平行して行うとよい。

漢方の考え方

　漢方では、腰痛、関節痛、神経痛、リウマチなど筋・関節系の疾患は、風・湿・寒の三邪によるものと考える。この三邪が体表に侵襲すると、まず、体表の気の流通ルートである経絡の流れが阻害され、気血の停滞を招き、やがてだるさとなり、痛みとなる。痛みは侵襲する邪の性質より以下のように異なっている。

　治法は、侵襲する邪の性質により決定する。

＜風・寒・湿による痛みの性質＞

	風邪（ふうじゃ）	寒邪（かんじゃ）	湿邪（しつじゃ）
痛みの性質	遊走性の痛み（風痺）	痛みは比較的激しく、固定化（寒痺、痛痺）	痛みに倦怠感が強く加わる（湿痺、着痺）
疾患	カゼによる関節痛、ぎっくり腰、寝違え、風に当たりすぎておこる三叉神経痛・腕痛など	冬の寒い時や冷房によって悪化する神経痛・リウマチなど	梅雨期・秋の長雨など、低気圧の接近や新築マンションに移転した後に悪化する神経痛・関節炎・リウマチなど

【風邪の場合】

　治法　麻黄・桂皮などを中心とした発汗薬を用いる。発汗により筋緊張が緩和されれば、痛みも緩和される。ぎっくり腰や寝違えなどの初期にも、この発汗法

は有効である。処方としては葛根湯・麻黄湯などがある。

【寒邪の場合】
治法 冷えて痛む場合は、附子・乾姜などの温補薬によって温め、気血の流れを改善して、痛みを除く。処方としては、桂枝加附子湯、苓姜朮甘湯などがある。

【湿邪の場合】
治法 白朮・防已・薏苡仁といった利湿剤によって患部の利湿をはかる。通常、湿邪の場合は重だるい感覚が強く、更に悪化すると、むくみ、腫れ、痛みなどの炎症症状をおこす場合もあるが、患部の利湿を行うことによってそれらの症状は改善される。処方としては、麻杏薏甘湯、防已黄耆湯、薏苡仁湯などがある。

ただし、これら三邪は「風邪+湿邪」、「風邪+寒邪」、「湿邪+寒邪」、「風邪+湿邪+寒邪」などと複合している場合が多いため、それらの状況によって発汗薬と利湿薬と温補薬の構成を考えてゆくことが必要である。処方としては、麻黄湯に白朮を加えた麻黄加朮湯（風邪+湿邪）、桂枝加附子湯に朮（蒼朮）を加えた桂枝加朮附湯（寒邪+湿邪）などがある。

【慢性化した場合】
慢性化して気血のめぐりが悪くなり、気滞、血滞をおこした場合。
治法 蒼朮・陳皮・香附子といった利湿し、気のめぐりを改善する薬や、当帰・川芎・芍薬などの血行を改善する薬を併用する。処方としては、五積散や疎経活血湯などがある。

【全体的には冷えているが、患部に炎症のある場合】
寒邪の侵襲などにより体全体は冷えているのに、関節など患部の炎症が強い場合。
治法 発汗薬・利湿薬・温補薬の配合に加え清熱薬を用いる。炎症と全体の冷えの状態により清熱薬と温補薬のバランスを取るのである。附子などの温補薬と知母、石膏などの清熱薬が1処方中に配合され、一見矛盾するようであるが、全体を温めながら患部の炎症を鎮静するという効果は注目に値する。処方としては、桂芍知母湯、越婢加朮附湯などがあげられる。

■患部への対策

- 風湿寒いずれの侵襲であろうと、患部は衣服などで覆い、外気に当てないことが基本である。
- 風邪や湿邪に侵襲されている場合は、患部からの発汗を促すが、汗のかかせ方は、あまりかかせすぎないよう、患部が少しじっとりしてくるくらいが適当である。
- 発汗を促す場合は、患部を乾いたタオルなどで覆い、その上で漢方薬や薬膳を用いる。患

部を覆うのは、患部からの効率的な発汗を促し、また発汗したら、速やかにその汗を取るためである。なお、発汗しない場合は、足湯をして発汗を助けるとよい。
- 寒邪の場合は、衣服などで覆い保温を心がける。また漢方薬や薬膳スープを用いて体の中から温めるようにする。
- 風寒湿いずれの侵襲であろうと、痛みの強い場合はカイロや温灸などで患部を直接温めるのは、かえって炎症を悪化させる場合が多いので、原則として行わない。また入浴によって患部を温めるのも避けた方がよい。
- 急性期を過ぎている場合は入浴自体は構わないが、長湯をすると汗腺が開きすぎて、浴室から出た後に逆に冷えてしまうので、**熱めの風呂にして、手早く済ますのがよい**。ただし、温泉の場合は湯冷めしにくいので、温泉療法は行ってよい。なお、浴室から出た後は、速やかに衣服をつけ、特に患部周辺は覆っておくようにする。
- 環境としては、冷えや湿度の高い環境は避け、そうした環境に入る場合は、冷えないよう衣服などで調整できるようにする。患部が自身の体温で温められている状態がベストである。真夏の冷房は特に注意が必要である。

■**患部に腫れや熱感のある場合**

打撲・ねんざなど急性・外傷性のもので、外から見て明らかな腫れや発赤といった強い炎症のある場合は、まず、患部を冷やして、局所の炎症を鎮めることが重要である。

漢方薬膳の考え方

- 基本的には、体を温めて、患部から発汗・利湿させることを目的とする。（発汗・利湿）
- 冷えの強い場合は、温補作用のあるものを中心に用いる。（温補）
- 湿邪に侵されている場合は、利湿・利水作用のあるものを加える。また、水代謝を阻害し炎症を助長する食物は避ける。（利湿・利水）

> <u>炎症を助長する食物</u>
> **モチ米**（モチ類、モチ米使用のおせんべいなど）、**ギンナン、トウガラシ類、大量のアルコール類**（薬酒など少量飲むものは可）。

<腰痛・神経痛・関節痛・リウマチの薬膳に用いる食材>

長ネギ　長ネギの白い部分は葱白といい漢方生薬としても用いられている。発汗作用にすぐれるので、急性の腰痛や頭痛、肩こりなど筋緊張性の痛みの緩和によい。

ショウガ　発汗、温補作用にすぐれ、胃腸を補う作用にもすぐれている。筋緊張性の疼痛には、発汗を促して痛みを緩和する。神経痛や関節痛などで冷えて痛みが強くなるものにも用いることができる。

クズ　発汗効果が高く、特に首、肩、上背部の筋緊張を緩和するのにすぐれている。シ

ョウガなどと一緒に用いて、首肩の痛み、寝違え、むち打ち、頸肩腕症候群など上半身の痛みを緩和するのによい。

シナモン　漢方では桂皮といい、発汗・駆瘀血効果があり、桂枝加朮附湯、葛根湯などにも加味されている生薬である。他の発汗効果のある食材と一緒に用いるとよい。炎症性サイトカインを抑えて発痛物質を減少させる効果が強い。この効果はシナモン、クズ、ショウガの順に強く存在する。

ニラ　駆瘀血・補腎作用にすぐれるので、慢性の腰痛や高齢者の腰痛によい。また駆瘀血作用により、打撲や外傷の場合の内出血の改善によい。各種出血性の疾患にも効果がある。

黒マメ　補腎・利水作用にすぐれ、血行を促進するので、慢性の腰痛や高齢者の腰痛によい。黒マメ酒などにして、毎日少しずつ飲むとよい。

ナタマメ　補腎強壮作用があり、腎虚の腰痛によい。痰にも効果がある。また、しゃっくり止めによく用いられる。なお食用には白ナタマメを用いる。類似のものにタカナタマメ、タチナタマメがあるが、毒性があるので注意する。

羊骨　補腎強壮作用にすぐれ、腎虚の腰痛によい。骨を酒に漬けて服用したり、温補効果の高い羊肉とともに骨付き肉の煮込みなどにすれば、冷えによる腰痛に高い効果がある。

ハト麦　外皮を除いたものは薏苡仁という漢方薬で、薏苡仁湯や麻杏薏甘湯など腰痛・関節痛に用いる代表的な処方に配合されている。利水効果が高く、特に皮膚や関節、筋肉にたまった湿邪を除くのに適している。リウマチなどの関節痛・関節炎、手足のむくみ・だるさなどに効果が高い。また、水イボを改善するのにもよい。

酒　血行を促進し、痛みを緩和する作用がある。黒マメ酒に代表されるように、薬酒として服用したり、薬膳スープなどに加味するとよい。ただし炎症の強い場合は悪化させることがあるので、分量が多くならないよう留意する。

ハッカ　解表※しカゼによる炎症性の痛みを治す。頭痛・関節痛・咽痛・歯痛などによい。煎じた汁やつき汁は、湿布などの外用にも用いられる。

豆鼓　中華料理ではよく調味料として用いられる。黒マメ（もしくはダイズ）を蒸して発酵させたもので、日本では浜納豆などがこれに近い。解表作用があり、頭痛・関節痛を治す。また胸部でもだえるように熱感のあるものや、不眠にも用いられる。漢方生薬では香鼓という名称である。

<腰痛・神経痛・関節痛・リウマチの薬膳に用いる生薬>
　　桂皮、葛根、生姜、葱白、白朮、茯苓、川芎、薏苡仁

※体表の気をめぐらせて、カゼなどの病邪を発散させること。

漢方の繁用処方・処方を助ける薬膳

【風邪(ふうじゃ)による場合】

繁用処方 葛根湯(かっこんとう)（発汗）
カゼによるこりや痛み、特に首・肩・肩背部、上肢の痛みを取るのにすぐれる。

繁用処方 麻黄湯(まおうとう)（発汗）
痛みやこりが強くて屈伸しにくく、なかなか発汗しない場合に用いる。

＊薬を服用するとともに、温かい薬膳スープを飲んだり、厚着をしたりして発汗を助けるとよい。なお、その際は、患部から発汗させるようにする

薬膳 発汗して、風邪(ふうじゃ)を除き、痛みを緩和する　**ネギとショウガのスープ**

薬効食材 長ネギ（発汗）、ショウガ（発汗）

[材料]
- 長ネギの白い部分……………10cm
- ショウガ…………………………2g
- コンソメスープ………………400mℓ
- 塩………………………………少々

[作り方]
❶ 長ネギ、ショウガはともにみじん切りにする。
❷ ①をスープで炊き、2割ほど煮つめたら塩で味を調える。

薬膳 発汗して、風邪(ふうじゃ)を除き、痛みを緩和する　**ショウガ入りクズ湯**

薬効食材 ショウガ（発汗）、クズ（発汗）

[材料]
- ショウガ…………………………2g
- クズ粉……………………………15g

[作り方]
❶ ショウガはすりおろす。
❷ クズ粉に熱湯300mℓを注ぎ手早くかきまぜる。
❸ ②に①を加える。

漢方薬膳の実践　腰痛・神経痛・関節痛・リウマチ

第3章　薬膳の理論と実践

【寒邪による場合】

繁用処方　桂枝加附子湯（発汗＋温補）
冷えると痛みが出る神経痛や関節痛などに用いる。また、夜中に足がつる、手足の先にしびれをおこす、温めると痛みがやわらぐなどの症状のあるものによい。

繁用処方　苓姜朮甘湯（温補＋利水）
腰から下が水につかったように冷えが強く、足腰が重だるく痛むものによい。

薬　膳　体を温め、寒邪を除き、痛みを緩和する　骨付き羊肉のショウガシチュー

薬効食材　羊肉（温補＋治腰痛）、羊骨（治筋骨痛）、ショウガ（発汗）、ニンニク（温補）、ワイン（温補＋血行促進）

[材　料]
羊肉（ラム肉：骨付き）……… 100g
ショウガ………………………… 2g
ニンニク………………………… 10g
トマト…………………………… 1個
ジャガイモ……………………… 1/2個
タマネギ………………………… 1/4個
サラダ油………………………… 小さじ2
水………………………………… 400㎖
赤ワイン………………………… 80㎖
塩、コショウ…………………… 各少々

[作り方]
❶ショウガ、ニンニクは薄切り、トマト、ジャガイモ、タマネギはぶつ切りにしておく。
❷鍋にサラダ油を引いて熱し、ラム肉の両面に焼き色をつけ、ニンニク、ショウガ、ジャガイモ、タマネギも続けて入れて焼く。
❸ワイン、水、トマトを入れてしばらく煮込み、肉が柔らかくなったら塩コショウで味をつける。

【湿邪による場合】

繁用処方　麻杏薏甘湯（発汗＋利湿）
腰痛、関節痛、神経痛、リウマチなどに幅広く用いられる。痛みだけでなく、リウマチの関節炎や関節の腫れ、むくみなどにも幅広く対応できる。

繁用処方　防已黄耆湯（発汗＋補気＋利湿）
風邪と湿邪の侵襲が強く、体表が虚して自汗（本来汗が出るべき状態でないのに、出てしまうこと）するため、皮膚表面が冷たく湿っているようなものに用いる。四肢が重だるく、倦怠感を訴え、下半身がむくみやすく、膝関節に水が溜まるものによい。

繁用処方 薏苡仁湯（よくいにんとう）（発汗＋利湿）

関節リウマチなど、患部に腫れや水腫があり、痛みが慢性化しているものに用いる。麻杏薏甘湯よりも患部の炎症が慢性化しているものによい。

薬膳 利水し、湿邪を除き、痛みを緩和する　**トウガンとアズキとショウガのスープ**

薬効食材 トウガン（利水）、ショウガ（温補）、アズキ（利水＋消炎）

[材料]
- トウガン……………………100g
- アズキ………………………2g
- ショウガ……………………5g
- コンソメスープ……………400ml
- ハンペン……………………1/4枚
- 塩……………………………少々

[作り方]
❶ トウガンは皮をむき1cm角に切る。ショウガはみじん切り。
❷ 一晩水に漬けたアズキをスープで炊き、柔らかくなったら①を加える。
❸ トウガンが柔らかくなったらハンペンのサイの目切りを加え、ひと煮立ちさせてから塩で味を調える。

薬膳 風邪（ふうじゃ）と湿邪を除き、痛みを緩和する　**ハト麦とハッカのお粥**

薬効食材 ハト麦（利湿＋止痛）、ハッカ（解表＋止痛）、長ネギ（発汗）、豆豉（解表）

[材料]
- ハト麦………………………大さじ1
- 白米…………………………大さじ2
- ハッカ………………………1g
- 長ネギ………………………10cm
- 豆豉…………………………5g
- 水……………………………360ml

[作り方]
❶ ハト麦は一晩水に漬ける。
❷ ハッカ、豆豉、長ネギのみじん切りを水から炊き、水の量が7割ぐらいになるまで煮つめる。
❸ ②に白米と①を入れてお粥を炊く。

＊豆豉の味だけでは足りないときは塩を少々加える

薬膳 寒邪と湿邪を除き、痛みを緩和する　**黒マメとニラのスープ**

薬効食材 黒マメ（利湿＋血行促進）、ニラ（温補＋駆瘀血）

[材料]
- 黒マメ………………………20粒
- ニラ…………………………1/4束
- コンソメスープ……………400ml
- 豆腐…………………………1/8丁
- 塩……………………………少々

[作り方]
❶ 黒マメはたっぷりの水で一晩もどす。
❷ ①をスープで炊く。
❸ 黒マメが柔らかくなったら、豆腐のサイの目切りとニラのざく切りを加え、一煮立ちさせて塩で味を調える。

漢方薬膳の実践　腰痛・神経痛・関節痛・リウマチ

【慢性化した場合】

繁用処方　**五積散**（解表＋利湿＋駆瘀血＋健胃）
慢性化して、腰痛・関節痛を度々くり返すものや、痛むほどではないが腰や関節が不安定な場合によい。また、症状が腰・関節以外に胃腸や頭・のどなど多岐にわたる場合にもよい。古典では、気・血・痰（水毒）・寒・食の５つの積（うっ滞）に効くとされている。

繁用処方　**疎経活血湯**（駆瘀血＋温血＋解表＋利湿）
慢性化して、瘀血の留滞のはなはだしいものに用いる。特に下半身の慢性化した疼痛や麻痺などによい。半身不随や産後の血栓性疼痛にも用いられる。

薬膳　湿邪を除き、血行を改善し、痛みを緩和する　**黒マメ酒**

薬効食材　黒マメ（利湿＋血行促進）、日本酒（血行促進）

[材　料]
黒マメ……………………20g
日本酒……………………200mℓ

[作り方]
❶黒マメは皮が破れるくらいまで空煎りする。
❷①を日本酒に漬け冷暗所に３日おく。朝晩盃一杯を目安に飲む。

【全体は冷えているが、患部に炎症のある場合】

繁用処方　**桂芍知母湯**（発汗＋利湿＋温補＋清熱）
体が抜けるように重く、汗があり、関節患部が赤く腫れているようなものによい。

繁用処方　**越婢加朮附湯**（利湿＋温補＋清熱）
全体としては冷えているが、患部に炎症があり、赤く腫れるようなものによい。またこのタイプの関節炎を伴うリウマチなどに著効する。冷えがそれほど強くなく、炎症の強い場合は、附子を除き越婢加朮湯として用いる。

薬膳　利水し、湿邪を除き、痛みを緩和する　**トウガンとアズキとショウガのスープ**

薬効食材　トウガン（利水）、ショウガ（温補）、アズキ（利水＋消炎）

[材　料]
トウガン…………………100g
アズキ……………………2g
ショウガ…………………5g
コンソメスープ…………400mℓ

[作り方]
❶トウガンは皮をむき１cm角に切る。ショウガはみじん切り。
❷一晩水に漬けたアズキをスープで炊き、柔らかくなったら①を加える。

| ハンペン | 1/4枚 |
| 塩 | 少々 |

❸トウガンが柔らかくなったらハンペンのサイの目切りを加え、ひと煮立ちさせてから塩で味を調える。

薬膳 風邪(ふうじゃ)と湿邪を除き、痛みを緩和する　**ハト麦とハッカのお粥**

薬効食材 ハト麦（利湿）、ハッカ（解表＋止痛）、長ネギ（発汗）、豆豉（解表）

[材料]
ハト麦	大さじ1
白米	大さじ2
ハッカ	1g
長ネギ	10cm
豆豉	5g
水	360mℓ

[作り方]
❶ハト麦は一晩水に漬ける。
❷ハッカ、豆豉、長ネギのみじん切りを水から炊き、水の量が7割ぐらいになるまで煮つめる。
❸②に白米と①を入れてお粥を炊く。

＊豆豉の味だけでは足りないときは塩を少々加える

薬膳 寒邪と湿邪を除き、痛みを緩和する　**黒マメとニラのスープ**

薬効食材 黒マメ（利湿＋血行促進）、ニラ（温補＋駆瘀血）

[材料]
黒マメ	20粒
ニラ	1/4束
コンソメスープ	400mℓ
豆腐	1/8丁
塩	少々

[作り方]
❶黒マメはたっぷりの水で一晩もどす。
❷①をスープで炊く。
❸黒マメが柔らかくなったら、豆腐のサイの目切りとニラのざく切りを加え、一煮立ちさせて塩で味を調える。

薬膳 湿邪を除き、血行を改善し、痛みを緩和する　**黒マメ酒**

薬効食材 黒マメ（利湿＋血行促進）、日本酒（血行促進）

[材料]
| 黒マメ | 20g |
| 日本酒 | 200mℓ |

[作り方]
❶黒マメは皮が破れるくらいまで空煎りする。
❷①を日本酒に漬け冷暗所に3日おく。朝晩盃(さかずき)一杯を目安に飲む。

＊P.177〜P.178にあげた薬膳と同様であるが、患部に炎症のあるものについても、薬膳は上記のもので対応が可能である。

漢方薬膳の実践

腰痛・神経痛・関節痛・リウマチ

精神疾患

　精神疾患とは、脳（および「心（こころ）」）の機能的・器質的障害、内分泌系のホルモンバランスの異常、免疫系の異常などによって引き起こされる疾患をいう。うつ病、統合失調症、躁うつ病、不安障害、パニック障害、適応障害など様々なものがある。なお、精神的な変調が、身体の不調として発現する場合もある。

　原因としては、内因性、外因性、心因性がある。内因性とは脳の器質的疾患によるものをいうが、原因不明なものも多い。外因性とは感染症、脳出血、代謝異常などにより脳や身体の各部位に器質的な影響の出たもの、心因性とは過度のストレスなど、精神的な要因によるものである。

〈統合失調症〉　100〜120人に1人がかかるといわれており、まれな病気ではない。症状としては、妄想、幻覚、思考障害、自我意識障害、ひきこもり、感情の平板化、無関心などがある。また、症状の発現の仕方も個人差が大きい。治療法としては、薬物療法、精神療法、リハビリテーションなどがあり、病気の時期や症状の具合によって行われる。

〈うつ病〉　「気分が落ち込む、何をしても楽しくない」、「何に対しても意欲や興味がなくなる」といった抑うつ気分や不安・焦燥感、精神活動の低下などが現れる疾患。身体的な症状では食欲低下、不眠症などの症状を特徴とする。「うつ」のみが現れる場合もあれば、「気分が高揚し、異常に意欲が高まる」といった躁状態がうつと交互に現れるものもある。

〈不安障害〉　心理的な不安感により抑うつ状態になったり、動悸、発汗、下痢、腹痛などの身体症状が現れたりする病気。

〈パニック障害〉　突然、めまい、心悸亢進（こうしん）、呼吸困難、手足のしびれ、けいれんといった過換気症状とともに激しい不安が発作的におこる病気。検査などを行っても身体的には異常はない。1980年に米国精神医学会の分類で「パニック障害」という概念が公になった。100人に1人ぐらいの割合でおこる病気であり、男性では25歳から30歳くらい、女性では35歳前後の発病が最も多い。脳神経細胞のシナプス間の神経伝達物質であるセロトニン低下が関係している。

〈適応障害〉　はっきりとしたストレス因子によって、うつ状態や不安状態、攻撃的な行動などが一時的に引き起こされ、社会生活ができなくなるストレス障害である。ストレス量が本人の処理能力を圧倒したことによる心理的な機能不全であるため、改善には、ストレス要因を取り除くことが必要となる。不安、抑うつ、焦燥、過敏、混乱などの情緒的な症状のほか、不眠、食欲不振、全身倦怠感、易疲労感、ストレス

性胃炎、頭痛、吐き気、発熱、精神運動抑制など様々な症状が自覚症状としてあらわれる。軽度のうつ病と区別がつきにくく、放置しているとうつ病になる場合もある。

漢方の考え方

　漢方では、精神疾患は気の変調の病として捉えられるが、血、水、肝が関係するケースもある。気の変調の原因には、以下のようなものがある。

【気の上衝】　気が衝き上げるように上部に上ってくるもの。動悸やのぼせ、イライラ、不眠などの原因となる。

　治法　桂皮・竜骨・牡蛎などの降気薬や小麦・甘草・大棗・茯苓などの鎮静作用をもつ薬物が用いられる。処方としては、軽い気の上衝があって、臍部付近に動悸があり、落ち着きがなく不安や恐れを訴える場合には、甘麦大棗湯や苓桂甘棗湯を用いる。これらは、漢方処方ではあるが、小麦やナツメなどの食物が用いられており、内容的には薬膳そのものともいえる。頭部に気が上り、イライラや不眠・多夢などをおこす場合は竜骨・牡蛎などの鎮静薬が配合された、桂枝加竜骨牡蛎湯や柴胡加竜骨牡蛎湯などを用いる。強いのぼせとはなはだしい便秘のある場合には清熱・通便作用の強い三黄瀉心湯などを用いる場合もある。

【気　滞】　胸部から咽喉部にかけて気が滞るもの。のどの辺りで何かが詰まったように感じ、咳払いをしたくなる梅核気という症状が特徴である。また、場合によっては神経性の突き上げるような咳を伴うこともある。

　治法　胸脇部や胃部の気滞を除くために、気のめぐりを改善する厚朴や鎮静効果のある茯苓などの薬物が用いられる。処方としては、半夏厚朴湯や柴朴湯などがある。これらの処方は、パニック障害などにみられる過呼吸の改善にも用いられる。

【気　虚】　心気の不足ともいい、疲労、脱力感、動悸、息切れなどの症状が特徴である。

　治法　人参・黄耆などの補気薬を用い、気の不足を補い、気の流れを安定させ、気力を補う。処方としては補中益気湯などがある。

■気の変調に影響を与える因子

　気の変調の背景として、血、水、肝に問題がある場合も多いので、その場合はそれらに対する治療も併せて行うことが必要である。

【血】　▶瘀血　血液の循環が悪くなり、のぼせ症状がおこり、気の上衝が助長される。イライラや不安感、不定愁訴がおこりやすくなる。

　治法　このタイプのイライラには、鎮静効果のある山梔子・茯苓・甘草などが配合された加味逍遥散がよい。その他、精神症状に加え、肩こり、足の冷え、ホットフラッシュなど、瘀血の症状が強い場合には、桂枝茯苓丸や桃核承気湯などの駆瘀血剤を用いるとよい。

　▶血虚　貧血や疲れやすさがあり、不眠や物忘れなどの症状を伴いやすい。
　治法　人参・黄耆などの補気薬、当帰・龍眼肉などの補血薬、安神・鎮静効果のある遠志・酸棗仁・茯苓などが配合された加味帰脾湯がよい。この処方は、認知症の予防にも用いられる。

【水滞】　胃腸の水分代謝が悪くなると、胃内停水※1がおこり、気の上衝が助長される。その結果、めまい・動悸などがおこりやすくなる。

　治法　このタイプのめまいや動悸に効果があるのが苓桂朮甘湯である。この処方には、利水作用のある白朮・茯苓と降気作用のある桂皮・甘草が配合されており、気の上衝をよく改善する。冷えてめまいをおこす場合は、体全体を温めて気をめぐらせ、利水をはかる必要があるので、温補薬である附子と利水薬で構成された真武湯を用いる。

【肝】　肝は、怒りの感情と関係が深く、肝気がうっ滞すると、のぼせやイライラ、胸脇部の苦満感などがおこりやすくなる。

　治法　柴胡・黄芩など清熱作用をもつ薬物を用い、肝の清熱をはかるとともに肝気のうっ滞を除き、精神安定をはかるのがよい。処方としては、柴胡加竜骨牡蛎湯、柴胡清肝湯、抑肝散などがある。

漢方薬膳の考え方

● 鎮静作用や安神作用のあるものを基本に用いる。また、瘀血を助長するような食物※2は、のぼせや精神不安を助長しやすくなるので、できるだけ避ける。(鎮静+安神)
● 気の上衝のある場合は降気鎮静作用のあるもの、気滞や気虚の場合は、行気作用のあるものや補気作用のあるものを用いる。またシナモン、ローズマリー、レモンバーム、バジル、ペパーミントなど鎮静作用のあるハーブを調理や飲料に加えてもよい。

※1）胃腸に水滞がおきること。
※2）月経痛・月経不順の項（P.94）参照。

（降気・行気・鎮静＋補気）
- 瘀血や便秘のある場合は、駆瘀血剤や通便作用のあるものを加える。（駆瘀血・通便）
- 水分代謝に問題のある場合は、利水作用のあるものを加える。併せて脾胃を補っておくとよい。（利水＋補脾胃）
- 肝に問題のある場合は、平肝作用・養肝作用のあるものを用いる。（平肝・養肝）また、気虚の場合は脾胃との関連が深いので、補脾胃作用のあるものを用いるとよい。（補脾胃）
- その他、過呼吸、息切れ、呼吸困難などの症状があれば補肺作用のあるもの、（補肺）食欲不振や胃腸症状のある場合は補脾胃作用のあるものなど、（補脾胃）症状に応じて加えるとよい。

＜精神疾患の薬膳に用いる食材＞

ユリ根	漢方生薬として用いられるほど精神不安や不定愁訴に効果がある。熱病の予後や過労などによる微熱症状にもよい。
ハスの実	精神安定作用がある。強壮作用もあるので、過労などで気力の出ないものにもよい。
龍眼	養心作用、補気・補血作用、精神安定作用がある。ストレスや過労による不眠・健忘・不安感のあるものに用いる。また精神不安による動悸やけいれんなどにも効果がある。
キンシンサイ	鉄分が多く含まれているので、貧血や疲労感があって精神的な疲れを伴うものによい。別名「忘憂」ともいわれるが、このスープを飲むと身体が温まり、頭がリラックスする。生のつぼみと乾燥したタイプのものがあるが、どちらを用いてもよい。
ナツメ	補気作用、精神安定作用がある。気虚のタイプの精神疾患によい。また補脾胃・強壮作用をもつ。臍部で動悸するものや、ストレスによる動悸・不安感のあるものによい。
小麦	精神不安やヒステリー症状によい。口の渇きや熱感、煩燥感を除く。精神が高ぶり落ち着かぬものによい。薬用では水に入れた時に浮かぶ軽い未成熟な小麦を良品として用いる。これを浮小麦という。なお、小麦粉では精神安定の効果は得られないので、留意する。
シナモン	降気作用にすぐれ、気の上衝による精神不安・不眠・めまいなどに用いられる。また、ショウガなどと併用すると発汗作用が増強されるので、過緊張による肩こりや体のこわばりなどによい。
シソ	気をめぐらせる働きにすぐれるので、不安感や落ち込みの緩和によい。梅核気や神経性の咳などに効果がある。冷えの強い場合は、長ネギやショウガを加味して発汗させるとよい。
ハッカ	頭部のうっ滞した気を発散し、頭痛やモヤモヤ感を除く。軽い発汗効果もあり、

漢方薬膳の実践

精神疾患

のどの違和感や口中の不快感、目の充血などの症状を除く。ペパーミントでも代用できる。

サフラン 駆瘀血作用、鎮静効果にすぐれる。いわゆる血の道症タイプの精神不安にすぐれた効き目をもつ。のぼせや、イライラが強い人によい。ただ、血（けつ）を動かす作用が強いので妊娠初期は摂取を控える。

シジミ 平肝作用があり、また鎮静効果のあるカルシウムを含むので、常にイライラするものや子供の疳（かん）の虫によい。また、気分の落ち込みの改善によいメチオニンやビタミンB_{12}なども含んでいる。

レモンバーム シソ科の植物で名前の通りレモンの香りがする。ハーブティーやデザートなどに幅広く利用されている。鎮静効果があるので、緊張やストレスをやわらげるとともに憂鬱な気持ちを明るくする抗うつ作用があることでも知られている。その他、発汗解表作用、降圧作用、消化促進作用などもある。

ローズマリー シソ科の植物で肉料理によく用いられる。消化管の調子を調えて落ち着かせる働きに加え、血液循環と神経を刺激する作用があるので、精神的な緊張がある場合の頭痛やうつ症状を改善する効果がある。毛包を刺激する作用があるので、初期の脱毛症にも用いられる。この場合は、希釈した精油で頭皮をマッサージするとよい。

カモミール ジャーマンカモミールとローマンカモミールがあるが、薬効の高いものはジャーマンカモミールである。茶として花の部分を用いる。鎮静作用があり、精神不安や不眠に多く用いられる。健胃作用や平滑筋のけいれんを鎮める作用もあり、神経性の消化器の不調にも用いられる。

＜精神疾患の薬膳に用いる生薬＞

百合、柏子仁、酸棗仁、蓮肉、桂皮、龍眼肉、大棗、菊花、薄荷、蘇葉

漢方の繁用処方・処方を助ける薬膳

【気の上衝】

繁用処方 甘麦大棗湯（補気＋鎮静）
精神的に落ち着かず、臍の横辺りで気がざわざわと動くように感じるものによい。

繁用処方 苓桂甘棗湯（補気＋鎮静）
臍の周りにぐるぐると気が動くような感覚があり、落ち着かず、不安感などがあるものによい。

薬膳 気を落ち着かせて、精神安定をはかる　**ナツメと小麦胚芽のお粥**

薬効食材 ナツメ（補気＋鎮静）、小麦（補気＋鎮静）

[材料]
- ナツメ（乾）……………… 8個
- 小麦胚芽粉……………… 大さじ1
- 玄米……………………… 大さじ1.5
- ハム……………………… 1枚
- セリ……………………… 1/6束
- 水………………………… 300mℓ
- しょう油………………… 小さじ2

[作り方]
1. 玄米は洗って一晩水に漬ける。
2. 鍋に①、ナツメは食べやすい大きさに切り、小麦胚芽粉を入れ火にかけ、沸とうしたらごく弱火にして蓋をしてお粥を炊く。
3. 30分して様子を見てお粥が炊けているようならハムの小角切りを入れ、しょう油で味を調えて、ざく切りのセリを入れ火を止める。

繁用処方 桂枝加竜骨牡蛎湯（降気＋鎮静）
不安感や緊張感が強く、落ち着かない感じのするものや、不眠、多夢、寝汗などがあるものによい。精神緊張の強い小児の夜尿症にも効果がある。

薬膳 降気し、精神安定作用を助ける　**龍眼のコンポート　シナモン風味**

薬効食材 龍眼（安神）、シナモン（降気）

[材料]
- 龍眼肉（乾燥したもの）……… 40粒
- 赤ワイン………………… 200mℓ
- 砂糖……………………… 10g
- シナモンパウダー……………… 少々

[作り方]
1. 赤ワインは火にかけてアルコール分を飛ばし、砂糖を加え火を止める。
2. ①の粗熱が取れたら龍眼肉を漬け、シナモンを振り入れる。

> **繁用処方** 三黄瀉心湯（さんおうしゃしんとう）（清熱鎮静＋通便）

便秘と強いのぼせがあり、イライラの強いものによい。

> **薬膳** のぼせを下げ、精神安定作用を助ける　**キンシンサイとセロリとアロエのサラダ**

> **薬効食材** キンシンサイ（鎮静）、セロリ（清熱＋鎮静）、アロエ（清熱＋のぼせを下げる）

[材　料]
- キンシンサイ（乾燥）………… 10g
- アロエ…………………………… 70g
- セロリ…………………………… 1本
- A ｛ 黒練りゴマ…大さじ1
     リンゴ酢…大さじ3
     しょう油…小さじ2 ｝

[作り方]
1. キンシンサイは水でもどしておく。アロエは皮をむき千六本に切る。セロリは筋を取りアロエぐらいの大きさに切る。
2. キンシンサイが柔らかくなったら、漬け汁ごと火にかけ、煮立ったら弱火で3分ゆでる。
3. ②をざるにあげ、冷めたらアロエと同様に切る。
4. Aでキンシンサイ、アロエ、セロリを和える。

＊キンシンサイのゆで汁は薬効が強いので、捨てずに味噌汁やスープなど違う料理に活用する

【気滞】

> **繁用処方** 半夏厚朴湯（はんげこうぼくとう）（鎮静＋降気＋去胃内停水＋治梅核気）

のどが詰まって、息が吸いにくい感じがあるものや、梅核気（ばいかくき）（痰がのどに引っ掛かっているような感じ）のあるものによい。

> **繁用処方** 柴朴湯（さいぼくとう）（胸脇部の緊張緩和＋去胃内停水＋治梅核気＋鎮静）

梅核気を伴う咳や胸脇部の圧迫感、息切れ、動悸などを伴うものによい。過呼吸などの症状の改善にもよい。

> **薬膳** のどの違和感を緩和し、精神安定をはかる　**ナシとハッカのジュース**

> **薬効食材** ナシ（咽喉滋潤）、ハッカ（解うつ＋利咽[※]）、シソ（行気）

[材　料]
- ナシ…………………………………… 2個
- ハッカ（ペパーミントでも可）… 8枚
- シソ…………………………………… 2枚
- ハチミツ…………………………… 大さじ2

[作り方]
1. ナシは皮をむき芯を取り、ぶつ切りにする。
2. ミキサーに①とハチミツ、ハッカ、シソを入れて回す。

＊ナシの水分が少なくジュースにならない場合は、水少量を足す

※のどの詰まりを改善すること。

| 薬　膳 | 神経性の咳を緩和し、精神安定をはかる　ギンナンスープ |

薬効食材　ギンナン（鎮咳去痰）、シソ（行気＋鎮咳去痰）、ショウガ（発汗）

[材　料]
- ギンナン……………………… 10粒
- シソ…………………………… 3枚
- ショウガ……………………… 2g
- だし汁………………………… 400㎖
- しょう油……………………… 各少々

[作り方]
1. ギンナンは外皮と薄皮を除き1個を4つ割りにする。シソは千切り、ショウガはみじん切りにする。
2. しょう油以外の材料を鍋に入れて火にかけ、沸とうしたら5分煮つめる。
3. しょう油で味を調える。

【気虚】

繁用処方　補中益気湯（補気＋滋養強壮）
疲れやすく気力がない、体がだるく動けないと感じるようなタイプに用いる。また食欲不振があり、少し動くと息切れをおこすものによい。

| 薬　膳 | 気を補い、落ち込んだ気分を引きあげる　ユリ根とナツメの安神ドリンク |

薬効食材　ユリ根（安神）、ナツメ（補気＋鎮静）、レモンバーム（鎮静＋抗うつ）

[材　料]
- ユリ根………………………… 100g
- ナツメ………………………… 6個
- レモンバーム………………… 6本
- 水……………………………… 400㎖
- ハチミツ……………………… 大さじ1

[作り方]
1. ユリ根は掃除してさっとボイルする。（ボイルするお湯は分量外）
2. 水に①、ナツメ、レモンバームを入れてユリ根が煮くずれたら火を止め、ハチミツを加える。

【瘀血のある場合】

繁用処方　桂枝茯苓丸（降気＋駆瘀血）
冷えのぼせや肩こりがあり、月経前に精神症状の悪化するものによい。

繁用処方　桃核承気湯（降気＋駆瘀血＋通便）
便秘があり、のぼせがはなはだしく、イライラが強く、皮膚はフキデモノが出やすいタイプに用いる。月経前後に症状が悪化しやすいものによい。

繁用処方　加味逍遥散（駆瘀血＋清熱＋温補＋精神安定）

漢方薬膳の実践

精神疾患

イライラや不安感が強く、不定愁訴の多いものに用いる。心臓の辺りで動悸するものにもよい。

薬膳 駆瘀血作用を助け、精神安定をはかる　**カモミールのスパイスティー**

薬効食材 カモミール（鎮静）、サフラン（駆瘀血）、クローブ（温補）

[材料]
- カモミール……………………2g
- サフラン………………………2本
- クローブ………………………2本

[作り方]
❶すべての材料をティーポットに入れ、熱湯300mlを注ぎ5分蒸らす。

薬膳 駆瘀血作用を助け、精神安定をはかる　**キンシンサイとキクラゲの炒め物、サフランライス**

薬効食材 キンシンサイ（鎮静）、黒キクラゲ（血液浄化）、サフラン（駆瘀血）

[材料]
- キンシンサイ(乾燥)……………10g
- 黒キクラゲ………………………5g
- 鶏ひき肉…………………………30g
- タマネギ…………………………1/4個
- ゴマ油……………………………小さじ2
- しょう油…………………………小さじ2
- 水溶き片栗粉
  - 片栗粉、水……………各大さじ1
- 米…………………………………1/2合
- サフラン…………………………5本

[作り方]
❶キンシンサイ、黒キクラゲはそれぞれ水でもどしておく。
❷米を研いで30分水に漬け、キンシンサイのもどし汁とサフランを入れて炊く。
❸キンシンサイは2cm長さに切り、黒キクラゲは千切り、タマネギは薄切りにする。
❹フライパンを熱しゴマ油を入れ、鶏ひき肉を炒め、色が白くなったら③を加える。
❺タマネギが透き通ったらしょう油を入れ、水溶き片栗粉でとろみをつけ、サフランライスにかける。

【血虚の場合】

繁用処方 加味帰脾湯（補気＋補血＋安神＋除煩熱）

貧血や疲労倦怠感があり、体は疲れているのに眠れない、物忘れがひどいといったタイプに用いる。

薬膳 補血し、精神安定作用を助ける　**ユリ根と龍眼の蒸しもの**

薬効食材 ユリ根（安神）、龍眼（養心安神＋補気血）

[材料]
- ユリ根……………………………100g

[作り方]
❶ユリ根は掃除して一片ずつはがしておく。

龍眼肉(乾燥)…………………… 10粒	❷器にコンブを敷き、その上に①と龍眼肉を乗せ、水を振りかけてラップをして15分蒸す。
コンブ………………………… 3cm	
水…………………………… 大さじ3	❸蒸し上がったら汁ごといただく。

【水滞のある場合】

繁用処方 苓桂朮甘湯（降気＋利水）
めまいや立ちくらみがあり、みぞおち辺りで動悸するものによい。

繁用処方 真武湯（温補回陽＋利水）
冷えがあり、めまいや頭重感などの症状があるものに用いる。特に、冷えにより症状が悪化するものによい。

薬膳 利水・降気作用を助ける　トウガンと黒マメのスープ煮

薬効食材 トウガン（利水）、黒マメ（利水＋血行促進）、シナモン（降気＋鎮静）

[材料]
- トウガン……………………… 100g
- 黒マメ………………………… 30粒
- シナモン……………………… 少々
- コンソメスープ……………… 400mℓ
- 塩……………………………… 小さじ1/4

[作り方]
❶黒マメはたっぷりの水に一晩漬けておく。
❷トウガンは皮をむき、1cm角に切る。
❸黒マメの漬け汁を切り、スープでゆでて、柔らかくなったら②を加える。
❹トウガンが柔らかくなったら塩で味を調えて、食べる前にシナモンパウダーを振りかける。

薬膳 利水し、精神安定をはかる　ユリ根とトウモロコシのひげのスープ

薬効食材 ユリ根（安神）、トウモロコシのひげ（利水）、リョクトウ（利水）

[材料]
- ユリ根………………………… 1個
- トウモロコシのひげ………… 実1本分
- コンソメスープ……………… 400mℓ
- リョクトウ春雨……………… 2g
- しょう油……………………… 小さじ1/3

[作り方]
❶ユリ根は掃除して一片ずつにはがしておく。トウモロコシのひげはお茶パックにつめておく。
❷コンソメスープに①を入れて煮出す。
❸ユリ根が煮くずれだしたらトウモロコシのひげを取り出し、春雨を加えて、しょう油で味を調える。

漢方薬膳の実践　精神疾患

【肝の影響のある場合】

繁用処方 柴胡加竜骨牡蛎湯（肝の清熱＋鎮静＋通便）
　　　　　　さいこかりゅうこつぼれいとう

肝気のうっ滞と強いのぼせや便秘があり、怒りの感情やイライラ、胸脇部の苦満感のあるものによい。

繁用処方 柴胡清肝湯（平肝＋清熱＋鎮静）
　　　　　　さいこせいかんとう

肝気のうっ滞があり、かんしゃくやヒステリーなどをおこしやすいものによい。子供の引き付けにもよい。

繁用処方 抑肝散（平肝＋鎮静）
　　　　　　よくかんさん

肝気の高ぶりによる興奮、緊張過多、不安などの諸症状を除き、精神を安定させる。近年では、認知症でイライラしやすく、精神緊張や不安感の強いものに用いられる。また、虚証でより疲れやすいものには、加味方の抑肝散加陳皮半夏を用いることが多い。
　　　　　　　　　　　　　　　　　　　　　　　　　　　よくかんさんかちんぴはんげ

薬　膳　平肝作用を助け、気のうっ滞を除く　**シジミとシソのスープ**

薬効食材　シジミ（平肝＋清熱）、シソ（行気）

［材　料］
シジミ……………………… 200ｇ
シソ………………………… 6枚
コンブ……………………… 2cm
水…………………………… 400㎖
酒、しょう油…………… 各大さじ1

［作り方］
❶鍋に水、コンブ、シジミを入れて火にかけ、沸とうしたらコンブを取り出す。
❷シジミの殻が開いたら調味料を入れ、刻んだシソを入れて火を止める。

現代の病に必要な引き算の食療法

■食生活が病をおこす

「現代の食の問題点」の項（P.24参照）でも触れたが、現代の病は、飽食や食生活の変化によって近年急速に変化している。

その最も顕著なものが、アレルギー疾患の急増である。特に日本人は、つい100年程前までは肉類や砂糖類をほとんど摂取することがない民族であったため、これらに対し免疫力が少ない。しかし、とりわけ戦後急速に食の欧米化が進み、肉類や砂糖類や脂質が一気に増加したため、アレルギー疾患が増えることになった。現在では、花粉症やアトピー性皮膚炎など何らかのアレルギー疾患をもっている人は、国民全体の30％にあたるといわれている。特に、花粉症を含む鼻アレルギーの有病率[※]は成人で47.2％と、実に半数近くに及んでいる。

また、近年増加の一途をたどっているガンについても、食や生活環境の変化によるところが大きいと考えられる。ガンの罹患者数は、人口の高齢化に伴い、1965年当時の3倍以上となっているが、高齢者人口の増加というファクターを除いて算出しなおした場合でも、1975年の1.5倍の罹患率である。

近年、ようやくアレルギー疾患については、アレルゲンとなる食物ばかりではなく、砂糖・香辛料などの刺激物、アルコールなどが症状を悪化させるということがいわれるようになってきた。また、ガンについても、アメリカにおけるデザイナーフーズ・プログラムなどの食に関するプロジェクトがある。これは1990年から、アメリカ国立ガン研究所が中心となって発足させたものだが、食品のもつ生理調節機能と病気との関係に着目し、ガン予防効果がある成分を含む食品の機能を解明し、有効成分の含有量を高めるよう食生活をデザイン（設計）するというものである。

※日本人一般成人（20-44歳）における喘息、鼻アレルギー有症率2006年全国一般住民調査（厚生科学赤澤班）より。(Fukutomi et al. IAAI 2010)

■引き算で考える食療法

　上記のように、アレルギー疾患やガンについては、食物との関係が大きくクローズアップされてきているが、この項で特に注目したいのは、どんな食物を摂るかではなく、どんな食物を摂らないかという点にある。

　これら飽食の病というべきものに関しては、摂取する食物よりも、日常食べているもののうち何を制限するかの方が身体にはるかによい影響を与えると考えられるのである。

　この考え方に一つの示唆を与えるのが、漢方の瘀血の考え方である。漢方では、瘀血体質の患者はのぼせを伴う様々な症状をおこすが、血行不良や末梢血管の充血をおこしやすいため、アレルギー症状を悪化させやすい体質を作ってしまう。したがって、アレルギーの場合は、瘀血体質を改善することが必須となる。そしてこの場合は何を摂るかよりも、瘀血を助長させる食物を控えることの方が重要なのである。なお西洋医学的にみるなら、瘀血は炎症性体質といえる状態である。

　瘀血体質を助長した背景には、いくつかの大きな食生活の変化が存在する。上記でも述べたが、その最大のものは砂糖、肉類、動物性脂肪の摂取量の増大である。

　厚生労働省による「国民栄養の現状※」を見ると、1955年から1975年の20年間で脂肪の摂取量は2.7倍、肉類は5.4倍、乳製品は7.3倍に、菓子類は1.6倍、嗜好飲料は2.8倍になっている。その後、2004年までの推移を見ると、脂肪や菓子類は横ばいもしくは若干の低下を示すものの、肉類は1955年当時の6.5倍、乳製品は9.5倍、嗜好飲料はなんと14.7倍である。これら肉類や乳製品および嗜好飲料を含めた砂糖の摂取量拡大によって、（砂糖については1974年をピークとして減少傾向にはあるものの）この50年で、日本人の食生活は様変わりし、また、体質も大きく変化したといわざるえないだろう。そして、これらはアレルギー疾患の増加と見事な一致を示している。これに更に加わったのが1970年以降の脂質の変化である。

　日本で花粉症が急増し始めた1970年以降に、必須多価脂肪酸の一つであるリノール酸がコレステロールを下げるというリノール酸神話が世界中に広まり、コーン、ダイズ、綿の実、ヒマワリ、紅花（サフラワー）油など、リノール酸を極端に多く含む油が好まれて、大量に生産されるようになった。コーンは主要飼料作物であり、家畜の肉にも含まれる。肉食の進展ともあいまって、先進国の人々全体がリノール酸を大量摂取する時代となった。その後の研究で、リノール酸は体内でアラキドン酸に代謝されて、プロスタグランジン、トロンボキサン、ロイコトリエンなどのアレルギーや炎症を助長する生理活性脂質になることが分かり、大規模研究により、臨床的にも動脈硬化、心筋梗塞、脳梗塞、ガン、アレルギーを悪化させることが判明した。

　これを東洋医学的にみれば、瘀血体質を助長する脂質ということになる。つまり、戦前に多く使われていたオレイン酸やα-リノレン酸の多く含まれる菜種油（キャノーラ油）よりも、

※〔資料〕厚生労働省健康局総務課生活習慣病対策室「国民栄養の現状」。

引き算の食療法

リノール酸の多い植物油ばかりが多く出回るようになったために、アレルギーや炎症性体質が増えた可能性がある。

また、ガンなどについて今日よく知られていることだが、世界ガン研究基金と米国ガン研究協会による提言では、動物性脂肪・砂糖・動物性タンパク質・アルコール・塩分（胃ガン）の過剰摂取などがガンを促進するということを警告している。また、イギリスの地球化学の教授ジェイン・プラントは、自らも乳ガンを患い、ガンの悪化要因を地球化学的手法をヒントに解明し、乳製品に含まれる女性ホルモンや様々な成長因子が乳ガンや前立腺ガンのリスクを高めていることを科学的に論証している。

したがって、アレルギー疾患やガンといった、食生活の変化によって増加の一途をたどっている現代の病においては、何を食べるかという足し算の食療法よりも何を食べないかという引き算の食療法が重要となるのである。

実際の臨床においても、いくら漢方薬などを服用しても、こうした食物を控えなければ、きれいに掃除をするそばからゴミをまき散らすようなもので、治癒は難しい。

アレルギー疾患やガンは、体質によって引き起こされた病といっても過言ではないので、投薬や治療もさることながら、まず食物による体質改善が必須なのである。

アレルギー疾患――アトピー性皮膚炎

　アトピー性皮膚炎は、アレルギー体質の人がかかる皮膚炎で、このような体質をアトピー体質という。ほこり、ダニ、花粉、ある種の食品などにアレルギー反応をおこし、アトピー性皮膚炎、喘息、アレルギー性鼻炎などを発症させる。近年環境汚染や食生活の変化によって、アトピー性皮膚炎の罹患者も増加の一途をたどっている。とりわけ肉食や砂糖や高脂肪食を中心とする過食傾向がその大きな要因である。
　アトピー性皮膚炎は、生後2ヵ月頃から発生し、皮膚に持続的な炎症をおこすが、慢性化しやすく、人によっては、何十年も続く場合があるので、体質改善が必要な疾患である。
　治療は、外用薬が中心となり、乾燥を防ぐための保湿剤、かゆみ止めの抗ヒスタミン剤、ステロイドホルモンなどの消炎剤、その他抗生物質などを使用して炎症をとりながら、皮膚のケアをしていくことになる。また近年では、減感作療法などの新しい取り組みが行われ、一定の成果を上げつつある。
　家庭では、皮膚を清潔にし、乾燥させないためのケアを行い、シャンプー、石けんは低刺激のものを使うようにする。ダニを発生させやすいじゅうたんやぬいぐるみなどは家庭内におかない、ペットは飼わないか居室を分けるなど、家庭環境にも気を配ることが必要である。

漢方の考え方

　中国古代の名医扁鵲（へんじゃく）は「病の応は体表にあらわれる」つまり皮膚は、内臓の鑑（かがみ）であるといっている。皮膚の疾患は、アトピー性皮膚炎であろうと、単なる皮膚炎であろうと、漢方の考え方は同じである。
　原因としては、瘀血（おけつ）、水滞（すいたい）、食毒（しょくどく）などが関連しておこる。皮膚の炎症は、体内の新陳代謝のバランスが崩れ、血（けつ）や水（すい）のうっ滞がおこり、それが皮膚に現れたものである。引き金としては、季節の変化、精神的なストレスも影響する。
　ただし、アトピー性皮膚炎は、遺伝的な体質を受け継ぐ傾向があるため、体質改善をはかることが不可欠となる。したがって、毎日の食事療法（P.198参照）は必須であり、食事療法の適否が50％以上のウエイトをもつことをよく知っておく必要がある。さらに、新陳代謝を改善する必要があるため、日常生活のなかで、便秘や月経不順、小水の出が悪いなどの症状がある場合には、それについても改善するように気を配る。
　漢方薬の治法は、炎症の強さと、瘀血・水滞・食毒などの影響を見て選定する。また、便秘や月経不順といった瘀血、水滞、食毒を助長する要因のある場合は、併せて改善するようにする。

漢方の繁用処方

【炎症の強い場合】

繁用処方 白虎湯（清熱）

アトピー性皮膚炎に非常に効果の高い処方である。清熱作用にすぐれるので、患部が熱をもち、かゆみの強い場合によい。はなはだしい口渇も目安となる。

繁用処方 白虎加人参湯（清熱＋補津液）

患部に熱感があり、かゆみが強いものによい。清熱作用に加え、補津潤燥作用があるので、体表の津液が不足してカサカサになった皮膚を潤す作用もある。

【瘀血：症状が比較的浅い場合】

繁用処方 十味敗毒湯（軽い発汗解表＋駆瘀血）

瘀血による皮膚疾患で多く使われる。体表の瘀血を除く作用があるので、手掌角化症やじんましんなどにもよい。アトピー性皮膚炎に使う場合は、一時的に症状を悪化させることがあるので、先に白虎湯を用いて清熱しておくか、または併用すると症状悪化を防ぐことができる。

【瘀血：皮膚の栄養状態が悪くなっている場合】

繁用処方 温清飲（補血＋清熱）

補血作用のある四物湯と清熱作用のある黄連解毒湯を合わせた処方である。皮膚がどす黒く、熱感があり、カサカサして口渇のある場合によい。

【水滞：患部が水をもってジュクジュクする場合】

繁用処方 越婢加朮湯（清熱＋利水）

患部が熱をもち、ジュクジュクと水っぽいようなアトピー性皮膚炎や耳疾患によい。体表近くに停滞している水分を取り除き、症状を改善する。

【月経不順のある場合】

桂枝茯苓丸、桃核承気湯など駆瘀血作用のある処方と白虎湯などの清熱効果のあるものを併用する。駆瘀血剤単独では、症状が悪化する場合もある。

【便秘のある場合】

大黄など通便作用のあるものを白虎湯などと併用する。

アレルギー疾患──花粉症

　花粉症は、スギなどの植物の花粉が鼻や眼などの粘膜に接触することによって引き起こされるアレルギー疾患である。症状としては、くしゃみ、鼻水、鼻づまり、目のかゆみ、のどのかゆみなどがおこる。現在では日本人の25％がこの病に罹患しているというデータもあり、まさに国民病の様相を呈している。

　罹患する時期は2〜4月の春先に多いが、近年では、アレルゲンとなる植物もスギ、ヒノキ、ケヤキ、カモガヤ、オオアワガエリ、ブタクサ、シラカバなど50〜60種類を超え、時期も5月以降や秋口など多岐にわたっている。

　スギ花粉症の日本での最初の報告は、1964年であったが、ごくわずかな数であり、ここ50年弱で国民病といわれるまでに拡大したのは、大気汚染などの環境要因や食生活の変化がもたらしたものと考えられる。

　治療は、ステロイド薬や抗ヒスタミン薬、血管収縮薬、メディエーター遊離抑制薬などが用いられるが、いずれも対症療法であるので、症状の緩和は可能でも完治には至らないのが現状である。

漢方の考え方

　漢方では、花粉症もアトピー性皮膚炎と同様いくつかの原因があると考える。
　①遺伝的な体質、②肉食、砂糖、高脂肪食を中心とする過食傾向、③精神的ストレスなどである。こうして作られたアレルギー体質によって花粉への異常反応が引き起こされるが、ここに、さらに瘀血の問題が絡んでくるのである。

　砂糖類、エビ、カニ、魚卵類、香辛料、モチ米など瘀血の元となる食品を多く摂っていると瘀血体質となる。「現代の病に必要な引き算の食療法」（P.191）でも説明したが、瘀血体質は炎症性体質ともいえる状態で、様々な炎症がおこりやすい状態である。特に春先は、木の芽時といって植物や動物のエネルギーが活発化してくる時期で、人であれば、肝機能が亢進し、血が騒ぎ、この瘀血が頭部に上りやすくなる。そのため、春は身体の上部にあたる鼻や目、のどの粘膜に充血がおこり、様々な刺激に対し敏感に反応し、また炎症が悪化しやすくなるのである。また、秋口など季節の変わり目にも、ホルモンバランスの関係から同様の問題が生じてくる。

　花粉症もこの瘀血の問題を解決しない限り完治は望めない。したがって瘀血体質を改善しつつ、過剰反応している粘膜の炎症を鎮めてゆくことが必要となるのである。

　治法については、発症部位と炎症（熱）の程度、瘀血・水滞などの新陳代謝の不調を考慮して選定する。

漢方の繁用処方

【鼻炎症状の強い場合】

繁用処方 十味敗毒湯（軽い発汗解表＋駆瘀血）と葛根湯（発汗）の合方

体表の瘀血を除く作用にすぐれる十味敗毒湯と発汗作用のある葛根湯の合方で、花粉症にすぐれた効果を発揮する。水のような鼻水が止まらず、鼻が詰まり、鼻粘膜にかゆみのあるような場合によい。

繁用処方 葛根湯加川芎辛夷（発汗＋行気）

発汗作用と行気作用によって、鼻腔周辺の気の流れを改善し、鼻詰まりを除く。鼻詰まりが強く、鼻腔が腫れるようなものによい。鼻水は粘性であるか、かんでも出ない場合が多い。肩こりや頭痛を伴うこともある。蓄膿症にも用いられる。

繁用処方 小青竜湯（発汗＋鎮咳＋去胃内停水※）

呼吸器の水滞を除き、鼻炎を改善する。水のような鼻水が多く、くしゃみが多い。鼻粘膜のかゆみはあまりなく、鼻詰まりもそれほど強くない。

繁用処方 麻黄附子細辛湯（発汗＋温補）

強い温補作用と発汗作用により体の深部から温め、冷えの強い鼻炎・咳症状を改善する。くしゃみや水っぽい鼻水は小青竜湯とも共通するが、背部悪寒が強いのが特徴である。

【眼の症状の強い場合】

繁用処方 十味敗毒湯（軽い発汗解表＋駆瘀血）と白虎湯（清熱）の合方

表面の瘀血を除く十味敗毒湯と清熱効果の高い白虎湯の合方である。目の周りのかゆみの強いものによい。鼻炎症状も併せて治すことができる。

繁用処方 黄連解毒湯（清熱）と五苓散（利水）の合方

清熱作用のある黄連解毒湯と水滞を解消する五苓散の合方である。眼の中がかゆく、涙の多い場合によい。

【のどの症状の強い場合】

繁用処方 駆風解毒湯（軽い発汗解表＋清熱＋治咽痛＋潤燥）

軽い発汗解表作用と清熱効果により咽痛を除く。のどの乾燥感やイガイガする感じのあるものによい。

繁用処方 小柴胡湯（清熱＋止渇）と白虎加人参湯（清熱＋補津潤燥）の合方

呼吸器の清熱をはかる小柴胡湯と清熱・補津潤燥効果の高い白虎加人参湯の合方である。のどのかゆみ、刺激感、乾燥感があり、むせるような咳を伴うものによい。

※胃腸の水滞を除くこと。

アレルギー疾患の食事療法の考え方

　アトピー性皮膚炎や花粉症などのアレルギー疾患に関しては、共通の食事療法となる。
　アレルギー疾患の場合は、引き算の食養生が必須であるため、以下のような瘀血を助長する食品は避ける。なお、アトピー性皮膚炎や食物アレルギー、喘息などの場合は、アレルゲンとなる食物の除去は必須である。
　食事日記を付けて、毎日食べたものを記録し、症状の悪化との関連を比較するとよい。ちなみに、症状悪化のきっかけとなる食物を摂取してから、24時間以内に症状の出ることが多い。

- 肉類と糖分の摂取をできる限り少なくして、菜食を中心とする。通常、肉類対野菜は１：２～３の割合で食するが、できる限り肉類は減らす方がよい。
- 魚介類では、イクラ、カズノコ、タラコなどの魚卵類、サバ、アジ、イワシ、シラス干しなどの青魚、平貝、ホタテ貝、エビ、カニなどの貝類・甲殻類など瘀血を助長する食品は避ける。白身や赤身の魚を中心にするとよい。
- 野菜では、タケノコ、山菜類などアクの強いものとモチ米は避ける。五穀米、雑穀米などもモチ黍、モチ粟などモチ系の雑穀が用いられていることが多いので避けた方がよい。
- 糖分が多い甘い菓子類（和・洋菓子、アイスクリーム、キャンディ、クッキーなど）、菓子パンなどはすべて避ける。特にチョコレート、ココアの類は最もよくない。洋菓子、生クリームなどの乳脂肪と砂糖の組み合わせも非常に悪い。また、食事の場合も煮物などの砂糖の量を控える。できればみりんなどに変えるほうがよい。なお、純粋なハチミツやメープルシロップ、黒砂糖、てんさい糖などの甘味料も不適である。また、手作りのジャムや乾燥果実なども避けた方がよい。
- トウガラシ、カラシ、ワサビなどの辛味の強い香辛料も避ける。カレーも同様である。
- 油脂は、動物性のもの、乳製品由来のものを避ける。また、酸化した油もよくないので、古くなった揚げ物などは避ける。植物性油脂の場合も、リノール酸の少ないオリーブ油、キャノーラ油、エゴマ油、シソ油、酸化しにくいゴマ油などを用いる。
- その他影響を及ぼす食品として、コーヒー、ナッツ類などを避ける。
- アルコールは、症状を悪化させるので避けた方がよい。酒粕も同様である。
- 水は軟水がよい。硬水は症状を悪化させる場合がある。
- 乳製品は、アレルゲンであれば除去するが、アレルゲンでなくとも、乳脂肪分は動物性脂肪そのものであり、皮膚炎を悪化させるので、バターをはじめ、乳脂肪分を含むヨーグルトやチーズなども、肉類に準じて、できるだけ少なくした方がよい。

＜花粉症の症状改善によい食材＞

長ネギ　　長ネギの白い部分は、発汗を助け、鼻炎の症状を緩和する。スープなどにするとよい。

ショウガ　身体を温める作用に富み、発汗を助け、くしゃみ、鼻水など鼻炎症状を改善す

	る。ただし、目の充血しているものと痔のあるものには用いない。
クズ	発汗作用があり、同時によく首や肩の緊張をとるので、花粉症で肩こりや頭痛のある場合によい。
ペパーミント	軽い発汗により、鼻炎症状、咽痛、頭痛を治す。
菊花	清熱し、目をすっきりさせる効果があるので、眼のかゆみや充血によい。
ダイコン	生で食べると、のどの粘膜を潤し、咳を止める作用がある。ダイコンおろしにして食べるのが効果的である。
ナシ	のどの粘膜を潤し、痛みをやわらげる。そのまま食べるより、すりおろしてジュースにするのが効果的である。

第3章　薬膳の理論と実践

ガ　ン

　1981年以降、ガンは日本人の死亡原因の第1位となっている。平成22年の人口動態調査では、悪性新生物29.5％、心疾患15.8％、脳血管障害10.3％と、ガンは、死亡原因の30％前後を常に占めている。ガンによる死亡数は、近年上昇傾向にあるが、これは高齢化によるものであり、実際の死亡率は、むしろやや減少傾向にある。また、ガンの罹患率は、1990年から2000年までの10年間は横ばいであったが、2000年以降は上昇している。

　ガンの原因は様々にいわれていたが、近年その発生のメカニズムに関する研究が急ピッチで進み、多くのことが分かってきた。ガンは、細胞の核の中に存在するDNAが何らかのきっかけで傷つくことによっておこる。そして、本来コントロールされているはずの細胞の機能に狂いが生じ、周囲の細胞と無関係に増殖を繰り返すようになる。この状態がガンである。

　このきっかけになるのが、発ガン物質と呼ばれるものである。発ガン物質は、何らかの化合物や紫外線、放射能、ウイルスなどが知られてはいるが、何が原因となっているかという直接の因果関係を見極めることは難しい。また、外から入ってくるばかりではなく、体内で合成される場合もある。

　発ガンの過程は、大きく2つに分かれる。初期は、発ガン物質が細胞の核のDNAに傷を付ける時期で、次はガン細胞が誕生して、目に見えるような細胞の集団にまで成長する時期である。この時期は数ヵ月から数十年にわたる場合もある。一般に、ガンは小さいうちは性質がおとなしいが、成長するにつれて急速に増殖するようになり、また悪性化するにつれて遺伝子に連鎖的に新しい変化がおきることも分かってきた。

　中国では瘀血の究極の状態がガンであるとの考え方がある。また、動物性脂肪の過食やリノール酸の過剰摂取により、瘀血体質が助長されるが、ガンも増えることがわかってきた。なお、メタボリック症候群や2型糖尿病では、ガンの発症率が高まるが、どちらも高インスリン血症が大きく影響していることが分かっている。牛乳には女性ホルモンだけでなく、インスリン様成長因子が含まれており、乳製品を多く消費する国に乳ガン、大腸ガン、前立腺ガンが有意に多いことを見ても、同じ機序が関連している可能性が高い。

　これらの食品を摂取すれば必ずガンになるわけではないが、摂取していない人々と比較して、統計的にリスクが高いことが分かっているので、日課のように毎日大量に摂取することは避けた方がよいと思われる。

　いずれにしても、ガンは本来、本人の細胞から発生するものであるため、食生活や生活習慣との関連はきわめて深いといえる。

漢方の考え方

　漢方でガンを考える場合は、ガンを消すことよりも、ガンに負けない免疫力をつけること

漢方薬膳の実践　引き算の食療法　ガン

を第一に考える。前項でも触れたが、ガン細胞は、本来自分の体の細胞である。それが、何らかの物質の摂取やストレスなどのきっかけにより、ガン細胞化してしまう。逆にいうと、人間の体には毎日のようにガン細胞が発生しているのである。しかし、すべての人がガンになるわけではない。それは、人間の体には免疫力が備わっており、ガン化した細胞が増殖しないよう駆逐するシステムがあるからである。しかし、食生活の不摂生・過労・ストレス・発ガン物質の多量摂取などの原因で、免疫システムの力が落ちたり、ガン化する力の方が上回ってしまった時、ガンになってしまう。したがって、本来人間がもっているガン化した細胞を駆逐することのできる免疫力を活性化することが重要である。更に、ガンの発生によっておこる各種の症状を取り除くことに重きがおかれる。これらは、体全体の機能を高め、体のもつ本来の力を取り戻すことでもある。

　ガン細胞が仮に存在していても、無秩序な増殖が止まり、おとなしくしていれば共存が可能である。そしてその中で、免疫力がガン化した細胞を圧倒してゆくことを目指すのである。

〈免疫力を上げる〉漢方の繁用処方

繁用処方 人参湯（にんじんとう）（補脾胃＋補気＋強壮）
胃腸を補い、免疫力を上げる。消化器系統のガンばかりでなく、幅広いガンに対し、免疫力をあげるために用いることができる。食欲のない場合にもよい。

繁用処方 十全大補湯（じゅうぜんたいほとう）（補気＋補血＋強壮）
白血球や赤血球など血液成分を補い、免疫力を上げる。幅広いガンに用いることができるが、血液系統のガンによい。抗ガン剤治療において白血球が減りすぎる場合や貧血症状を伴う場合にも有効である。

繁用処方 補中益気湯（ほちゅうえっきとう）（補脾胃＋補気＋強壮）
気力を高め、脾胃を補い、免疫力を上げる。肺や消化器系統のガンによい。体がだるく、疲れやすい場合によい。

＊十全大補湯や補中益気湯は、細胞性免疫を高めるキーとなるリンパ球であるヘルパーT細胞のTh1型の細胞を増やす作用があり、がんセンターなど実際の臨床の場で、医師が積極的に使うようになってきている。

繁用処方 六君子湯（りっくんしとう）（補脾胃＋強壮）
水分代謝を改善し、胃腸を補い、強壮し、免疫力を上げる。食欲不振や食べてすぐ下痢するような場合によい。

繁用処方 温清飲（うんせいいん）（清熱・消炎＋補血）
補血作用にすぐれる四物湯（しもつとう）と清熱・消炎作用のある黄連解毒湯（おうれんげどくとう）が合わさった処方である。白血球や赤血球など血液成分を補い、免疫力を上げる。また、血管の充血・炎症を鎮めるため、抗ガン剤の点滴等における血管炎にもよい。

繁用処方 桂枝茯苓丸（けいしぶくりょうがん）（駆瘀血）・桃核承気湯（とうかくじょうきとう）・三黄瀉心湯（さんおうしゃしんとう）（駆瘀血＋清熱＋通便）

駆瘀血作用にすぐれるので、ガン体質を改善し血流を促進して、免疫力を上げる。また瘀血に加え、便秘があるとさらに新陳代謝が悪くなるので、**桃核承気湯**や**三黄瀉心湯**を用いて便秘の解消をはかる。三黄瀉心湯は、宿便を除くのにも適している。

繁用処方 半夏瀉心湯（はんげしゃしんとう）（脾胃清熱＋補脾胃）

下痢と便秘を繰り返すものによい。腸の炎症を鎮める作用にすぐれるため、抗ガン剤治療における消化器の不調によい。また大腸ガンなど消化器系統のガンによる腸の不調を改善するのにすぐれている。

その他、小柴胡湯（しょうさいことう）、八味地黄丸（はちみじおうがん）、白虎加人参湯（びゃっこかにんじんとう）、田七人参（でんしちにんじん）、霊芝（れいし）、薏苡仁（よくいにん）、冬虫夏草（とうちゅうかそう）、半枝蓮（はんしれん）、白花蛇舌草（びゃっかじゃぜつそう）などがガン発生部位や症状に応じて用いられる。

食事療法の考え方

漢方では、ガン細胞を生みだしやすくなってしまった体質の改善を目的とする。瘀血（おけつ）を除き、血行を改善し、新陳代謝を活発にして、体内の老廃物を速やかに排出する。また、肉類、甘いもの、油脂類の過食を避け、ミネラルバランスを崩す濃い味つけは止める。以下にポイントをまとめる。

- 瘀血を助長させるような食品（P.94参照）は摂らない。
- 牛・豚・羊などの動物性タンパク質・脂肪を摂らない。もしくは、大幅に制限し、内容も魚や鶏のささみなどに変える。（予防の場合は肉、魚などの動物性タンパク質対野菜の割合を1対2～3とする。）
- 新鮮な野菜・果物を大量に摂る。（ジュースなどにして摂るとよい。）
- 薄味にし、特に塩分はできる限り制限する。
- 油脂は植物性で、リノール酸の少ないキャノーラ油やオリーブ油、α-リノレン酸が極めて多いエゴマ油やシソ油などを中心にして、動物性の油脂を用いない。また、酸化しにくいゴマ油も勧められるが、この場合は、オリーブ油やエゴマ油、シソ油などを併せて摂る方がよい。
- 糖類は、胚芽を含む穀類、マメ類、イモ類などで摂る。精白された穀物を減らす。
- キノコ類、海草、発酵食品（納豆など）、ミネラルや酵素を含む食品を摂る。
- 乳製品は、ガン予防という点からは連日の摂取を避ける。ガンを発症してからはヨーグルトやチーズを含めて乳製品を避ける。

なお、ガンの食事療法としては、様々なものがあるが、近年注目されているものとして世界ガン研究基金と米国ガン研究協会が発表しているガンの予防に関する提言や、ドイツ出身の医師マックス・ゲルソンが始めたゲルソン療法に由来するいくつかの食事療法がある。

ガンの食事療法

世界ガン研究基金と米国ガン研究協会によるガン予防のための提言（2007年）
＊食物の摂り方に関する部分を中心に抜粋

①**肥満しない**：標準体重を保ち、BMI※は21～23に収まるよう努める。

②**定期的な運動を行う**：毎日少なくとも30分の運動を行う。

③**体重を増やす飲食物を摂らない**：高カロリーの食物や砂糖入り飲料やフルーツジュース、ファストフードの摂取を制限する。

④**植物性食品を多く摂る**：毎日400ｇ以上（目標は600ｇ）の野菜や果物と、全粒穀物とマメを食べる。精白された穀物などの摂取を制限する。トランス脂肪酸は心臓病のリスクを高めるが、ガンへの関与は不明である。

⑤**動物性食品を制限する**：赤身肉（牛・豚・羊）を制限（週に500ｇ以下、目標は300ｇ以下）し、加工肉（ハム、ベーコン、サラミ、ソーセージ、燻製肉、熟成肉、塩蔵肉）は避ける。赤身肉より、鶏肉や魚がよい。（乳製品は議論があるため推奨していない。）

⑥**アルコールを控える**：男性は１日２杯、女性は１日１杯までとする。

⑦**塩分を制限する**：塩辛い食物を避ける。また、塩分摂取量を１日に６ｇ（目標は５ｇ）以下にする。カビのついた穀物やマメは食べない。

ゲルソン療法

動物性食品・脂肪・塩分を厳格に制限し、新鮮な果物や野菜を大量に摂る。１日13杯の野菜・果汁ジュースを飲むことが求められるが、現実に社会生活を行いながらこの療法を実行するには、やや無理があると思われる。

星野式ゲルソン療法

福島の精神科医、星野仁彦（ほしのよしひこ）氏が考案したゲルソン療法をアレンジしたもの。自らのガンを克服した体験がもとになっている。ゲルソン療法を仕事をしながらでも実践できるようにアレンジしている。１日400mlの野菜・果汁ジュースを３回以上飲むことが基本となっている。塩分や脂肪、動物性タンパク質の制限などは厳格である。

※ＢＭＩ（ビー・エム・アイ）：Body Mass Index の略で世界共通の肥満度の指標を表す。
ＢＭＩ＝体重(kg)÷身長(m)の２乗から求められ標準値は22。標準値に近いほど病気にかかる確率が低いといわれている。

済陽式食事療法

消化器外科医である済陽高穂氏が、ゲルソン療法や西式健康法、マクロビオティックを参考にして考案した食事療法。塩分や脂肪、動物性タンパク質の制限と、1日1.5〜2ℓの野菜・果汁ジュースを飲むことなどが基本だが、塩分や脂肪、動物性タンパク質の制限は、星野式よりも緩やかでヨーグルトを認めている。手術、放射線、抗ガン剤という西洋医学の三大療法との併用を基本に考えられている。

　これらの療法に共通するのは、摂取量を限りなく０に近づける塩分の制限、動物性タンパク質および脂肪の制限、大量の生野菜（野菜ジュース）の摂取、玄米菜食を基本とするなどである。以下に特徴をまとめる。
　①塩分は、限りなく無塩にする。
　②牛・豚などの動物性タンパク質・脂肪を摂らない。もしくは、大幅に制限する。
　③新鮮な野菜・果物を大量に摂る。
　④胚芽を含む穀類やマメ類、イモ類を摂る。
　⑤禁酒・禁煙する。

季節の体への影響と食養

日本には春夏秋冬の四季があり、四季折々の自然環境の変化は、春の桜、初夏の新緑、秋の紅葉と、我々の目を楽しませてくれる。

しかし、一方でこの季節の変化は気温や湿度の変化を伴うため、体に大きな影響を及ぼし、病気の原因となることも多い。

季節の移り変わりを把握しておき、事前に対処すれば、持病の悪化を防いだり、かかりやすい疾患を予防することもできる。健康維持には、「季節と病気の関係」とその対処法を知ることが大切となる。以下、季節の病気とその食養法について述べることにする。

【春】春に多い瘀血の病気

ここでいう春とは、2月の節分明けから5月の連休頃までを指す。

特に節分明けから立春を過ぎる頃になると、陽射しも明るくなり、木の芽が徐々に吹きだし、猫や犬に盛りがつくようになる。人間も少なからずこの自然界の影響を受け、ホルモン代謝に変化が生じる。この変化をあまり感じない人もいるが、過敏な体質の人は大きな影響を受けることとなる。その典型がアレルギー体質の人である。（花粉症・アレルギー性鼻炎・じんましん・アトピー性皮膚炎など。）また不眠・不安などの精神面に出る場合もある。

こうした状態を漢方の立場から考えれば、「瘀血の病」といえる。

2000年前に著された漢方の古典『素問』によれば「春は病、肝にあり……頭にあり。」とあり、春になると肝気のバランスが崩れ、肝臓が担う血液の解毒能力が弱り、瘀血を生じる。それが春の気とともに上衝すれば、鼻炎・目の充血・フキデモノなどの首から上の炎症症状や、のぼせ・頭痛・めまい・精神不安となり、皮膚に現れれば、じんましんやアトピー性皮膚炎が悪化する。また婦人科系に現れれば月経不順となる。瘀血と気の上衝が原因して血圧変動もおこしやすい。

また、五行説に「春 ― 肝 ― 筋」の関係が示されているように、肝は筋を支配するので、肝気の変調に伴い、春先にはギックリ腰や、首の寝違え、足の筋肉がつるなどの症状がおこりやすい。

春の図

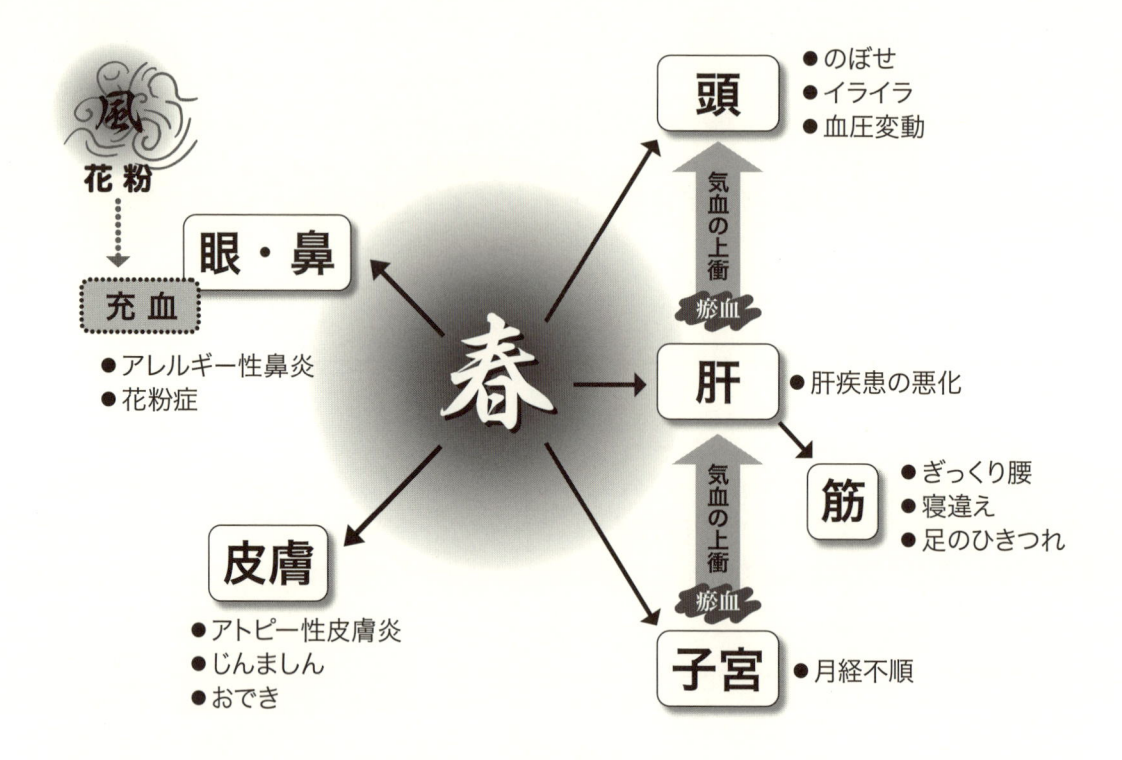

- 風 花粉 → 眼・鼻（充血）
  - アレルギー性鼻炎
  - 花粉症
- 春 → 頭（気血の上衝、瘀血）
  - のぼせ
  - イライラ
  - 血圧変動
- 春 → 肝
  - 肝疾患の悪化
- 肝 → 筋
  - ぎっくり腰
  - 寝違え
  - 足のひきつれ
- 春 → 子宮（気血の上衝、瘀血）
  - 月経不順
- 春 → 皮膚
  - アトピー性皮膚炎
  - じんましん
  - おでき

肝疾患

春は肝が失調しやすく、肝機能検査の数値が悪化しやすい傾向がある。当然ではあるがアルコールを控え、十分な睡眠をとって、疲労をためないようにすることが大切である。

食養生 平肝作用あるいは清熱利湿作用のある**セロリ・トウモロコシのひげ・シジミ・ハマグリ・アサリ**などを用いるとよい。

血圧変動・精神不安

肝の失調に伴う気血の上衝は、血圧変動やのぼせ、精神不安、動悸を引き起こす。
夜更かしと足の冷えは、これらの症状を悪化させるので気をつける。

食養生 春先に血圧が上がるタイプには、平肝作用あるいは清熱作用をもつ**セロリ・セリ・トマト・菊花・トウモロコシのひげ・トウミョウ・アサリ**を用いるとよい。なお、これらの食材はみな降圧作用をもつ。のぼせのある場合にも有効である。
不安感の強い場合には、養心安神作用のある**龍眼・ハスの実・ナツメ・小麦※・ユリ根**などを用いるとよい。また**龍眼・ハスの実・ナツメ・小麦**には動悸を鎮める作用もある。

※精神不安や動悸に小麦を用いる場合は、小麦そのものを用いる。小麦粉やパン、うどんなどの小麦粉製品には、養心安神作用はない。

花粉症

　水分の摂りすぎは水滞をまねき、鼻水・涙目が悪化するので気をつける。また夜更かしと足の冷えは、のぼせが強くなり花粉症が悪化するので気をつける。春先は、三寒四温で気温変化が激しいため、悪寒を伴うような花粉症も多い。スカーフや上着を常備し、冷えないように留意する。

食養生　発汗解表作用のある**シナモン・クズ・長ネギ・シソ・ハッカ・ペパーミント**などをスープやお茶にして温服するとよい。

　目の充血、かゆみには**菊花**をお茶にして用いる。便秘を伴う場合は**ハブ茶**がよい。

注意　以下の食物は、粘膜の炎症・充血を助長し、花粉症の症状を悪化させるので控えた方がよい。

　糖分（チョコレート、ケーキ、和菓子、ココア、アイスクリームなど）、**香辛料**（トウガラシ、キムチ、明太子、カレー、タバスコ、カラシ、ワサビなど）、**モチ米類**（モチ、赤飯、おこわ、かき餅、モチ黍やモチ粟の入った五穀米など）、**魚卵類**（イクラ、タラコ、カズノコなど）、**魚介類**（青魚、カニ、ホタテ貝、エビ、平貝）、**山菜類**（タケノコ、タラの芽など）、**乳脂肪類**（チーズ、生クリーム、バターなど）、**ナッツ類**、**アルコール類**。

　これらの食物を控え、肉・魚類に対して、野菜を倍以上摂るよう心がける。

アトピー性皮膚炎・じんましん

　夜更かしは、のぼせを助長し、また体内に熱がこもり、ほてるようになるため、アトピー性皮膚炎やじんましんが悪化する。夜12時前には就寝し、睡眠は少なくとも6時間以上とるよう心がける。

食養生　皮膚のほてり・発赤には、清熱作用をもつ**ハト麦**がよい。

注意　花粉症の「注意」の項にあげた**糖分・香辛料・モチ米類・魚卵類・魚介類・山菜類・乳脂肪類・ナッツ類・アルコール類**は、粘膜の炎症・充血を助長し、アトピー性皮膚炎やじんましんの症状を悪化させるので控えた方がよい。その上で、肉・魚類に対し、野菜を倍以上摂るよう心がける。

ぎっくり腰・寝違えなどの筋疾患

　春先は風が強くまた気温変化が激しい。ぎっくり腰や寝違えなどは、風に吹かれたり、急に冷えたりすると悪化しやすいため、夕方や就寝時にはタオルやスカーフで首を覆い、また腰が冷えないように腹巻きをするなど留意する。

食養生　発汗解表作用のある**シナモン・ショウガ・長ネギ・クズ**をスープやお茶にして温服するとよい。

【初夏】精神の緊張が緩む

　5月の連休明け頃から梅雨入り前までの期間が初夏にあたる。
　初夏の病気といえば「五月病」がまず思い浮かぶが、4月に新しい学校や会社に入った人が、新しい環境に心がついていけないと「五月病」になる。特に5月のゴールデンウィークの影響が大きく、4月から続いた精神の緊張状態が連休によっていっぺんに緩んでしまい、再び新しい環境に適応する自信を失ってしまうことでおこる。最近では、新入社員の間で、新人研修の終わる6月に同様の症状を訴える人が増えており、「六月病」と呼ばれている。これも長い研修期間を終え、一時的に精神緊張が緩んだ後におこる症状である。
　いずれにしても、精神緊張がいったん緩んだ反動として、理想と現実のギャップにストレスを感じ、それが首肩のこりやうつ、精神不安、不眠といった精神症状として現れるようになる。

うつ・不安神経症・不眠

　こうした気の病の養生法としては、朝と夜のめりはりを付けることが基本となる。つまり夜更かしせず夜12時前には寝るようにし、朝はいつまでもゴロゴロせず起きて活動するよう生活リズムを調える必要がある。不眠の場合は、自分が寝付けないこと自体が気になり眠れないことが多いが、眠れなくても12時前に布団に入り、楽しいことを考えていれば十分体は休まる。

食養生　養心安神作用をもつ**龍眼・ユリ根・ナツメ・小麦**※1**・ハスの実**や、行気・降気・鎮静作用をもつ**シナモン・ハッカ・シソ・キンシンサイ・レモンバーム・カモミール**などを用いるとよい。また、肩こりを伴う場合は発汗解表作用のある**シナモン・クズ・ショウガ**などをスープやお茶にして温服するとよい。

注意　動悸やめまいや頭帽感※2を伴う場合には、満腹にすると症状が強く出るため、たとえ食欲が出たとしても**腹八分**に抑えておく。

※1）精神不安や動悸に小麦を用いる場合は、小麦そのものを用いる。小麦粉やパン、うどんなどの小麦粉製品には、養心安神作用はない。
※2）きつい帽子をかぶったように頭がしめつけられる感覚。

【梅雨】湿邪(しつじゃ)が体に悪影響

　6月中旬を過ぎると本格的な梅雨の時期に入り、湿度が上がりジメジメした蒸し暑い季節となる。漢方では、体の各所へ悪影響を及ぼす湿気のことを湿邪(しつじゃ)と呼ぶ。

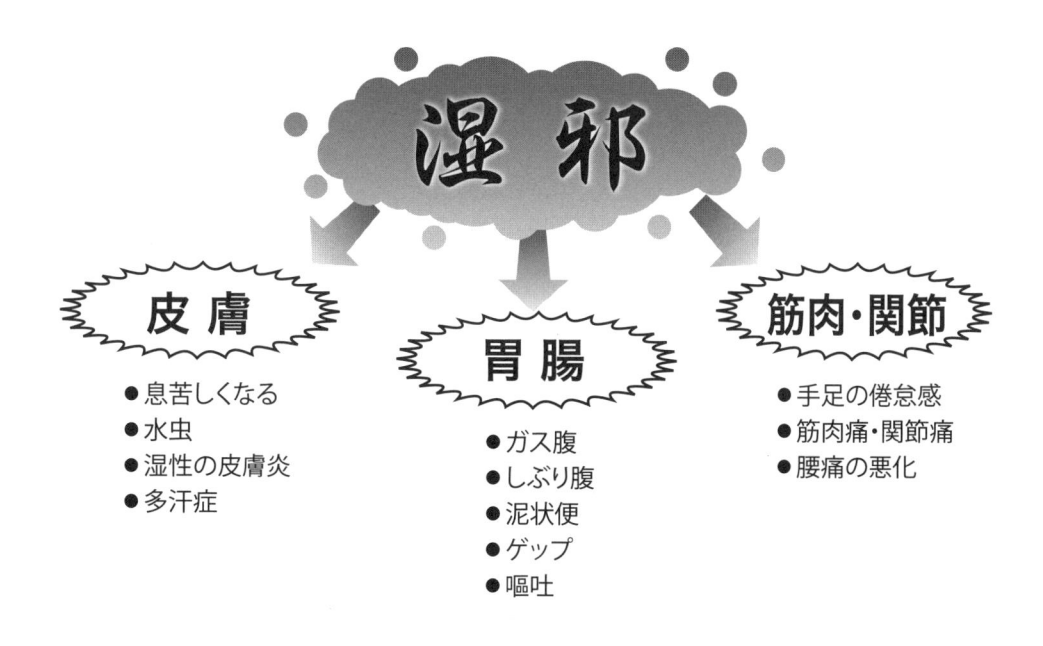

湿邪

皮膚
- 息苦しくなる
- 水虫
- 湿性の皮膚炎
- 多汗症

胃腸
- ガス腹
- しぶり腹
- 泥状便
- ゲップ
- 嘔吐

筋肉・関節
- 手足の倦怠感
- 筋肉痛・関節痛
- 腰痛の悪化

皮膚

　湿度が高くなると皮膚の代謝機能が阻害され、皮膚呼吸がうまくいかなくなる。このためなんとなく息苦しくなったり、重苦しくなったりする。こうした症状は、エアコンで除湿するだけでもかなり緩和されるが、軽いストレッチや運動で発汗するとより体が軽くなる。

　また、梅雨時は、水虫をはじめジュクジュクした湿性の皮膚病や多汗症が悪化する季節だが、水分を摂りすぎるとこれらの症状は更に悪化するので気をつける。

食養生 体表の湿邪を除くには、発汗解表(はっかんかいひょう)作用のある**シナモン・クズ・ショウガ**などをスープやお茶にして温服するとよい。多汗症の場合には、利湿利尿(りしつりにょう)作用のある**ハト麦・アズキ**などを用いるとよい。

筋肉・関節

　湿邪が筋肉・関節に侵襲すると、まずは手足が重だるくなる。特に発汗後に冷房で冷やしたり、冷房や扇風機をかけっぱなしで半袖・半ズボンで寝たりすると、途端にだるくなる。この発汗と冷えを繰り返すと、筋肉が収縮してこむら返りや関節痛をおこす。衣服や寝間着を長袖・長ズボンにして、湿気や冷気にさらさないようにするとよい。

食養生 発汗解表作用と温補(おんぽ)作用をもつ**シナモン・クズ・ショウガ・長ネギ**や、利湿利尿作用のある**ハト麦・黒マメ**などをスープやお茶にして温服するとよい。

漢方薬膳の実践 季節の食養

胃腸

　梅雨に入り、湿度が上昇して蒸し暑い季節となると、水分の摂取量も増える傾向にある。この外気からの湿気と水分摂取の増加により、胃腸は湿邪に侵され、胃腸の働きは低下する。症状としては、腹が脹ってガスがたまりやすく、大便は泥状となる。やがてしぶり腹となり、排便後もスッキリせず、はなはだしければ嘔吐や頭痛を伴うこともある。また冷房や冷たい飲食による腹部の冷えも、こうした症状を悪化させる要因となる。

　胃腸の働きを改善させるため、胃腸の湿邪を除くとともに、腹部にたまった冷えを除く必要がある。

食養生　慢性的なものには、胃腸の湿邪を除く作用のある**陳皮(ちんぴ)・サンショウ・バジル・ハクサイ**、消化促進作用のある**山楂子(さんざし)・麦芽**、胃腸を温める**クローブ・コショウ・ウイキョウ・ショウガ・シナモン**などを用いるとよい。また**ウメ干し・ショウガ**は、食欲不振、吐き気、下痢、腹痛など胃腸症状全般に有効である。

注意　以下の食物は、胃腸にガスを発生させ、腹脹りを悪化させるので、ガスで腹の張りやすい人は控えた方がよい。

繊維質(サツマイモ・カボチャ・クリ・マメ類・豆乳・きな粉・ゴボウ・ヒジキ・リンゴなど)、**乳製品**(牛乳・ヨーグルト・乳酸菌・ビフィズス菌など)、その他、ニンニク、ニラ、生のタマネギなど。

　また、腹部が冷えて胃腸の働きが低下すると、胃腸にガスがたまり腹脹りが悪化するので、生野菜やアイスクリーム、ジュース、ビールなど**冷たい飲食物**は控えた方がよい。特に、天ぷらとアイスクリーム、ウナギとメロン、唐揚げとビールなどといった、**油ものと冷たいものの取り合わせ**は、胃腸にガスが発生しやすく、腹脹りを悪化させるので控えるようにする。

　基本的には、温かくて消化のよいものをよく噛んで食べるようにするとよい。

【夏】暑邪(しょじゃ)と冷房で夏バテに

7月中旬に梅雨が明けると、強い日差しが照りつけ、本格的な夏が始まる。近年、夏の最高気温は上昇を続け、35度を超える猛暑日もめずらしくない。

漢方では、体へ悪影響を与える夏の高温多湿の気候を暑邪(しょじゃ)と呼ぶ。

夏バテ

暑邪に伴う次のような症状を「夏バテ」という。

食欲不振、下痢、思考力の低下、めまい、立ちくらみ、全身の疲れがとれない、朝起きるのがつらい。

夏は灼熱の外気と冷房をつけた室内の温度差が激しいため、自律神経の調節が乱れ、不眠やめまい、立ちくらみといった症状をおこしやすい。室温と外気の温度差は夏バテの引き金にもなるので、冷房の冷やしすぎには注意が必要である。

また、熱中症対策として適度の水分補給は大切だが、冷たい水分を摂りすぎると、食欲不振や下痢などの症状を引き起こす。これも夏バテの原因となるので注意したい。

食養生 夏バテとその予防には、清熱止渇(せいねつしかつ)作用をもつ**トマト・ニガウリ**、清涼感があり補津止渇(ほしんしかつ)作用をもつ**レモン**、清熱利水(せいねつりすい)作用をもつ**スイカ・セロリ・セリ・トウガン・キュウリ・リョクトウ**などを用いるとよい。また夏バテによる疲労には、滋養強壮作用のある**ウナギ・ニラ・ニンニク**などが有効。ただし、下痢しやすい人は、清熱作用のあるものやニラ・ニンニクなどの多食は控える。

皮膚(あせも・日焼け)

あせも(汗疹(かんしん))の原因は、汗をかきすぎて汗腺が詰まり炎症をおこすことによる。あせもの予防・改善には、肌を清潔にして、過度の発汗を防ぎ、蒸れないようにすることが重要となる。衣服や肌着は通気性・吸湿性がよいものを選び、汗をかいたらそのままにせず、濡れタオルなどで汗を拭き取り、こまめに着替えるよう心がける。

入浴は、湯ぶねにつかって温めすぎると発汗が止まらなくなるので、シャワーにする。また、体を洗う時は、ナイロンたわしなどでこすらずに、石鹸の泡でやさしく洗うようにするとよい。また、モモの葉を煎じたエキスをローションとして用いると効果的である。

日焼けによる皮膚の発赤、痛み、ほてりには、アロエのローションや、漢方薬の紫雲膏(しうんこう)を外用するとよい。

食養生 あせもには、体のほてりを鎮め、のどの渇きを潤し、水分代謝を改善する食材が有効である。清熱止渇作用をもつ**トマト・ニガウリ**、止渇作用をもつ**レモン**、清熱利水作用をもつ**スイカ・セロリ・セリ・トウガン・キュウリ・リョクトウ**などを用いるとよい。

漢方薬膳の実践　季節の食養

日焼けの場合は、皮膚や体のほてりを鎮めるため、患部を冷やすのと同時に、清熱作用のある**スイカ・セロリ・セリ・トウガン・キュウリ・リョクトウ・トマト・ニガウリ**などを用いるとよい。

冷房病

冷房過多による体調不良は、水分代謝が悪く水滞のある人や、貧血・低血圧で血行不良の人に顕著にみられる。

汗をかいたまま冷房に当たると湿邪と寒邪にさらされることとなり、最初は気持ちよいが、だんだん手足が重だるくなりやがて節々が痛むようになる。汗は拭き取り、設定温度は控えめに、首に巻くスカーフと長袖の上着を一枚用意するとよい。

食養生 冷房により冷えきった体を温めるため、温補作用をもつ**ショウガ・長ネギ・クローブ・シナモン・ニラ**などをスープやお茶にして温服するとよい。

【秋】朝晩の冷えと空気の乾燥

残暑も落ち着き、秋分頃（9月20日頃）になると、空気は乾燥し始め、日中はさほどでなくても朝晩は冷え込むようになる。

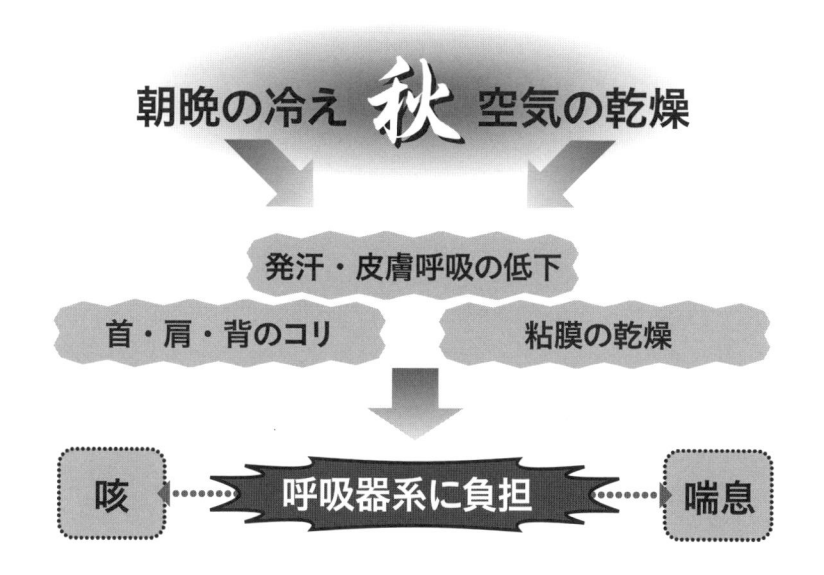

```
朝晩の冷え　秋　空気の乾燥
        ↓
   発汗・皮膚呼吸の低下
 首・肩・背のコリ　　粘膜の乾燥
        ↓
   咳 ← 呼吸器系に負担 → 喘息
```

呼吸器系

秋に特に気をつけたいのが呼吸器系の弱い人で、朝晩の冷えと空気の乾燥が負担となり、咽痛、鼻炎、咳、喘息は悪化傾向にある。

夏は、高温多湿で発汗し皮膚呼吸も盛んにおこなわれているが、秋口に入ると、朝晩の冷えにより皮膚が閉じて皮膚呼吸が低下し、呼吸器系全体に負担がかかる。

また、空気が乾燥すると、鼻・のど・気管の粘膜も乾燥し、バリア機能が低下するため、少しの刺激で呼吸器系の粘膜が炎症しやすくなる。こうして鼻炎・咽痛・咳・喘息は秋になると悪化するのである。

就寝時の養生法としては、朝晩の冷えから体を守るため、首にタオルを巻いて寝るようにし、また冷えを防ぐため洗髪後はよく髪を乾かしてから寝るとよい。乾燥からのどを守るためには、加湿器を寝室に置くか濡れたマスクを着用すると有効である。

食養生 咽痛には清熱潤燥作用をもつ**ダイコンおろし・ナシのしぼり汁**などがよい。鼻炎には、発汗解表作用をもつ**ショウガ・長ネギ・シナモン**などをスープやお茶にして温服するとよい。咳・喘息には、鎮咳作用のある**ギンナン・ユリ根・シソ**などを用いるとよい。

注意 **トウガラシ**（キムチ、辛子明太子、タバスコなどを含む）、**カレーなどの辛いもの**は、喘息発作の引き金となったり、呼吸器系の炎症を悪化させるので控える。

咳・喘息の場合には、満腹にすると症状が強く出るため、**腹八分**に抑えておく。

首・肩・頭

　頸椎の曲がっている人は、朝晩の冷えにより首の筋肉が収縮し、首の寝違え、肩こり、頭痛などをおこしやすい。就寝時は首にタオルを巻き、朝晩の冷えから首を守る必要がある。また、のどに炎症があると首の寝違え、肩こり、頭痛は治りが悪いので併せて治療すると効果的である。

食養生　発汗解表作用をもつ**ショウガ・長ネギ・シナモン・クズ**などをスープやお茶にして温服することにより、発汗を助け、こりをほぐす。咽痛を伴う時は、清熱潤燥作用のある**ダイコンおろし・ナシのしぼり汁**などを併用する。

痔

　肛門は広くは大腸に含まれるが、五行説に秋―肺―大腸とあるように、秋は呼吸器系と共に、痔が悪化しやすい季節でもある。更に、肺―大腸―辛の関係が示すように、トウガラシ、ショウガなど、辛い食べ物を多く摂る人ほどなりやすい傾向にある。

　痔は一般にうっ血性の疾患であり、漢方でいう瘀血証で便秘気味の人に多い。女性であれば出産を期におこすこともある。その他の要因としては、タバコ、飲酒、ストレス、睡眠不足、冷え、立ち仕事、あぐら座りの多い仕事などが挙げられる。

食養生　痔には、清熱消腫作用にすぐれた**イチジク**がもっとも有効である。なおイチジクには通便作用もあるので、便秘を伴なうものにもよい。
　同じく清熱消腫作用をもつ**リョクトウ**、清熱止血作用をもつ**生のレンコン**、駆瘀血・止血作用をもつ**黒キクラゲ**、清熱通便作用をもつ**ハブ茶**などを用いるとよい。さらによく出血するものは、補血効果のある**ホウレンソウ・キンシンサイ**を常食するとよい。

注意　**トウガラシ**（キムチ、辛子明太子、タバスコなどを含む）、**カレー、ショウガ**などの**香辛料**や、**モチ米類・酒・タバコ・コーヒー**は痔を悪化させるので控えた方がよい。

五行色体表

五　行	五つの要素	モク 木	カ 火	ド 土	コン 金	スイ 水
五　季	病気が悪化しやすい季節	春	夏	土用	秋	冬
五　臓	対応する臓	肝	心	脾	肺	腎
五　腑	対応する腑	胆	小腸	胃	大腸	膀胱
五　味	病気の時の味の好み	酸	苦	甘	辛	鹹

【冬】カゼと循環器系疾患に注意

漢方では、体に悪影響をあたえるような寒い気候を寒邪と呼ぶ。冬場の寒邪により、カゼやインフルエンザが流行する。また高血圧・心臓病・脳卒中といった循環器系・脳血管系の疾患、腎臓病や膀胱炎など腎・膀胱系の疾患も悪化しやすい。

カゼ

冬場の厳しい寒さにより体自体の抵抗力は弱まり、更に空気の乾燥により、鼻・のど・気管支などの粘膜組織の潤いが保たれず、バリア機能が低下する。冬場にカゼやインフルエンザが流行するのはこのためである。前項の秋の養生法同様、就寝時は、朝晩の冷えから体を守るため、首にタオルを巻いて寝るようにし、また冷えを防ぐため洗髪後はよく髪を乾かしてから寝るとよい。カゼを引きやすい人は、乾いたタオルを頭に巻いたり、ナイトキャップをつけて寝ると更に効果的である。また乾燥からのどを守るためには、加湿器を寝室に置くか、濡れたマスクを着用するとよい。その他、カゼ予防としては、上半身の乾布摩擦が有効である。

食養生 寒けを伴うカゼには、温補作用・発汗解表作用をもつ**長ネギやショウガのスープ・クズ湯・ショウガ湯など**で体を温め、発汗を促す。のどが乾燥して痛む場合には、清熱潤燥作用をもつ**ダイコンおろし・ナシのしぼり汁など**を用いるとよい。

循環器・脳血管系疾患

冬の寒邪にさらされると悪化しやすいものに、心臓病・脳卒中・高血圧といった循環器・脳血管系疾患があげられる。寒さに対して体温を上げる必要があるため、心臓への負担は増え、血圧の上昇と同時にアドレナリンが過剰分泌し、血液凝固が促進され、脳卒中・心筋梗塞などのリスクが高まるというわけである。特に急激な冷えは負担を増大させるので注意する。

したがって、トイレや風呂の脱衣所などは、部屋や浴室との急激な温度差を緩和するため、小型の温風機などを利用するとよい。

食養生 心臓病・脳卒中の予防には、降圧作用をもつ**セロリ・セリ・トマト・柿の葉茶・菊花・トウミョウ・コンブ**や、血液浄化作用をもつ**ニンニク・黒キクラゲなど**を用いるとよい。

注意 心臓病・脳卒中の発作予防として、食事は満腹になるまで食べずに、**腹七分**を心がけるとよい。

腎・膀胱疾患

冬の寒邪によって体が冷えると、腎・膀胱系の疾患が悪化する傾向にある。特に腰や腹回りを中心に、下半身を冷やさないよう注意が必要である。腹巻やレッグウォーマーなどを活用するとよい。

食養生 腎臓病・膀胱炎には、利尿効果の高い**アズキ・トウモロコシのひげ・キササゲの実・ハト麦・ドクダミ・スイカの皮など**を煎じた汁をお茶代わりに飲むとよい。

注意 腎臓病・膀胱炎の場合は、**モチ米類**（モチ、赤飯、おこわ、かき餅、モチ黍（きび）やモチ粟（あわ）の入った五穀米など）や**ギンナン**は水分代謝を抑制するので控えた方がよい。また体が冷えている場合には、果物、生野菜などは冷やす作用が強いので控えめにする。

腎臓病の場合は、塩分とタンパク質の摂取量を減らす必要がある。また、急性期で高熱を伴う場合は水分摂取を積極的にした方がよいが、慢性期で発熱していなければ、必要以上の水分摂取は腎臓に負担をかけ、むくみの原因となるので控えめにする。

第4章
古典にみる薬膳

薬膳の誕生と歴史

✹

『素問』にみる食養生

✹

『傷寒雑病論』にみる食養生

✹

歴代の本草書にみる食物の薬効とその変遷

第4章　古典にみる薬膳

薬膳の誕生と歴史

1.「薬膳」の語源について

「薬膳」という語句として捉えられるかどうかは別として、一応『後漢書』84巻、列女伝第74の程文矩妻の一節にその記載は登場する。

「及前妻長子興遇疾困篤、母惻隠自然、親調薬膳、恩情篤密、興疾久乃瘳。」（前妻の長子興、疾に遇い困篤となるに及び、母惻隠すること自然にして、親薬膳を調え、恩情篤密なり。興の疾久しきも乃ち瘳ゆ。）

ただし、これ以降、現代に至るまで文献上に「薬膳」という語句は見られないことから、ここでいう「薬膳」とは、薬と食事という意味で解釈するのが妥当である。

したがってこの一節は「突然の重い病に罹った子供をいたわしく思った継母が、心を込めて薬と食事（膳）をつくり、長く患った病が徐々に良くなった。」となる。

現在の意味で「薬膳」という用語が広く一般に使われるようになったのは、1980年10月に中国・成都同仁堂滋補薬店が経営の「同仁堂薬饍餐庁」[※1]が薬膳レストラン第一号店をオープンしたことによる。この店は、開店数年前から成都中医学院[※2]と成都市飲食公司などが協力し、準備を進めたわけだが、その頃から「薬膳」や「薬饍」という用語が使わるようになったのである。

また、1982年12月には、翁維健著の『薬膳食譜集錦』（人民衛生出版社）に「薬膳」という用語が記載された。これが書籍中における「薬膳」という用語の初出である。

1984年になると、薬膳学としての最初の専門書『大衆薬膳』（彭銘泉・楊帆著）が出版された。以降、「薬膳」という用語が現在に至るまで広く知られるようになったと考えられる。

このように用語としての「薬膳」は新しいものだが、「薬膳」という用語の基となった食物療法の歴史は古い。以下、その歴史についてまとめる。

※1）同仁堂の薬膳レストランの名称は、「食をもって善くするという意味」で「薬膳」ではなく「薬饍」の文字を使っていた。
※2）成都中医学院は、1995年より成都中医薬大学に名称変更している。

2．薬膳（食物療法）の歴史

西周

成立年代は明らかでないが、周時代の制度を書いたといわれる『周礼』の天官冢宰篇に、「医に四あり」として医師を「食医」2名、「疾医」8名、「瘍医」8名、「獣医」4名の4つに分類しており、その筆頭は「食医」である。食医は、王の食事を管理する医者の事で、王の体調に合わせてきめこまかな食事指導を行い、時には料理に漢方薬など加えていたようである。なお疾医は、現在の内科医に相当し、瘍医は外科医に、獣医はそのまま獣医に相当すると考えられる。

戦国時代〜前漢

『素問』には、戦国時代から後漢にかけての内容が収載されているが、その主要な部分は、前漢時代に編纂されたと考えられる。移精変気論には「病形已に成れば、乃ち微鍼にてその外を治し、湯液にてその内を治す」とあり、内治の基本として湯液を取り上げている。また、湯液醪醴論における湯液とは、煎じ薬というよりはむしろ、五穀のスープのことと考えられる。宣明五気篇、蔵気法時論、生気通天論、五臓生成篇などには、五味の理論が登場し、①五味と五臓六腑の関係、②五味の特定の作用（散・収・緩・堅・軟）、③五味の過食の弊害について述べられている。やや後代の編になるが、至真要大論には、「寒を治するに熱を以てし、熱を治するに寒を以てす」との記載があり、病態の状態と拮抗する性質の薬物や食品を用いている。

後漢

『神農本草経』には、360種の収載薬物があるが、薯蕷（ヤマイモ）、百合（ユリ根）、大棗（ナツメ）、葡萄（ブドウ）、胡麻（ゴマ）、海藻（ヒジキ）など食べ物や食べ物に近い薬物の薬効が多い。また、薬効を大雑把に見分ける目安として五気（寒涼平温熱）五味の考え方が出てくる。五気はその食べ物や薬物に身体を冷やす作用があるか、温める作用があるかというものである。

後漢末の『傷寒雑病論』は、張仲景の著によるもので、急性熱性病に関する治療法を述べた「傷寒論」と、慢性疾患や婦人病、現代の精神疾患に相当する狐惑病などに対する治療法を述べた『金匱要略』からなる。『傷寒論』の第一番目の処方である「桂枝湯」は、桂枝、芍薬、大棗、甘草、生姜の5味で構成されているが、この中で薬物と考えられるものは芍薬のみであり、その他の4味は薬物というよりも食物である。また、桂枝湯条に、「服し已って須臾にして、熱き稀粥一升余りを歠り、以て薬力を助く」、「生冷、粘滑、肉麺、五辛、酒酪、臭悪等の物を禁ず」とあり、処方の効果を上げるために、食生活の指導もしていたことが伺える。（P.227参照）また『金匱要略』には、百合鶏子湯、当帰生姜羊肉湯、赤小豆当帰散等の薬膳的要素の強い処方も存在する。

梁

陶弘景によって『神農本草経集注』が著された。陶弘景は、道教の不老不死の研究の中で、何を食べればいいのかを研究していたが、このあた

薬膳の誕生と歴史

第4章　古典にみる薬膳

りでは、食物も薬物も一緒に扱われている。

唐　この時代、孫思邈著の『備急千金要方』第26巻に食治をまとめた篇が作られる。その部分を『千金食治』と呼ぶ。『千金食治』の登場によって初めて、食物療法の専門書が作られることになった。この中で「それ医と為すは当にすべからく、まず病源を洞暁（よく知ること）し、その犯さるる所を知り、食を以てこれを治す。食療癒さざれば、然る後に薬を命ず」と記載されている。すなわち、「医療というものは、まず病気の根源をよく知り、どこが病に侵されているかを認知し、食事療法を行う。食事で治らなければそれから薬を使うこと」として食物療法の重要性を位置付けている。なお、素問で展開されていた五行の理論を表にまとめた五行色体表も作成されている。（P.32参照）

また、この時代には、最初の食物専門の本草書として、『食療本草』が孟詵によって著され、以降、多くの食物療法の専門書が作成されるようになった。

宋　太宗が編纂させた『太平聖恵方』中には、28種の疾病に対しすべて食治の方法が記載されている。また『聖済総録』には食治門が独立して設けられ、29の病証に対する285種におよぶ薬膳処方が紹介されている。

その他、1085年頃に陳直によって著された『養老奉親書』は、老人の病気予防と治療の専門書であり、162種の薬膳処方が収載されている。

金・元　金元四大家の登場により、新しい漢方の理論が起こった。この中で、寒涼派（病の原因として熱を取り上げ、寒・涼の冷やす性質の薬物を用いて病を治す）といわれる劉河間や、補土派（病の治法としてまず脾胃を補うことを中心とした）の李東垣などの理論が、その後の食物療法の考え方に影響を与えた。

また、このころ「帰経学説」（薬物の性質をそれぞれ特定の臓腑・経絡に配当することによって、薬物の性質を把握しようとする理論、後に特定の臓腑に作用を及ぼすと理解されることになる）がおこるが、大雑把に特定の五臓六腑と関わりがあるという程度の認識である。

1331年に忽思慧によって著された『飲膳正要』は、宮廷医によって書かれた食治薬膳の名著である。また、1367年には『飲食須知』が賈銘によって著された。本書は「水火・穀類・菜類・菓類・味類・魚類・禽類・獣類」の8巻からなり、「蕎麦、味甘く性は寒。脾胃虚寒の者、之を食せば大いに元気を脱し、眉髪落つ。多食すれば消し難く、風気を動かし、人をして頭眩せしむ」のように、食物の性味の他、禁忌・多食の弊害・食い合わせ等についても詳しく書かれている。

明　明代の名著といえば1596年に上梓された李時珍著の『本草綱目』であろう。本草学の集大成となるもので、全52巻、収録薬種は1,892種、図版1,109枚、処方11,096種にのぼる。薬物ごとに釈名・集解・正誤・修治・気味・主治・発明・処方などの項目が立てられ、薬物・食物を含め網羅されている。また、徐春甫著の『古

今医統大全』には、薬膳の具体的料理法が記載されている。この他にも『食物本草』(盧和著)、『食鑑本草』(寧原著) など食物の薬効をまとめたものが出版された。

清

『随息居飲食譜』(王士雄著) 等、多くの食養専門書が書かれた。なお、薬膳書ではないが中国料理の聖典ともいわれる『随園食単』(袁枚著) もこの時代に著されている。

　以上、薬膳(食物療法)の考え方とは、上記のように、漢方の理論体系に基づき、本草学の一環として長い歴史を経て発展してきたものである。ただし現在、巷間に多く存在している薬膳レストラン等で行われている薬膳は、生薬を1、2品加えただけのものが多く本格的な薬膳(漢方の伝統的食物療法)とはいいがたいので、その点を留意しておく必要がある。

第4章　古典にみる薬膳

『素問』にみる食養生

　漢方の三大古典の一つである『素問』においても、食養生を重視しており、五臓を栄養する食物や、五穀のスープや濁り酒を薬膳的に用いる方法等について紹介している。
　中でも特に食物がもつ基本的な5つの味、つまり酸（すっぱい）・苦（にがい）・甘（あまい）・辛（からい）・鹹（しおからい）の「五味」に着目し、その作用と働き、体に対する影響について詳しく論じている。これを「五味理論」とよぶ。
　以下、『素問』で論じられている「食養生の重要性」と「五味理論」について原文を引用しながら要点をまとめる。

1. 食養生の重要性について

■食物がもつ五臓を栄養する働き
[蔵気法時論]での記載　「五穀は養となし、五果は助となし、五畜は益となし、五菜は充となす。気味合いてこれを服し、もって精を補い、気を益す。」
　ここで五穀とは「粳米・小豆・大豆・麦・黄黍」を指し、五果とは「棗・李・栗・杏・桃」をさし、五畜とは「牛肉・犬肉・豚肉・羊肉・鶏肉」を指し、五菜とは「葵・韮・藿・薤・葱」を指す。
　つまり、穀類は五臓を養い、果物は五臓の働きを助け、肉類は五臓を補い、野菜は五臓を充実させると述べ、状態に応じてこれらをバランスよく摂れば、気力も体力も充実し、健康でいられるとしている。

■薬の働きを補助する食養生
[五常政大論]での記載　「帝いわく、病、中にありて実ならず堅ならず、かつ聚まり、かつ散ずるはいかん。岐伯いわく、つくすかな問いや。積なきはその臓に求め、虚なればすなわちこれを補い、薬するをもってこれを去り、食するをもってこれにしたがい、行水してこれを漬し、その中外を和すれば、畢しむべきのみ。…無毒もって病を治するは、十にその九を

去る。穀肉果菜、食養してこれを尽くす。」

　これは「病邪が内部にあって、邪気が実でもなく堅くもなく、一箇所に集まったかと思えば、散り去ってしまうような場合があるが、積の病でなければ内臓をよく観察し、内臓が虚していれば、臓気を補うために薬で邪気を除き、飲食をもって気を補い、また水浴法によって体表の気の流通をはかる。こうして、体の内外の気を調和することで治すことができる。……毒性のない薬で治療する場合には、病の十分の九を除いたら、穀類・肉類・果物・野菜などの食物で食養生をほどこし、完治させるのがよい」と述べている。このように『素問』の時代から食養生は病を治す際の重要な手段として重用されていたといえる。

■薬膳としての五穀

　[湯液醪醴論]の記載　「黄帝問うていわく、五穀の湯液および醪醴を為るはいかん。岐伯対えていわく、必ず稲米をもってし、これを炊くには稲薪をもってす。・・・（中略）・・・　帝いわく、上古の聖人は湯液醪醴を作るも、爲りて用いざるは何ぞや。岐伯いわく、古より聖人の湯液醪醴を作るは、もって備えと爲すのみ。夫れ上古の湯液を作るは、故より爲りて服さざるなり。中古の世、道徳やや衰え、邪気は時に至る。これを服して万全たり。帝いわく、今の世、必ずしも已えざるは何ぞや。岐伯いわく、当今の世は、必ず毒薬（薬のことを指す）を齊してその中を攻め、鑱石や鍼や艾をもってその外を治するなり。」

　この篇では、黄帝が岐伯に五穀の湯液（スープ）と醪醴（濁り酒）の作り方を質問している。岐伯が答えるに、「まず第一に稲米（うるち米）を原料とし、稲藁を燃料とするのがよい。」としている。更に湯液・醪醴の適用について、「上古の時代の人々は、心身ともに健康だったため、万一に備えるだけであまり用いる機会がなかった。ついで中古の時代になると道徳が少し乱れ、人々の身体もやや虚弱となり、邪気に侵されることが増えるようになったが、湯液・醪醴を服用すればすっかりよくなった。しかし現在の人々は心身共に乱れ、ひとたび病気になったら湯液・醪醴だけでは薬効が足りず、薬物を内服し、砭石・鍼・灸で体表を治療しなければならなくなった。」といっている。

　この篇からは、五穀をスープや濁り酒にして、薬膳的な意味合いで病気の治療に用いていたこと、そして状態次第では緩和な薬効である重湯や濁り酒よりも、漢方薬の内服や鍼灸治療を施していたことを読み取ることができる。

■食養生の基本法則

　[至真要大論]の記載　「寒を治するに熱を以てし、熱を治するに寒を以てす。」

　この篇では、患者の病態が寒（冷えている状態）であれば、体を温める熱性の食物や薬物を摂り、逆に熱（発熱や炎症等の熱状を呈す状態）であれば、体を冷やす寒性の食物や薬物を摂ることにより治療せよと述べている。これは食養生・薬物治療に共通する基本法則である。

2. 五味理論の要点について

■五味の基本作用

[蔵気法時論]の記載　「辛は散じ、酸は収め、甘は緩め、苦は堅くし、鹹は耎らかにす。」

辛味には発散作用があり、酸味には収斂作用があり、甘味には弛緩作用があり、苦味には堅化作用があり、鹹味には軟化作用がある、と五味の基本作用について述べている。(具体例は第2章「五味理論のポイント」(P.46) 参照)

■五臓を栄養する五味(五味の五臓への配当)

[宣明五気篇]の記載　「酸は肝に入り、辛は肺に入り、苦は心に入り、鹹は腎に入り、甘は脾(消化器系)に入る。」

ここでは五味それぞれが臓腑に入り、栄養する働きをもっていることを述べている。適量の五味は臓腑を栄養するということである。

■五味の偏食の弊害

適量の五味は五臓を栄養するが、過量はかえって五臓や身体各部に負担をかける。
『素問』では、五味を偏って過食した際の影響について、同じ五行に属する部位への影響や相剋関係への影響を中心に展開されているが、例外も少なからずみられ、理論統一はなされていない。

通して言えることは、五味の偏食をいましめていることである。下記、抜粋して紹介する。

[生気通天論]の記載　「味、酸に過ぎれば、肝気あふるるをもって、脾気すなわち絶ゆ。味、鹹に過ぎれば大骨(主要な骨格)の気は労し、短肌し(肌肉が縮み)、心気抑す(抑制される)。味、甘に過ぎれば、心気は喘満し、色黒く(肌の色は黒ずみ)、腎気不衡となる(腎気のバランスが崩れる)。味、苦に過ぎれば、脾気濡わず、胃気すなわち厚し(脹満する)。味、辛に過ぎれば、筋脈は沮弛し(力なく弛み)、精神すなわち央らる(尽きる)。」
→五味の多食は、主として相剋関係の臓に悪影響を及ぼす。

解説:「酸味」を多食すると、同じ「木」の支配下にある「肝」に影響を与え、相剋関係の「土」の支配にある「脾」に悪影響を与える。本編では、相剋関係が中心であるが、「苦」に関しては、相剋に当てはまらない。

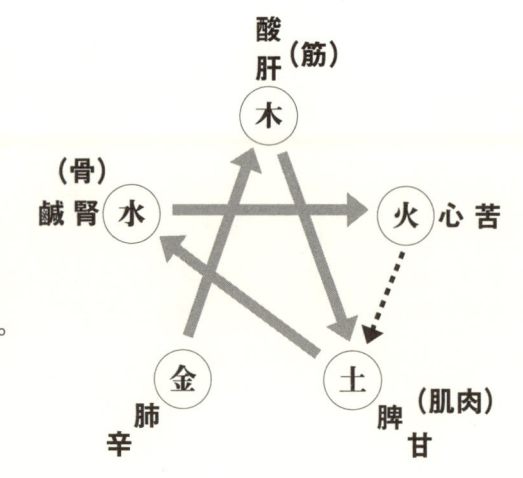

酸 肝 (筋)
木
(骨) 鹹 腎 水　　火 心 苦
金　　　　　土
肺　　　　脾 (肌肉)
辛　　　　甘

『素問』にみる食養生

[五蔵生成篇]の記載　「鹹(こ)を多食すれば、則ち脈凝泣(ぎょうきゅう)して(血脈の流れは滞り)色変ず。苦を多食すれば、則ち皮槁(か)れて毛抜く(皮膚は枯れてうぶ毛は抜ける)。辛を多食すれば、則ち筋急(きんきゅう)して(筋脈は引き攣れ)、爪枯る。酸を多食すれば、則ち肉胝䐃(ちすう)して(肌肉は厚くなって皺ができ)唇揭(くちびるま)くる(唇もまくれ上がる)。甘を多食すれば、則ち骨痛みて髪落つ(頭髪も抜ける)。」

➡五味の多食が、相剋関係の身体各部に悪影響を及ぼす。

解説：「酸味」を多食すると、「木」の気が高ぶり、相剋関係の「土」の支配にある「肌肉」や「唇」に悪影響を及ぼす。以下、「苦味」「甘味」「辛味」「鹹味」についても、同様に展開されている。

[宣明五気篇]の記載　「辛は気に走る、気病は辛を多食することなかれ。鹹は血(けつ)に走る、血病は鹹を多食することなかれ。苦は骨に走る、骨病は苦を多食することなかれ。甘は肉に走る、肉病は甘を多食することなかれ。酸は筋に走る、筋病は酸を多食することなかれ。」

➡五味の多食が身体各部に悪影響を及ぼす。

解説：「木」に属す「酸味」の多食が、同じ「木」の支配下にある「筋」に悪影響を及ぼす。

　本編では五味の多食が同じ五行に属す身体各部に悪影響を及ぼすことを述べているが、「鹹味→血」と「苦味→骨」に関しては、通常の配当とは異なっている。

　ちなみに、やや後の『霊枢(れいすう)』「九鍼論(きゅうしんろん)」では、上記『素問』「宣明五気篇」とほぼ同じ内容が述べられているが、「鹹味→骨」「苦味→血」となっており、五味の多食は、すべて同じ五行に属す身体各部に悪影響を及ぼすとしている。

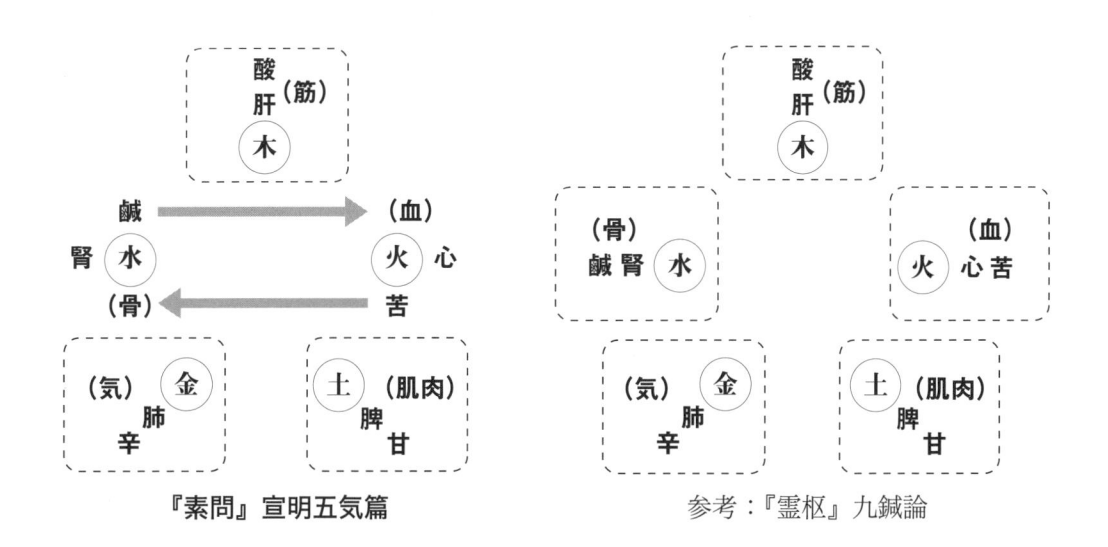

『素問』宣明五気篇　　　　　参考：『霊枢』九鍼論

『素問』における食養生のポイント

■食養生の重要性と基本法則について

[食物がもつ五臓を栄養する働き]

　穀類は五臓を養い、果物は五臓の働きを助け、肉類は五臓を補い、野菜は五臓を充実させる働きをもち、状態に応じてこれらをバランスよく摂れば、気力も体力も充実し、健康でいられると述べている。

[薬の働きを補助する食養生]

　内臓が虚していれば、薬をもって邪を除くとともに、食養生によって内臓の気を補う必要がある。また、病気の治療には薬ですべて治そうとするのではなく、その補助療法として穀物・肉類・果物・野菜等の食物で食養生をほどこし、完治させるべきであると述べている。

[薬膳としての五穀]

　五穀の薬膳的利用法について紹介しており、五穀のスープや濁り酒だけでも、患者の状態によっては病気を治療することができると述べている。

[食養生の基本法則]

　患者の病態が熱していれば冷やす食物や薬物を用い、逆に冷えていれば温める食物や薬物を用いるという具合に、病気の状態と拮抗する食物・薬物を摂取するよう述べている。

■五味理論の要点について

[五味の基本作用]

　五味はそれぞれ「収・堅・緩・散・軟」という基本的な作用をもっている。

　つまり「酸味」にはものを引き締める収斂作用、「苦味」には軟らかくなりすぎたものを堅くする堅化作用、「甘味」には緊張をほどく弛緩作用、「辛味」には気を発散し発汗させる発散作用、「鹹味」には堅いシコリを軟らかくする軟化作用がある。

[五臓を栄養する五味]

　五味はそれぞれ対応する五臓に入り、栄養する働きをもっている。

　つまり「酸味」は肝に入り、「苦味」は心に入り、「甘味」は脾（消化器系）に入り、「辛味」は肺に入り、「鹹味」は腎に入る。適量の五味は、それぞれの臓を栄養する働きをもつ。

[五味の偏食の弊害]

　適量の五味は五臓を栄養するが、過量はかえって五臓や身体各部に負担をかける。『素問』では、五味を偏って過食した際の影響について、様々な理論を展開しており、理論統一はなされていないが、通して言えることは、五味の偏食をいましめていることである。

『傷寒雑病論』にみる食養生

　『傷寒雑病論』は後漢末の頃、張仲景によって著された病の治療書だが、永い時代の間に、幾度か亡失し、現在は宋の時代に再編された『傷寒論』と『金匱要略』の二書に分割されたものが残っている。そしてこれらは、現在の漢方治療を考える上での、基本書となっている。二書のうち『傷寒論』は主に急性熱性病の変化とそれに伴う対応処方について論じ、『金匱要略』は慢性化した疾患について、病名別に論じられている。ここでは、その二書を通じ、食物による養生法がどのように記されているかを見ることとする。

1.『傷寒論』における養生法

■太陽病　中風（病の初期で、自然に汗がでているもの）の治法である桂枝湯を服用する際の注意

「（桂枝湯の）寒温を適え、一升（今の一合）を服し、服し已って須臾（しばらくして）、熱きうす粥一升（一合）ばかりをすすり、以って薬力を助け、温かく覆いて一時（二時間）ばかりせしめ、遍身（全身）漐漐として（しみだすように）微に汗有るに似たるはますます佳ろし。水流漓のごとくせしむべからず（水が流れ出るように汗をかかせてはいけない）。病必ず除かれず。もし一服して汗出でて病差（癒と同じ意）ゆれば後服をやむ（後は服用しなくてよい）。必ずしも剤を尽くさず（薬を飲みつくす必要はない）。もし汗出でざれば、前法により更に服せ。また汗出でざれば後服すこしその間を促し、半日ばかりに三服尽くさしめよ。もし病重きは一日一夜服し、周時これを観る。一剤（一日分）を服し、病証なおあるは、さらに作り服せしめよ。もし汗出でざれば、なお二、三剤にいたるまで服せしめよ。生冷、粘滑、肉麵、五辛、酒酪、臭悪などのものを禁ず。」

　この条文で述べているように、桂枝湯を服した後に、うす粥の熱いものをすすり、布団や衣服で身体を覆って桂枝湯の弱い発汗力を助け、わずかに汗がしみ出るようにせよと指示している。続いて薬用量についての説明がある。通常の服用では発汗できない場合は、再度桂枝湯を服し、更には服用間隔を短くして半日で一日分を服す。病状が深刻な場合は、一昼夜よく観察しながら一日分を服し、まだ病証がある場合は、更に桂枝湯を服す。それでも汗が

第4章　古典にみる薬膳

出ない場合は、更に2～3日分を一日で服用するように指示している。また最後に生もの、冷たいもの、脂身など粘滑のもの、肉の入った麺、強い香辛料、酒や乳製品、悪臭のものなどは薬力や身体に悪影響を及ぼすので食べてはならないと指示している。このように薬を服す時の注意や養生法を将息といい、食べ物に対する指示を禁忌という。

■桂枝湯に一味加えた桂枝加葛根湯の場合

「覆いて微に汗に似たるを取り、すべからく粥をすするべからず。餘は桂枝（湯）法の将息及び禁忌の如くす。」とあり、桂枝湯に葛根が加味され、発汗作用が増強されたので、布団や衣服で覆うだけにして、「粥をすするべからず」と指示しているのである。桂枝加葛根湯よりさらに発汗力の強い葛根湯や麻黄湯の場合も同様な指示がある。基本的に発汗を目的とする処方を服用する場合には、みなこのような指示がある。ただし、現在の薬用量は当時の6分の1から8分の1程度と考えられるので、現在では、葛根湯や麻黄湯のような場合にも発汗解表作用をもつ薬膳を用いて、発汗を助ける必要がある。

■桂枝湯を与えてはいけない場合の注意

「もし酒客（よく酒を飲むもの）にて病むものは、桂枝湯を与うべからず。これを得れば則ち嘔す。酒客は甘を喜ばざる故なり。」と。また桂枝湯の加味方である小建中湯にも同じような注意がある。「嘔家は建中湯用うべからず、甜（甘いと同じ意味）の故を以ってなり。」とあり、酒を多く飲む人や吐き気を催しやすい人の場合には、桂枝湯などの甘みのある薬は吐き気を催しやすいので与えてはいけないと指示している。

■五苓散服用時の注意

「発汗後、大いに汗出で、胃中乾き、煩躁して眠りを得ず。水を得んと欲する者は少々これを与えよ。胃気和せしむれば愈ゆ。」とあり、発汗してのどが渇くものには水を飲ませる指示がある。それでも小便不利や微熱・口渇等の病証が残る場合は、五苓散を「白飲をもって和し服。」つまり、重湯（玄米の煮汁）と混ぜ合わせて服用させ、更に「多く煖水を飲ませよ。汗出づれば愈ゆ。」として、汗が出るまでお湯をたくさん飲ませるよう指示している。重湯（玄米の煮汁）と混ぜる服用法は、粗い原末状の当時の五苓散を飲みやすくするためであり、温水を多量に飲ませるのは、熱病に伴う脱水症状から救出すると同時に、治癒起点となる発汗を促すためと考えられる。

■十棗湯のような強い吐・下剤を用いた後の指示

「糜粥（重湯に近い粥）により自ずから養せよ。」とあり、強い薬で負担のかかった胃腸に、消化のよい重湯のような粥を飲んで滋養せよとしている。

■胃腸を温める処方である理中丸の加味方の指示

「服湯後、食頃の如く（食事をする程の時間をおいて）、熱き粥一升（いまの一合）ばかりを飲み、衣被

を発掲することなかれ。」とあり、胃腸を温めるのに、熱い粥を飲むように指示し、冷えないようにするため、衣服や布団をはいではいけないとしている。

2.『金匱要略』における養生法

■「痙湿暍病篇」の栝楼桂枝湯の場合

「微汗を取る。汗出でざれば、食頃にして熱き粥をすすりこれを発す」とあり、熱い粥を飲ませることによって発汗を促している。

■「中風歴節病篇」の侯氏黒散の場合

「初め服して二十日、温酒で調服し、一切の魚肉大蒜（にんにく）を禁じ、つねに冷食を宜しくし、六十日に止む。即ち薬腹中に在りて下らざるなり。熱食すればすぐに下る。冷食は自ずからよく薬力を助く。」とあり、半身不随で侯氏黒散を用いる時は、薬の効果を持続させるため、食養法として冷食でなければならないと指示している。

■同篇の歴節病の原因説明において

「味酸は則ち筋を傷り、筋傷るれば緩み、名づけて泄という。鹹は則ち骨を傷り、骨傷るれば痿となり、名づけて枯という。枯泄相うつを名づけて断泄という。栄気通ぜず、衛は独り行らず、栄衛ともに微、―――すなわち歴節となすなり。」とあり、五味のうちの酸味と鹹味の過食が歴節病（体は痩せ、脚は腫れ、屈伸しがたく痛む病、脚気など）の原因であるとしている。

■「黄疸病篇」の消石礬石散の場合

大麦粥で散薬を飲むとしている。

■「禽獣魚蟲禁忌篇」において

「凡そ飲食滋味は以って生を養う。これを食して妨げあらば、反ってよく害をなす。―――、食するところの味は、病相宜しきとあり、身に害を為すとあり、もし宜しきを得れば則ち体に益し、害すれば則ち疾をなす。」とあり、食物の五味の摂り方によって、病になることもあれば、体に有益となることもあると、その摂り方の重要性をいっている。

また曰く「**肝病は辛を禁じ、心病は鹹を禁じ、脾病は酸を禁じ、肺病は苦を禁じ、腎病は甘を禁ず。春に肝を食さず、夏に心を食さず、秋に肺を食さず、四季に脾を食さず**」とある。「四季」とは土用のこと。「肝病は辛を禁じ」とは、相剋説の金剋木の立場から、金の味＝辛を避けることである。「春に肝を食さず」とは、春には肝気が盛んになるので、その上、肝

第4章　古典にみる薬膳

の味＝酸を食すれば，肝気が盛んになり過ぎるので戒めているのである。

また、この篇は今でいう食中毒の予防についても述べている。

■「果実菜穀禁忌篇」において

果物、野菜、穀類の食べ方や多食の弊害について述べている。

なお、「果実菜穀禁忌篇」と「禽獣魚蟲禁忌篇」とは当時の伝承をそのまま集めたような篇であるため、玉石混交しているところがある。

『傷寒論』『金匱要略』における食養生のポイント

『傷寒論』
①桂枝湯系の発汗を主作用とする処方に対し、熱いうす粥をもって薬力を助成するか否かを説いている。桂枝湯以外は熱いうす粥を必要としない。ただし、現在の薬用量は当時の6分の1から8分の1に減っているので、桂枝湯以外でも発汗解表作用のある薬膳を用いて薬力を助けた方がよい。
②熱病に伴う脱水症状に五苓散を用いる場合は、粗い原末で飲みにくい五苓散を重湯（玄米の煮汁）と混ぜて服用させた後、脱水症状から救出するため、また治癒起点となる発汗を促すため、多量の温水を服用するよう指示している。
③甘味の強い桂枝湯や小建中湯を与える時は吐かないように注意して与えるべきであると注意している。
④強い下剤や吐剤を用いた場合には、粥を飲んで、弱った胃腸を調えるように指示している。
⑤胃腸を温める理中丸の服用時には、熱い粥を飲んで薬を助けるようにし、冷えないように衣服や布団をはがないよう指示している。

『金匱要略』
①栝楼桂枝湯を服用して発汗しない場合に、熱い粥を服して薬力を助けるよう指示している。
②侯氏黒散の用法として、体内に薬を貯めておくために冷食を指示している。
③歴節病の原因として、酸味と鹹味の過食があげられている。
④消石礬石散では、大麦粥で散薬を飲んでいる。湯剤以前に多くみられる散剤服用の際には、薬力を助け、かつ胃を保護し飲みやすくするために、粥や大棗の煮汁で飲むことが多かった。

> ⑤「禽獣魚蟲禁忌篇」では、五味の服用は相剋関係のものを控え、各季節にはその季節に配当される味のものを控えるように指示している。例えば、春の肝気旺盛な時に、肝を補う酸味の物を控えるなどである。
> ⑥「果実菜穀禁忌篇」と「禽獣魚蟲禁忌篇」には当時の食中毒の注意と多食の弊害を断片的に収録している。

　以上のように、『傷寒論』・『金匱要略』においては、食物の五味に気を配り、季節や体調などによって選択的な食べ方をし、病の予防に役立てるという食養生の考え方が示されている。また、様々な漢方処方の服用時や服用後に粥などを食することで、その処方の効果の増強や副作用（胃腸への負担など）の緩和を行っており、病の治療や予防に食事を活用していたことが分かるのである。

歴代の本草書にみる食物の薬効とその変遷
——『本草綱目』の生姜を例として——

　本草書とは薬物書のことであり、医師および神仙家※1によって歴代継承されてきた。その内容は、漢方生薬や食物の薬効、それを分類するための五気（熱温平涼寒）・五味（酸苦甘辛鹹）、ならびに産地、別名などを解説したものである。

　中国では、各時代において多くの本草書が編纂されたが、そこには『神農本草経』から現在の『中薬大辞典』に至るまで、その時代における漢方生薬や食物の有効例・経験例が集積・記録されている。

　本草書の系譜をたどれば、その最古のものは後漢頃に著された『神農本草経』である。その後、梁代に陶弘景が『神農本草経』を補完する形で『名医別録』※2をまとめ、さらに両書をあわせて『神農本草経集注』（493-500年頃）とした。

　その後、唐代に至り更に増補され、蘇敬により『新修本草』（659年）、陳蔵器により『本草拾遺』（738年）が作られた。

　なお、これら本草書において、食物と漢方生薬は、区別なくすべて同列に収載されている。

　一方、食物が漢方生薬から独立して扱われるようになったのは、唐代に入ってからで、孫思邈によってまとめられた『千金食治』※3（652年）が初めである。

　他に『食療本草』（孟詵：生621〜没713年）、『食医心鑑』（咎殷：850年頃）、『食性本草』（陳士良：934年）などがあり、その系譜は本草書と同じく現代に続いている。

　さて、唐代以降の本草書の流れは、北宋代の『嘉祐補註本草』（掌禹錫等：1061年）、『経史証類備急本草』（唐慎微：1082年頃）へと受け継がれ、明代に李時珍が著した『本草綱目』（1596年）によって一応の集大成を見る。

※1）不老不死となり仙人になることを目指し、薬物および道教の修行法を研究した者たちのことをいう。

※2）『神農本草経』だけでは内容的に物足りなくなった当時の名医達は、各々が実用に供すため、『神農本草経』に補足追加する形で資料をまとめていた。陶弘景は『神農本草経集注』の編纂のため、それらの資料を整理再編し、『名医副品』と名付けて『神農本草経集注』に引用した。『名医別録』とは、陶弘景がその後、『名医副品』に増補を加え出版したものとされる。ここでは、一般的に認知度が高い『名医別録』の名称で掲載した。

※3）孫思邈の『備急千金要方』（略称『千金方』）中に、食物療法のみをまとめた「食治篇」が収載されており、これを一般に『千金食治』と呼んでいる。

『本草綱目』の構成は、1800種以上の食物や漢方生薬について、その名称、異名別名、産地や採集時期、良否鑑別法、修治法、気味（五気・五味）、主治と使用例等について多岐にわたり、後漢の『神農本草経』から明代までの歴代本草書から引用整理し、更には李時珍自身の発見や新たな見解を加えた一大本草書となっている。

よって『本草綱目』を読めば、明代以前の歴代本草書における食物や漢方生薬の薬効を把握できる。

以下、『本草綱目』の「生姜」を例にとり歴代本草書の薬効とその変遷を紹介する。

生姜の薬効（原文抜粋）

『神農本草経』：後漢代
「久しく服せば、臭気を去り、神明を通ず。」
長く服用すれば、体臭を除き、意識をはっきりさせる。

『名医別録』陶弘景：梁代
「五臓に帰し、風邪、寒熱、傷寒、頭痛、鼻塞、欬逆上気を除き、嘔吐を止め、痰を去り、気を下す。」
五臓に作用し、風邪、寒けや熱症状、傷寒、頭痛、鼻づまり、込み上げてくる咳を除き、止嘔し、去痰し、気を下す。

『薬性論』甄権：唐代
「水気満を去り、欬嗽、時疾を療し、半夏を和して心下急痛をつかさどり、杏仁を和して煎を作りて、急痛気実、心胸擁膈を下し、熱気を冷ますに神効あり。搗き汁に蜜を和し服すれば、中熱嘔逆し、食下るあたわざるを治す。」
水滞を除き、咳嗽、流行病を治し、半夏とともに用いれば、みぞおちの引き攣れる痛みを治し、杏仁とともに煎じれば、気が実して引き攣れる痛みや、心胸のふさぎや痞えを下し、熱気を冷ますのに著効がある。生姜の搗き汁に蜂蜜を混ぜて服用すれば、熱中症による嘔吐で食べられないものを治す。

『食療本草』孟詵：唐代
「煩悶を散じ、胃気を開く。汁を煎にして服せば、一切の結実、胸膈を衝く悪気を下すに神験あり。」
煩悶を除き、食欲を増進させる。生姜汁を煎じて服用すれば、すべての気の鬱結、胸膈部に衝き上げる邪気を下すのに著効がある。

『本草拾遺』陳蔵器：唐代
「血を破り、中を調え、冷気を去る。汁は薬毒を解す。」
血流を改善し瘀血を除き、胃腸を調え、冷気を除く。生姜汁は薬の毒を解毒する。

『潔古珍珠嚢』張元素：金代
「脾胃を益し、風寒を散ず。」
胃腸を補い、風寒の邪を除く。

第4章　古典にみる薬膳

『用薬心法』李東垣：金代

乾生姜の項「生姜の用に四あり。半夏、厚朴の毒を制するが一なり。風寒を発散するが二なり。棗と同じく用いて辛温にして脾胃の元気を益し、中を温め湿を去るが三なり。芍薬と同じく用いて経を温め、寒を散ずるが四なり。」

生姜の用途に四つの作用がある。①半夏・厚朴の薬毒を解毒する作用。②風寒の邪を発汗解表する作用。③大棗とともに用い、辛温となり、胃腸の元気を益して、腹部を温め、去湿する作用。④芍薬とともに用い、経絡を温めて寒気や冷えを除く作用。

『本草綱目』李時珍：明代

「生を用いれば発散し、熟を用いれば中を和し、野禽を食らい中毒し喉痺なるを解す。」

生のまま用いれば発散作用があり、炮じて用いれば胃腸を調え、また野鳥の食中毒により咽喉が腫れ塞がるものを解毒する。

「気味の項：姜を食べること久しくすれば、熱積りて目を患う…およそ痔を病む人、多食し、酒を兼ねれば、たちどころに発すること甚だ速し。」

生姜を長期にわたり常食すれば、体に熱を貯めこみ目を患う。…痔を患う人が酒とともに多食すれば、たちどころに痔が悪化する。

上記の各時代におけるの本草書の薬効をまとめると以下のようになる。

『神農本草経』においては、消臭・覚醒効果のみが示されている。

『名医別録』になると、五臓に対する作用とカゼの諸症状に対する薬効が追加されたほか、『傷寒論』における主要な用法である止嘔作用も記載されている。

『薬性論』では、水毒の咳嗽に対する作用を述べ、また他薬との相互作用として、半夏とともに用い、みぞおちの痛みをとる作用、杏仁と共に用い、胸膈部の痞痛と熱をとる作用、生姜汁と蜜を合わせ、吐き気を止め消化を促進する作用が示されている。

『食療本草』では、胸膈胃腸部の悪心・煩悶を治す主要な食物として記載されている。

『本草拾遺』では、冷えに対する作用、ならびに薬物や食物の中毒症状を除く解毒作用が追加されている。この伝統が、上海ガニを食べた後のショウガ湯として現在も実用されている。

『潔古珍珠嚢』では、生姜の薬効について、胃腸を補う作用と、カゼを治す作用の二つに集約している。

『用薬心法』では、生姜の薬効について、①薬毒の解毒、②発汗解表、③胃腸の温補・去湿（大棗との相互作用）、④経絡を温め寒を除く（芍薬との相互作用）の四つに集約している。

『本草綱目』において李時珍は、生姜の効用を「生」と「炮」で使い分けて論じ、「生」はカゼなどの発汗解表に用い、「炮じたもの」は胃腸を補う健胃薬として用いるとしている。

また、気味の項では、生姜の多食の弊害について、目の弱いものが多食すれば充血し、痔のあるものが酒とともに多食すればたちどころに悪化すると論じている。

このように歴代本草書における経験例・有効例を積み上げ集大成したものが『本草綱目』であり、今日よく用いられる生姜の発汗解表・温補(おんぽ)・健胃止嘔(けんいしおう)・食毒や薬毒の解毒といった作用が、時代の変遷を経て洗練されてきたことが伺える。

　本書は、歴代本草書の成果である『本草綱目』と、明代以降の本草書の記載まで網羅した『中薬大辞典』を参照して薬効の基準を作り、薬膳論を組み立てた。
　近頃の薬膳ブームに見られるような「五気」「五味」だけから帰納した効能ではなく、こうした歴史に裏付けられた本草学的薬効を応用することが、薬膳の本質である。

附　表

食材効能一覧

薬膳に用いる生薬一覧

附表

食材効能一覧

食材分類	食材名	中国名・日本別名	五味	五気	主な効能	含有成分	参照ページ
穀類・マメ類	アズキ	赤小豆（せきしょうず）	甘酸	涼	利水、清熱、消炎、むくみ・腫れ・できものの改善	デンプン、糖質、タンパク質、リノレン酸、サポニン、食物繊維、Ca、Zn、Fe、K、Mo、パントテン酸、VB₁、VB₂、イソフラボン、アントシアニン	145・153・209・216
	エンドウマメ	豌豆（えんどう）	甘	平	健胃、利水、治消渇（糖尿病の改善）、止瀉、むくみ・腫れ・できものの改善	β-カロテン、VB群（特にB₁）、食物繊維、フラボノイド、デンプン、糖質、タンパク質、レシチン、Se、Mo、Zn	165
	トウミョウ	豌豆苗（えんどうびょう）	甘	平	清熱、治消渇（糖尿病の改善）、高血圧の改善、できものの改善、暑気あたりの改善	β-カロテン、VA、VB₁、VB₂、VB₆、ナイアシン、葉酸、VC、VE、VK、食物繊維	165・206・215
	大麦		甘	涼	清熱、利水、補脾胃、整腸、止瀉、消化促進	VB₁、VB₂、Ca、β-グルカン、デンプン、糖質、食物繊維、K、Mg、Cu、植物エストロゲン、フラボノイド、植物ステロール（スティグマステロール）	145
	麦芽		甘	平	健胃、消化促進、プロラクチンの過剰分泌を抑制し不妊症を改善する、回乳（異常な乳汁分泌を抑制する） ＊妊婦・授乳者は健康食品などによる麦芽の大量摂取は避けた方がよい	VB群、VC、パラアミノ安息香酸、リノール酸、リノレン酸	111・210
	黒マメ	黒大豆（こくだいず）	甘	平	利水、補腎、血行促進、筋・関節の痛みを除く、むくみや腫れ・炎症・できものの改善	アントシアニン、タンパク質、レシチン、デンプン、サポニン、アルコール（エタノールなど）、植物エストロゲン、糖質、食物繊維	94・154・174・209
	玄米	粳米（こうべい）	甘	平	補脾胃、補気、煩渇（もだえる感じを伴う口渇）を除く、疲労回復、止瀉	デンプン、糖質、VB₁、VB₂、VE、K、Fe、リノール酸、フィチン酸、GABA	104・138
	小麦	浮小麦（ふしょうばく）（未成熟のもの）	甘	涼	養心気、安神（精神安定）、煩熱（もだえる感じを伴う熱感・発熱）を除く、自汗（出るべきでないのに自然に汗の出るもの）・盗汗（寝汗）の改善、止渇	デンプン、糖質、アミノ酸、グルタミン、Ca、Fe、Zn、食物繊維、リノール酸、リノレン酸、パルミチン酸、オレイン酸、VE	183・206・208
	小麦粉	小粉・小麦面（しょうふん・しょうばくめん）	甘	涼	補脾胃、補気、消化促進、体力回復		74
	ササゲ	豇豆（こうず）	甘鹹	平	補脾胃、利湿、補腎、遺精・頻尿・おりものの改善、治消渇（糖尿病の改善）	コリン、タンパク質、デンプン、糖質、リノレン酸、食物繊維、VB₁、VB₂、葉酸、イソフラボン、アントシアニン、Ca、Zn、Fe、Mo	166
	ソラマメ	蚕豆（さんず）	甘微辛	平	補脾胃、利水、むくみ・腫れ・できものの改善	タンパク質、レシチン、デンプン、糖質、食物繊維、ナイアシン、VB₁、VB₂、VB₆、葉酸、イソフラボノイド、K、Ca、Mo、Zn	154
	ナタマメ	刀豆（とうず）	甘	温	温補（胃腸を温める）、補腎、強壮、腎虚による腰痛の改善、冷えによるしゃっくりの改善 ＊食用としては白ナタマメのみを用いる。類似のタカナタマメ・タチナタマメは毒性があるので注意	タンパク質、デンプン、糖質、食物繊維、ポリフェノール、Ca、Fe、Na、Mg、コンカナバリンA、サポニン	174

食材効能一覧

食材分類	食材名	中国名・日本別名	五味	五気	主な効能	含有成分	参照ページ
穀類・マメ類	ハト麦	薏苡仁（よくいにん）	甘	涼	清熱、利湿、むくみ・腫れの改善、排膿、筋関節を緩め麻痺を除く、風邪・湿邪による痛み・しびれ・麻痺などの改善、イボ・シミの改善、抗腫瘍 ＊妊娠中の過剰摂取は避ける（※2）	デンプン、糖質、VB₁、ロイシン、アルギニン、リジン、チロシン、パルミチン酸、ステアリン酸、多糖類（コイキサンA～C、酸性多糖C_{A-1}・C_{A-2}）、K、Ca、P、Fe、スティグマステロール、β-シトステロール、コイキセノライド	153・174・207・209・216
	モチ米	糯米（だべい）	甘	温	温補（胃腸を温める）、補脾胃、補気、止瀉、自汗（出るべきでないのに自然に汗の出るもの）や尿漏れの改善	デンプン、糖質、アミロペクチン、P、K、Mg、フィチン酸、プロラミン	112・207・214・216
	リョクトウ	緑豆（りょくとう）	甘	寒	清熱、利水、暑気あたりの改善、腫れやできものの改善、降コレステロール、高血圧の改善、薬物・食物毒性の減毒	レシチン、リノレン酸、タンパク質、デンプン、糖質、食物繊維、Fe、サポニン、P、Mg、Cu、Ca、K、Mo、β-カロテン、VB₁、VB₆	154・211・212・214
	豆豉	淡豆豉・香豉（たんとうし・こうし）	苦鹹	平	解表、除煩（胸部のもだえるような感じを除く）、カゼの諸症状の改善、頭痛・うつ症状・不眠の改善	カプサイシン、グルタミン酸、タウリン、ダリシン、チロシン	174
	豆乳	豆腐漿（とうふしょう）	甘	平	潤燥、疲労回復、肺の炎症を鎮め止咳する、便秘の改善	オリゴ糖、フラボノイド、アミノ酸、リノール酸、リノレン酸、Ca、Fe、K、Mg、VB群、VE	138
	豆腐		甘	涼	補津液、胃腸を調える	レシチン、リノール酸、リノレン酸、オレイン酸、イソフラボン、オリゴ糖、Ca、Fe、K、Mg、VB群、VE	88
野菜・イモ類・キノコ類	アロエ	蘆薈（ろかい）	苦	寒	清熱（肝の清熱）、通便、抗菌、のぼせや血圧上昇による頭痛や目の充血の改善 外用：火傷や日焼けの改善 ＊アロエは緑色の外皮部分にアロインやアロエエモジン等の瀉下成分および子宮収縮成分を多く含むため、過敏性腸症候群・虫垂炎・痔など腸の炎症症状、腹痛、嘔吐時、妊娠時、月経時は、外皮を含むアロエ製品の服用は控える。なお、葉肉部分には、アロイン・アロエエモジンの含有はほとんどない	アロイン（バルバロイン）、サポニン、ムコ多糖類、VA、VB₁₂、VC、VE、アロエウルシン、アロエニン、アルボランA・B、アロクチンA・B、アロエエモジン、アロミチン、シュウ酸Ca、食物繊維（アロエマンナン）、アミノ糖	86・129・211
	カボチャ	南瓜（なんか）	甘	平	補脾胃、補気、降血糖・降コレステロール、糖尿病の改善 外用：腫れ・できもの・火傷の改善	β-カロテン、VA、ペクチン、Ca、VB₁、VB₂、VB₆、VC、VE、Fe、Cu、Mn、アデニン、アスパラギン、食物繊維	104・210
	黒キクラゲ	木耳（もくじ）	甘	平	補気血、駆瘀血、血液浄化（降コレステロール・抗凝血・抗血栓など）、血栓・動脈硬化予防、止血、各種出血性疾患の改善	マンニトール、トレハロース、多糖類、K、Ca、Mg、Fe、Mn、Zn、VB₁、VB₂、VB₆、VD、ナイアシン、パントテン酸、レシチン、食物繊維 ＊白キクラゲより鉄分が多い	94・121・214・215
	白キクラゲ	銀耳・白木耳（ぎんじ・はくもくじ）	甘	平	滋陰（血と津液を補い滋養強壮する）、補脾胃、補津液、肺の津液を潤し止咳する、止渇、疲労回復	炭水化物、多糖類、K、Ca、Mg、Fe、Zn、VB₁、VB₂、VB₆、VD、ナイアシン、パントテン酸、レシチン、食物繊維	66
	キャベツ	巻心菜・甘藍・洋白菜・圓白菜（かんしんさい・かんらん・ようはくさい・えんぱくさい）	甘	平	清熱、利湿、健胃、胃痛・胃十二指腸潰瘍予防	アリルイソチオシアネート、VU（キャベジン）、VK、VC、β-カロテン、VB₁、VB₂、ナイアシン、Ca、P、S、Fe、K、Mg、Cu、Mo、フラボノール、グルコシノレート、食物繊維	74

附表

食材分類	食材名	中国名・日本別名	五味	五気	主な効能	含有成分	参照ページ
野菜・イモ類・キノコ類	キュウリ	黄瓜(おうか)	甘	涼	清熱、利水、止渇、むくみ・腫れ・火傷などの改善	ククルビタシンC、イソクエルシトリン、アルギニン、ルチン、ラムノース、ガラクトース、マンノース、キシロース、カフェ酸、クロロゲン酸、キュウリアルコール	211・212
	キンシンサイ	金針菜(きんしんさい)・黄花菜(おうかさい)	甘	涼	鎮静、解うつ（感情のうっ屈による気滞の改善）、不眠の改善、補血、涼血（瘀血、貧血、出血、血液疾患などに伴う炎症、発熱症状を鎮静、改善する）、清熱、利湿	Fe、Ca、VA、VB₁、VB₂、VC、トリプトファン、メラトニン様物質、アントラキノン化合物、一種のステロイド化合物、タンパク質、脂肪、アスパラギン、コルヒチンなど	111・121・137・183・208・214
	ゴボウ	牛蒡(ごぼう)・牛蒡根(ごぼうこん)	苦	涼	便秘予防（食物繊維）、肝脂肪蓄積を抑制（イヌリン）、風邪による炎症症状を除く、腫れやできものの改善	食物繊維（リグニンなど）、フラクトオリゴ糖、VB₁、VB₂、VE、ナイアシン、ポリアセチレン、タンニン、クロロゲン酸、Mg、Cu、Fe、Ca、K、Mn、アルクチン酸、酢酸、プロピオン酸、アセトアルデヒド、アルギニン、アスパラギン酸、コリン、アデニン	210
	コンニャク	蒟蒻(こんにゃく)・蒟蒻(こんにゃく)	辛苦	寒	コレステロールを体外に排出する、血糖値を下げる、便秘予防（食物繊維）、利水、低カロリー、ダイエット効果 温罨法：胆石や尿管結石の激しい痛みの鎮痛 外用：できもの・火傷・打撲傷の改善	水分、食物繊維（グルコマンナン）、K、Ca ＊約97％が水分。低カロリー食	87・165
	シイタケ	香菇(こうこ)・香蕈(こうしん)	甘	平	扶正（免疫力向上）、補気、健胃、降コレステロール、抗ガン、高血圧・高脂血症・慢性肝炎の改善、くる病予防 ＊十分に加熱されていないシイタケを食べた場合に、シイタケ皮膚炎と呼ばれる全身の湿疹が出る場合があるので注意する	プロVD₂（エルゴステリン）、β-D-グルカン、レンチナン、エリタデニン、グルタミン酸、グアニル酸、VB₁、VB₂、リジン、K、Zn、リボ核酸、トレハロース、オレイン酸、リノール酸、食物繊維	86・120
	ジャガイモ	馬鈴薯(ばれいしょ)・洋芋(ようう)	甘	平	健胃、消炎、腫れを除く、胃十二指腸潰瘍の鎮痛・予防	デンプン、糖質、食物繊維、含窒素化合物、K、VC、ソラニン（主に皮部） ＊新鮮なジャガイモの絞り汁は、わずかだが鎮痙作用のあるアトロピンを含む ＊ジャガイモの芽に含まれるソラニンは毒性があるため、芽の部分は深くえぐり取って除く	74
	ショウガ	姜(きょう)・生姜(しょうきょう)	辛	温	発汗解表、温補（胃腸を温める）、止嘔、止瀉、食中毒予防（魚・カニなど） ＊目の充血と痔のある場合には用いない	β-カロテン、VB₁、VB₂、VC、Ca、Fe、K、ジンゲロン、ショウガオール、ジンギベレン・ジンギベロール、シネオール、シトロネラール	56・75・103・113・173・198・207・208・209・210・212・213・214・215
	セリ	芹(せり)・水芹(すいきん)	甘辛	涼	清熱、利水、止血、駆瘀血、降圧、降コレステロール、降血糖、腫れやできものの改善	ミリスティシン、カンフェン、VC、Fe、Ca、β-カロテン、VA、葉酸	86・128・206・211・212・215
	セロリ	芹菜(きんさい)・旱芹菜(かんきんさい)	甘鹹微苦	涼	平肝、清熱、利水、鎮静、止血、駆瘀血、降圧、降コレステロール、腫れやできものの改善	食物繊維、VB₁、VB₂、VC、VE、VU（キャベジン）、Fe、Ca、K、メチオニン、アイピン、セネリン、セダノライド、テルペン、ポリフェノール、コエンザイムQ10、ベルガプテン、β-カロテン	86・127・206・211・212・215
	ダイコン	蘿蔔(らふく)・蘿卜(らぼく)・菜菔(さいらい)・白羅蔔(はくらふく)	辛甘	涼	生・加熱：健胃、止瀉、消化促進 生：清熱、止渇、咽喉の津液を潤し、咽痛を除き止咳する	食物繊維（リグニン）、VC、イソチオシアネート、Ca、ジアスターゼ（アミラーゼ）、ペルオキシダーゼ	56・74・199・213・214・215

240

食材効能一覧

食材分類	食材名	中国名・日本別名	五味	五気	主な効能	含有成分	参照ページ
野菜・イモ類・キノコ類	タマネギ	洋葱（ようそう）	辛甘	温	【実】健胃、降コレステロール 【うす皮】降圧	グルタチオン、アリナーゼ、イソアリイン、VC、VB6、Fe、Mn、フラクトオリゴ糖、アリルプロピルジサルファイド、硫化アリル ＊硫化アリルにはVB1の吸収促進作用あり 【皮】クエルセチン	128
	トウガン	冬瓜（とうが）	甘	涼	利水、清熱、補津液、むくみや腫れを除く、暑気あたりの改善、糖尿病でのどが渇くものの止渇	VC、葉酸、サポニン、Ca、K、Mg	86・145・154・211・212
	トマト	番茄・西紅柿（ばんか・せいこうし）	微甘酸	涼	清熱、止渇、降圧、動脈硬化予防	リコピン、クエルセチン、ルチン、ピラジン、β-カロテン、VA、ナイアシン、VB1、VB6、VC、Fe、グルタミン酸、α-リポ酸、イノシトール、フラクトオリゴ糖、リグニン、クエン酸、リンゴ酸、コハク酸	127・206・211・212・215
	長ネギ	葱白・葱・大葱（そうはく・そう・だいそう）	辛	温	発汗、陽気をめぐらす、冷えによる腹痛・下痢の改善、風邪や湿邪による痛みやしびれを除く	食物繊維、VA、VB1、VB2、ナイアシン、パントテン酸、VB6、葉酸、VC、VE、VK、K、Ca、Fe、Zn、Ca、ピラジン、フラクトオリゴ糖、アリシン	56・173・198・207・209・212・213・214・215
	ニガウリ	苦瓜・ゴーヤ（くか）	苦	寒	清熱、明目（眼機能の改善）、暑気あたりの改善、治消渇（糖尿病の改善）、腫れやできものの改善	モモルデシチン、チャランチン、アミノ酸、ガラクツロン酸、パルミチン酸、ステアリン酸、オレイン酸、リノール酸、リノレン酸、β-シトステロール-D-グルコシド、5-ヒドロキシトリプタミン	211・212
	ニラ・黄ニラ	韮菜（きゅうさい）	辛	温	温補（胃腸を温める）、駆瘀血、血行促進、補腎、強壮強精、各種出血性疾患の改善 ＊多食すると下痢する場合がある	アリシン、カロテン、K、β-カロテン、VA、VB1、VB2、VC	56・74・94・104・112・209・210・211・212
	ニンジン	胡蘿蔔・胡蘿ト・黄蘿蔔（こらふく・こらぼ・おうらふく）	甘辛	平	補脾胃、消化促進、疲労回復、滋養強壮、明目（眼機能の改善）	β-カロテン、VA、VB群、VC、K、Ca、Fe、リコピン、アスコルビナーゼ、グルタミン酸、精油：α-ピネン、カンフェン、ミルセン、α-フェランドレン、ビサボレン	74・103・111・137
	ニンニク	大蒜・葫・蒜（だいさん・こ・さん）	辛	温	温補（胃腸を温める）、消化促進、抗菌、滋養強壮、強精、止瀉、止咳、血管・粘膜の強化、血行促進、降コレステロール、抗凝血、動脈硬化予防、免疫力向上、感冒・肺結核・百日咳の改善、できもの・皮膚病の改善 ＊眼病の人は摂取を避ける。生での摂取は胃腸障害をおこす場合がある	アリシン、VB1、アリイン、アリナーゼ、ジアリルジスルフィド、アホエン、アリチアミン、スコルジニン、ゲルマニウム、メチルアリルトリスルフィド、食物繊維	56・66・103・112・128・137・210・211・215
	ハクサイ	白菜・黄芽白菜（はくさい・おうがはくさい）	甘	平	健胃、通利胃腸（胃腸を調え食物の滞りや水滞を除く）、利水、止渇	Mg、K、タンニン、VB1、VB2、VB6、ナイアシン、パントテン酸、コンドロイチン、クエン酸、リンゴ酸	74・210
	フキ	蜂斗菜（ほうとさい）	苦辛	涼	鎮咳去痰（民間薬として）	クロロゲン酸、β-カロテン、テルペン、アルカロイド、K、Ca	66
	ホウレンソウ	菠菜（はさい）	甘	平	清熱、補血、止血、便秘・痔の改善、目の充血・トリ目の改善、糖尿病でのどが渇くものの止渇	β-カロテン、VA、VB2、VC、葉酸、Fe、K、グルタチオン、リノレン酸	138・165・214
	ヤマイモ	山薬・薯蕷・自然生（さんやく・しょよ・じねんじょう）	甘	平	補脾胃、止瀉、消化促進、補肺、補腎、補気、強精強壮、治消渇（糖尿病の改善）、降血糖、遺精、頻尿の改善、体力の落ちたものの咳・喘鳴の改善	アミラーゼ、ムチン、コンドロイチン硫酸、デオスコラン、VB1、VC、K	74・112・154・165

241

附表

食材分類	食材名	中国名・日本別名	五味	五気	主な効能	含有成分	参照ページ
野菜・イモ類・キノコ類	ユリ根	百合（びゃくごう）	甘微苦	涼	安神（精神安定）、補津液、肺の津液を潤し止咳する、熱病の予後などに残存した微熱症状を除く、不眠・動悸・多夢の改善	VB群、葉酸、K、食物繊維（グルコマンナン）	66・100・183・206・208・213・219
	ヨモギ	艾葉（がいよう）	辛苦	温	温補（婦人科系統を温める）、止血、安胎、血行促進、寒邪・湿邪を除く、月経不調・月経痛・おりもの・各種出血性疾患の改善、冷えによる腹痛・下痢の改善	クロロフィル、β-カロテン、VA、VE、VB₁、VB₂、葉酸、VC、Fe、パルミチン酸、リノール酸、リノレン酸、食物繊維	94・111・137
	ラッキョウ	薤白（がいはく）	辛苦	温	陽気をめぐらし気滞を除く、胸痺・心痛の改善、狭心症予防	硫化アリル、Ca、P、Na、Fe、食物繊維、サポニン、チラミン、含硫アミノ酸	121
	レタス	萵苣（ちしゃ）	苦甘	涼	清熱、利水、催乳	β-カロテン、VA、VC、VE、K、食物繊維、Fe、Ca	145
	レンコン	藕（ぐう）	甘	寒	生：止血、駆瘀血、清熱、補津液、各種出血性疾患の改善、止咳（民間療法） 加熱：補血、補脾胃	食物繊維、VC、Fe、K、ムチン、タンニン、カテキン	66・145・214
果実・種子	アケビの実	木通子・八月札（もくつうし・はちがつさつ）	微苦	平	利水、血をめぐらせ止痛する、肝・胃の気滞を除く、月経不調・月経痛の改善	VC、ショ糖、果糖、アケビン、スタウントニン、K、アケボシドE、トリテルペノイド配糖体	153
	イチジク	無花果（むかか）	甘	涼	清熱、補津液、補脾胃、腫れを除く、止瀉、痔・熱性便秘の改善、食欲増進、消化促進	ペクチン、Ca、K、Fe、ベンズアルデヒド、アントシアニン、パーオキシダーゼ、フィシン、リパーゼ、アミラーゼ、食物繊維	74・75・129・214
	ウメ干し	梅干・塩梅・白梅（うめぼし・えんばい・はくばい）	酸鹹	平	整腸、抗菌、止嘔、止瀉、食中毒予防 *梅肉エキスも同様の効能をもつ	β-カロテン、VB₁、VB₂、ナイアシン、VB₆、VE、有機酸類（クエン酸、リンゴ酸、酢酸）、食塩、Na、K、食物繊維	57・75・113・210
	柿	【実】柿子（しし） 【葉】柿葉（しよう） 【へた】柿蒂（してい）	【実】甘 【葉】苦 【へた】苦	【実】涼 【葉】寒 【へた】平	【実】清熱、潤肺、止渇、止咳、胃腸出血の改善 【葉】高血圧の改善、止咳、止血、補津液 【へた】しゃっくりを止める	【実】ペクチン、VC、β-カロテン、VA、K、シブオール、アルコールデヒドロゲナーゼ、クリプトキサンチン、タンニン、食物繊維 【葉】ケンフェロール-3-グルコシド、クエルセチン-3-グルコシド 【へた】タンニン、トリテルペノイド、ヘミセルロース	75
	カンピョウ	干瓢・壺盧（かんぴょう・ころ）	甘	平	利水、むくみや腫れを除く、黄疸・腹水の改善	ククルビタシンD、コハク酸、リンゴ酸、クエン酸、酒石酸、K、Ca、Mg、Zn、食物繊維	87
	ギンナン	白果・銀杏（はくか・ぎんきょう）	甘苦	平	鎮咳去痰、頻尿・尿漏れの改善	β-カロテン、VA、VE、VB₁、VC、Fe、K、ギンコライド、フラボノイド	66・213・216
	クコ	枸杞子（くこし）	甘	平	養肝、腎・肺を潤す、滋養強壮、老化防止、明目（眼機能の改善）、止渇、肝腎虚による諸症状（めまい、視力低下、腰膝痛、インポテンツ）を改善する、治消渇（糖尿病の改善）、降血糖、降圧、降コレステロール	カロテノイド（ゼアキサンチン、フィサリエンなど）、ベタイン、リノール酸、β-シトステロールなど	138・166
	クリ	栗子（りっし）	甘微鹹	平	補気、補脾胃、補腎、足腰を強くする、血行促進	VB₁、VB₆、VC、K、Mn、食物繊維	210

242

食材分類	食材名	中国名・日本別名	五味	五気	主な効能	含有成分	参照ページ
果実・種子	クルミ	胡桃仁・核桃（ことうにん・かくとう）	甘	温	補肺腎、滋養強壮、強精、老化防止、肺を温め咳を止める、肌を潤す*、乾燥性便秘の改善、頻尿・遺精・インポテンツの改善 *食べすぎると逆にフキデモノの原因となるので注意する	パルミチン酸、ステアリン酸、オレイン酸、リノール酸、リノレン酸、VB₁、VB₂、VB₆、VE、Zn、トリプトファン、食物繊維	67・112
	ゴマ	芝麻・脂麻・胡麻・黒脂麻（しま・しま・ごま・こくしま）	甘	平	補肝腎、益精、補気血、滋養強壮、老化防止、肌を潤す、乾燥性便秘の改善、白髪改善	パルミチン酸、ステアリン酸、オレイン酸、リノール酸、リノレン酸、ゴマリグナン（セサミン、セサミノールなど）、VB₁、VE、Se、Mo、Zn、タンパク質、食物繊維。アントシアニン（黒ゴマ種皮の色素）	75・112・129
	サンザシ	山楂子・山楂（さんざし・さんざ）	酸甘	温	健胃、消化促進、駆瘀血、行気	エピカテキン、クロロゲン酸、クエン酸、クエン酸メチルエステル類、アントシアニン、トリテルペン類（ウルソール酸、ブツリン）、フラボン類（クエルセチン、ヒペロシド、ビテキシン）、脂肪酸類（リノール酸、リノレン酸、オレイン酸、パルミチン酸、ステアリン酸）、アルキル類（n-トリアコンタン、ヘキサデカン酸オクタコシルなど）	210
	シソの実	紫蘇子・蘇子（しそし・そし）	辛	温	降気、鎮咳去痰、乾燥性便秘の改善	脂肪油、β-カロテン、VA、VB₁、VB₂、VB₆、VC、VE、VK、葉酸、Ca、Zn、Mn、食物繊維	66
	スイカ	西瓜（せいか）	甘	寒	清熱、補津液、利水、止渇、暑気あたりの改善	リコピン、イノシトール、リンゴ酸、アルギニン、フィトステロール、ウレアーゼ、シトルリン、β-カロテン、VA、VC、VB₂、ナイアシン、K、P、Ca、Mg、Fe、Zn	145・153・165・211・212・216
	スモモ	李・李子・李実（り・りし・りじつ）	甘酸	平	清熱、補津液、利水、止渇、平肝、暑気あたりの改善	アントシアニン、ソルビトール、β-カロテン、VA、VE、葉酸、VC、K、Fe	86
	ナシ	梨（り）	甘微酸	涼	清熱、補津液、潤燥、肺の津液を潤し咽痛・咳嗽・声ガレを改善する、止渇	アスパラギン酸、K、リンゴ酸、クエン酸、VC、グルコース、フルクトース、食物繊維、ソルビトール	56・66・213・214・215
	ナツメ	大棗・棗子（たいそう・そうし）	甘	温	補脾胃、補気血、滋養強壮、安神（精神安定）、動悸・不眠の改善	糖（D-フルクトース、D-グルコース、スクロースなど）、有機酸（リンゴ酸、クエン酸）、トリテルペノイド（オレアノール酸、ウルソール酸、オレアノン酸、マスリン酸、ベツロン酸、ベツリン酸、アルフィトール酸とそのp-クマール酸エステル）、サポニン（ジジフスサポニンI、II、III、ジュジュボシドB）、VB₁、VB₂、VB₆、葉酸、Fe、Ca、K、Mg、食物繊維	75・183・206・208
	ハスの実	蓮子・蓮肉（れんし・れんにく）	甘	平	養心、安神（精神安定）、補脾胃、止瀉、補腎、滋養強壮、強精、不眠・動悸の改善、尿漏れ・遺精など腎虚の諸症状の改善	アルカロイド、VB₁、VB₂、VB₆、葉酸、K、Na、P、Ca、Mn、Zn、食物繊維	100・120・145・154・183・206・208
	プルーン		記載なし	記載なし	補血、緩やかな通便作用	（乾燥品として）アントシアニン、ソルビトール、β-カロテン、VA、VE、Fe、K、Ca、Mg、食物繊維	75・111・138

附表

食材分類	食材名	中国名・日本別名	五味	五気	主な効能	含有成分	参照ページ
果実・種子	マツの実	松子・海松子（しょうし・かいしょうし）	甘	温	潤燥、滋養強壮、肺を潤し止咳する、乾燥性便秘の改善	パルミチン酸、ステアリン酸、オレイン酸、リノール酸、リノレン酸、VE、VB1、VB2、VB6、ピノレン酸、Mg、Zn、Mn、食物繊維	66
	龍眼	龍眼肉・桂圓（りゅうがんにく・けいえん）	甘	温	養心、安神（精神安定）、補脾胃、補気血、滋養強壮、不眠・動悸・健忘の改善、月経不調・出血過多の改善	グルコース、スクロース、有機酸類（酒石酸など）、含窒素化合物（アデニン、コリンなど）、タンパク質、脂肪、VB2、VB6、Fe、Mg、K	121・206
	レモン	檸檬（れもん）	酸甘	涼	補津液、健胃、止嘔、止渇、食欲増進、暑気あたりの改善	フラボノイド、VC、クエン酸、K、食物繊維	211
魚介類・海草類	アサリ	蛤仔肉・蜆子肉（こうしにく・けんしにく）	甘鹹	寒	清熱、利水、降圧、止渇	タウリン、VB2、VB12、Fe、Se、コハク酸、Ca、Mg、β-カロテン	128・206
	イワシ	鰮魚（おんぎょ）	甘鹹	温	不飽和脂肪酸を豊富に含む、血栓・動脈硬化予防	イワシペプチド、タウリン、パルミチン酸、ステアリン酸、オレイン酸、EPA、DHA、コエンザイムQ10、Ca、Fe、Mg、Mn、Se、プロタミン、レシチン、VA	128
	ウナギ	鰻鱺魚（ばんれいぎょ）	甘	平	補脾胃、補肺、補腎、滋養強壮	タンパク質、脂肪、灰分、Ca、P、Fe、VA、VB1、VB2、ニコチン酸、VC、カルノシン、アンセリン、粘液多糖（グルコサミン、ガラクトサミン、グルクロン酸）	210・211
	エビ	伊勢エビ：龍蝦（りゅうか）大正エビ：対蝦（たいか）	甘鹹	温	補腎、強壮強精、インポテンツの改善	タウリン、アルギニン、グリシン、アラニン、プロリン、ベタイン、K、Ca、P、Fe、Se、VE、アスタキサンチン【殻】アスタキサンチン、キチン、キトサン	112
	牡蛎肉（カキ）		甘鹹	平	滋陰（血・津液を補い滋養強壮する）、血虚を改善し安神（精神安定）する、不眠・不安感の改善	グリコーゲン、アラニン、グリシン、プロリン、グルタミン酸、タウリン、VA、VB1、VB2、VB12、Zn、Cu、Se、Mn	121
	牡蛎殻	牡蛎（ぼれい）	鹹	涼	降気、鎮静、安神（精神安定）、潰瘍予防、自汗（出るべきでないのに自然に汗の出るもの）・盗汗（寝汗）・遺精・不正出血・おりものの改善	グリコーゲン、アラニン、グリシン、プロリン、グルタミン酸、タウリン、VB1、VB2、VB12、Zn、Cu、Se、Mn	121
	コイ	鯉魚（りぎょ）	甘	平	補脾胃、利水、消腫、通乳（乳の出をよくする）、安胎、止瀉	パルミチン酸、オレイン酸、EPA、DHA、VB1、VB2、VB6、VB12、VD、Fe、Mg、K	154
	コンブ	海帯・昆布（かいたい・こんぶ）	鹹	寒	利水、消腫、降圧、軟堅化痰（腫瘍などの堅い塊を軟化する）	食物繊維（フコイダン、アルギン酸）、グルタミン酸、Cu、I、Ca、K、Fe、β-カロテン、VA、アラニン、フコステロール	128・215
	サバ	鮐魚（たいぎょ）	甘酸	温	不飽和脂肪酸を豊富に含む、血栓・動脈硬化予防	タウリン、コエンザイムQ10、パルミチン酸、ステアリン酸、オレイン酸、EPA、DHA、コラーゲン、ヒスチジン、ナイアシン、VA、VB2、VB12、VB6、Se	128
	シジミ	蜆・蜆肉（けん・けんにく）	甘鹹	寒	平肝、清熱、利湿、止渇、黄疸の改善	メチオニン、タウリン、ロイシン、グルタミン酸、コハク酸、グリコーゲン、β-カロテン、VA、VB2、VB12、Fe、Na、K、Mn、Zn、Ca ＊メチオニン、タウリン、ロイシンは肝機能向上によい ＊アミノ酸スコアは100	86・184・206

食材効能一覧

食材分類	食材名	中国名・日本別名	五味	五気	主な効能	含有成分	参照ページ
魚介類・海草類	タニシ	田螺（でんら）	甘鹹	寒	清熱、利水、黄疸の改善、糖尿病でのどが渇くものの止渇	Ca、Fe、β-カロテン、VA、VB₁、VB₂、VB₁₂、Zn、Cu、Mn	166
	ドジョウ	泥鰍（でいしゅう）・鰍魚（しゅうぎょ）	甘	平	補脾胃、補気、利水、糖尿病でのどが渇くものの止渇、伝染性肝炎の改善、滋養強壮、強精	コンドロイチン硫酸、コラーゲン、β-カロテン、VB₁、VB₂、VB₆、VB₁₂、VD、VE、Ca、Fe、P、Zn、Mg	86
	ナマズ	海鯰（かいねん）・鮎・鯰魚（ねんぎょ）・鮧魚（ていぎょ）	甘	平	滋養強壮、利水、むくみを除く、催乳（乳の出をよくする）、健胃、消化促進	パルミチン酸、オレイン酸、リノレン酸、EPA、DHA、VA、VB₁、VB₂、ナイアシン、VE、K、Fe、Mn、Cu、P、ロイシン、リジン、アスパラギン酸、グルタミン酸	145
	ハマグリ	蛤蜊肉（こうりにく）・文蛤肉（ぶんこうにく）・花蛤肉（かこうにく）	甘鹹	寒	清熱、利湿、止渇、軟堅化痰（腫瘍などの堅い塊を軟化する）、黄疸の改善	グリシン、アラニン、グルタミン酸、タウリン、アノイリナーゼ、β-カロテン、Ca、P、Fe ＊生にはアノイリナーゼ（VB₁分解酵素）があるため、加熱して食べる	86・206
	ヒジキ	鹿尾菜（ろくびさい）・羊栖菜（ようせいさい）・海藻（かいそう）	鹹	寒	利水、降圧、軟堅化痰（腫瘍などの堅い塊を軟化する）、抗凝血、降コレステロール、血栓・動脈硬化予防	食物繊維、Fe、K、Ca、Mg、F、I、β-カロテン、VA、VB₂	128・210
	ブリ		甘酸	温	補気血、滋養強壮	パルミチン酸、ステアリン酸、オレイン酸、EPA、DHA、タウリン、VA、VB₁、VB₂、VB₆、VB₁₂、VD、VE、ナイアシン、葉酸、Fe、Cu、Mg、Mn、Se	138
動物	牛肉		甘	温	補脾胃、補気血、滋養強壮、筋骨を強くする	リジン、Fe、Zn、コエンザイムQ10	104
	牛乳	牛奶（じょうない）	甘	涼	補津液、潤燥、栄養補給、便秘改善	カゼイン、ラクトフェリン、乳糖、リノール酸、オレイン酸、Ca、Fe、P、VB₁、VB₂、VC、VE	75・138・210
	鶏肉		甘	温	温補（胃腸を温める）、補脾胃、補気血、補精、滋養強壮、体力回復、下痢・胃腸虚弱・不正出血などの改善	アルギニン、パルミチン酸、オレイン酸、コラーゲン（手羽先・骨付きもも肉に豊富）、パントテン酸、VA、VB群、VK、イノシン酸 ＊ささ身は高たんぱく低脂肪であり、たんぱく質の消化吸収率がよい	75
	レバー（鶏・豚）	鶏肝（けいかん）／猪肝（ちょかん）・豚肝（とんかん）	【鶏】甘 【豚】甘苦	【鶏】温 【豚】温	補血、養肝、明目（眼機能の改善）	【鶏】タンパク質、脂肪、炭水化物、無機成分、Ca、P、Fe、β-カロテン、VA、VB₁、VB₂、VB₆、VB₁₂、ナイアシン、VC 【豚】アラキドン酸、VA、VB₁、VB₂、VB₆、VB₁₂、VC、VD、ナイアシン、パントテン酸、ビオチン、Ca、Fe、Zn、Cu	137
	豚膵臓（すいぞう）	猪胰（ちょい）	甘	平	補肺、補脾、潤燥、糖尿病の改善	タンパク質、脂肪など	165
	豚ハツ	猪心（ちょしん）・豚心臓（ぶたしんぞう）	甘鹹	平	養心、安神（精神安定）、不眠・動悸の改善 ＊鶏ハツでも代用可	必須アミノ酸（特にリジン）、VA、VB₁、VB₂、VE、K ＊鶏ハツはVAが豊富	121
	豚マメ	猪腎（ちょじん）・豚腎臓（ぶたじんぞう）	鹹	平	補腎、利水、強壮強精	コエンザイムQ10、VA、VB₁、VB₂、ナイアシン、Fe	154

245

附表

食材分類	食材名	中国名・日本別名	五味	五気	主な効能	含有成分	参照ページ
動物	羊肉（ようにく）		甘	熱	温補（胃腸と腎を温める）、補気、血行促進、滋養強壮、強精、足腰を温め冷えによる痛みや頻尿を改善する、インポテンツ・乳汁不足の改善	コラーゲン、ステアリン酸、VB₁、VB₂、ナイアシン、パントテン酸、VE、VK、L-カルニチン、Fe、Zn、P、K	95・111
	羊骨（ようこつ）		甘	温	補腎、筋骨を強くする、止血、滋養強壮、腰や膝の無力感・筋骨痛の改善	リン酸Ca、炭酸Ca、コラーゲン	174
	スッポン	鼈（べつ）・鼈肉（べつにく）・鱉肉（べつにく）	甘	平	滋陰（血・津液を補い滋養強壮する）、補腎、涼血（瘀血、貧血、出血、血液疾患などに伴う炎症、発熱症状を鎮静、改善する）	パルミチン酸、ステアリン酸、オレイン酸、リノール酸、リノレン酸、EPA、DHA、VA、VB₁、VB₂、VE、ナイアシン、コラーゲン、Ca、Fe、Mn、Cu、P	67・95・111
	燕の巣	燕窩（えんか）	甘	平	補脾胃、補気、潤燥、潤肺、滋養強壮、咳嗽・喘鳴の改善	グリシン、システイン、ヒスチジン、リジン、Ca、P、K、Fe、S	67
	ハチミツ	蜂蜜（ほうみつ）	甘	平	補脾胃、潤燥、肺や胃腸の粘膜を潤す、止咳、乾燥性便秘の改善 *乳児ボツリヌス症をおこす可能性があるため、0歳児への使用は控える	フルクトース、グルコース、オリゴ糖、ビタミン類、ミネラル類、酵素	66・75
漢方生薬・ハーブ・茶・調味料	ウイキョウ	小茴香（しょうういきょう）・茴香（ういきょう）・フェンネル	辛	温	温補（肝・腎を温める）、健胃、止嘔、止瀉、行気、腹腰の痛みを止める *妊娠中・授乳中の過剰摂取は避ける。（※2）なお、ウイキョウ油はエストロゲン様作用があるため、妊娠中および婦人科系ガンと子宮筋腫・内膜症の人は避ける	精油：アネトール、エストラゴール、（+）-フェンコン、（±）-リモネンなど。その他多数のモノテルペン配糖体	75・104・210
	花椒（かしょう）		辛	温	温補（胃腸を温める）、止痛、利湿、止瀉、止嘔、冷えによる腹痛の改善	精油：ゲラニオール、リモネン、クミンアルコールなど。ステロール、不飽和有機酸など	79
	カモミール	カミツレ・母菊（ぼぎく）	辛微苦	涼	解表、鎮静、消炎、鎮痙、消化促進、腹痛を止める、精神不安・不眠・神経性の胃腸障害の改善	精油：カマアズレン、ファルネセン、ビサボロール。フラボノイド（ルチン、クエルシメリトリン）、クマリン誘導体（ウンベリフェロン）、吉草酸、脂肪酸、青酸配糖体、サリチル酸誘導体、多糖類、コリン、アミノ酸、タンニン	100・184・208
	栝楼根（かろこん）	天花粉（てんかふん）	甘微苦	涼	治消渇（糖尿病の改善）、清熱、補津液、止渇、排膿、肺を潤し止咳する、できものや腫れの改善	デンプン、脂肪酸（シトルリン、ブニク酸）、トリテルペン、タンパク質（トリコサンチン）、カラスリン	166
	菊花（きくか）		甘苦	涼	清熱、平肝、明目（眼機能の改善）、腫れやできものの改善、感冒・発熱・頭痛・めまい・眼の充血の改善、高血圧の改善	精油：ボルネオール、カンフル、クリサンテノンなど、クリサンテミン、フラボノイド、アミノ酸	199・206・207・215
	キササゲの実	梓実（しじつ）	甘	平	利水、むくみ・腫れ・腹水を除く	イリドイド化合物（カタルポシド、カタルピノシド、カタルポールなど）、カタルパラクトン、4-ヒドロキシ安息香酸、β-シトステロールなど	153・216
	ギムネマ茶	武靴藤（ぶかとう）	微苦	涼	糖分吸収抑制	ギムネマ酸、グルマリン、ギムネマサポニン、ギムネマシド、ギムネモシド、コンズリトール、ギムネマシンなど *ギムネマ酸・グルマリンは、甘味と苦味の味覚能力を阻害	166

食材効能一覧

食材分類	食材名	中国名・日本別名	五味	五気	主な効能	含有成分	参照ページ
漢方生薬・ハーブ・茶・調味料	クズ	葛根（かっこん）	甘辛	平	発汗、頭痛・首肩のこりの改善、カゼによる下痢を止める、補津液、止渇	デンプン、イソフラボノイド配糖体（ダイジン、プエラリン、ダイゼイン8-C-アピオシルなど）、イソフラボノイド（ダイゼイン、ホルモノネチン）、サポニン（カイカサポニンIII）	56・207・208・209・214・215
	クチナシの実	山梔子・梔子（さんしし・しし）	苦	寒	清熱、鎮静、除煩（胸部の煩悶感を除く）、涼血（瘀血・貧血・出血・血液疾患などに伴う炎症・発熱症状を鎮静し改善する）、利湿、黄疸・各種出血性疾患・できものの改善	イリドイド配糖体（ゲニポシド、ゲニピン、10-o-アセチルゲニポシド、ガルデノシドなど）、カロテノイド系色素（クロロゲン酸、3-カフェオイル-4-シナポイルキナ酸など）	100
	クローブ	丁子・丁香（ちょうじ・ちょうこう）	辛	温	温補（胃腸と腎を温める）、強壮強精、酒毒を解す、冷えによる嘔吐・下痢・しゃっくり・みぞおちや脇腹部の痛みを止める	精油：オイゲノール、フムレン、カリオフィレン、アセチルオイゲノール、カビコール。ステロイド：β-シトステロールなど。トリテルペノイド：オレアノール酸。タンニン：オイゲニイン	75・104・113・210・212
	高麗人参（こうらいにんじん）	人参・朝鮮人参・御種人参（ちょうせんにんじん・おたねにんじん）	甘微苦	温	補脾胃、補気、補津液、温補（胃腸を温める）、滋養強壮、疲労回復、止嘔、止瀉、止咳、安神（精神安定）、治消渇（糖尿病の改善）	サポニン（ジンセノシド類）、多糖類（パナキサン類）、パナキシノール、β-シトステロール、VB群、コリン、リンゴ酸、オレイン酸、リノール酸、リノレン酸、精油：パナシンセン、パナキサトリオール、β-エレメン	166
	コショウ	胡椒（こしょう）	辛	熱	温補（胃腸を温める）、食欲増進、消化促進、止吐、嘔吐・冷えによる胃痛の改善、食中毒予防（魚、カニ）	辛味成分：ピペリン（結晶）、チャビシン（液体）。精油：(-)-α-フェランドレンなど	75・210
	酒（日本酒・ワイン等）		甘苦辛	温	血行を促進し他の薬効を促進させる、風邪・寒邪による痛みを除く	エチルアルコール、各種アミノ酸（グルタミン酸、アラニン、ロイシン、イソロイシン、バリン、アルギニン）、アミン、スクロース、各種ビタミン、Ca、Mg ＊日本酒の成分として記載	174・214
	サフラン	番紅花・蔵紅花（ばんこうか・ぞうこうか）	甘	平	駆瘀血、血行促進、鎮静、解うつ（感情のうっ屈による気滞の改善）、婦人病諸症状の改善 ＊妊娠中の過剰摂取は避ける（※2）	カロテノイド（黄色色素）：クロシン（クロセチンジゲンチオビオースエステル）、クロセチンのゲンチオビオースおよびグルコースエステルなど。モノテルペン（苦味成分）：ピクロクロシン。精油：サフラナールなど	94・99・103・112・184
	サンショウ	山椒（さんしょう）	辛	温	温補（胃腸を温める）、健胃利湿、食欲増進、消化促進、止瀉、冷えによる腹痛の改善	精油：リモネン、シトロネラール、α-フェランドレン、ゲラニオール、シトロネロール。辛味成分（不飽和脂肪酸アミド）：α-サンショオール、サンショウアミド	57・75・210
	シソ	紫蘇・蘇葉（しそ・そよう）	辛	温	解表、行気、鎮咳去痰、健胃、止嘔、止瀉、食中毒予防（魚・カニなど） ＊バジルでも代用可	精油：(-)-ペリルアルデヒド、(+)-リモネン、α-ピネン、カリオフィレンなどのテルペン類。ロスマリン酸、アントシアン類、カフェ酸、VA、β-カロテン、VE、VK、VB1、VB2、VB6、ナイアシン、食物繊維	56・74・100・183・207・208・213
	シナモン	桂皮・肉桂・桂枝（けいひ・にっけい・けいし）（※1）	辛甘	温	発汗解表、降気、温補、駆瘀血、陽気をめぐらす、冷えを除き痛みを止める	精油：シンナムアルデヒド（ケイアルデヒド）、オイゲノール、シンナミルアセタート、クマリン、ケイヒ酸。タンニン（エピカテキン、シンナムタンニン）、シンカッシオール	57・174・183・207・208・209・210・212・213・214

附表

食材分類	食材名	中国名・日本別名	五味	五気	主な効能	含有成分	参照ページ
漢方生薬・ハーブ・茶・調味料	茶（番茶）	茶葉・細茶	苦甘	涼	利尿、清頭目（頭や目をすっきりさせる）、消化促進、除煩（胸部の煩悶感を除く）、止渇、降血糖、降コレステロール	カフェイン、アルカロイド、カテキン、エピガロカテキン、ジャスモン、クルフリルアルコール、ニューロレン、ゲラニアール、サポニン、β-カロテン、VA、VC、Zn、Mn、麦角アルカロイド、多糖類	165
	陳皮	橘皮	辛苦	温	健胃、利湿、行気、鎮咳去痰、腹張り・食欲不振・嘔吐の改善	精油：主成分は（+）-リモネン。フラボノイド：ヘスペリジン、ナリンギンなど。アルカロイド：シネフリン。生の果皮はカルボキシペプチダーゼを含む	75・210
	トウガラシ	辣椒・蕃椒	辛	熱	温補（胃腸を温める）、冷えを除く、食欲増進、消化促進 ＊胃腸に炎症のある場合は用いない	カプサイシン、β-カロテン、VA、VB₁、VB₂、VC、Ca、P、Fe、K、食物繊維	104・207・213・214
	当帰		甘辛苦	温	補血、温補、血行促進、止痛、安胎、血虚の諸症状の改善、月経を調える、腸の津液を潤し機能を改善する、乾燥性便秘の改善	精油：リグスチリド、ブチリデンフタリド。ポリアセチレン類：ファルカリンジオール、ファルカリノール、ファルカリノロン。コリン、クマリン誘導体（スコポレチン）	121
	トウモロコシのひげ	南蛮毛・玉米鬚	甘	平	肝の清熱、利水、むくみや腫れを除く、利胆、胆石・黄疸・腎炎・膀胱炎・高血圧・糖尿病の改善	サポニン、VK、アスコルビン酸、パントテン酸、アルカロイド、イノシトール、β-シトステロール、スティグマステロール、リンゴ酸、クエン酸、酒石酸、シュウ酸	87・153・206・216
	ドクダミ	十薬・魚腥草・蕺菜	辛	涼	清熱、消炎、排膿、利水、化膿性の炎症を改善する、腫れ・むくみ・できものの改善	精油：メチルノルマルノニルケトン、ミルセン、カプリン酸。フラボノイド：クエルセチン、クエルシトリン、イソクエルシトリン。デカノイルアセトアルデヒド	153・216
	バジル	羅勒	辛	温	解表、行気、健胃、利湿、止嘔、止瀉、カゼの諸症状の改善	精油：オイゲノール、ゲラニオール、エストラゴール、オシメン、1,8-シネオール、リモネンなど	210
	ハッカ	薄荷	辛	涼	解表、解うつ（感情のうっ屈による気滞の改善）、清頭目（頭や目をすっきりさせる）、風邪による炎症（咽痛・頭痛・歯痛など）の改善、皮膚のかゆみや炎症を除く、消化促進 ＊ペパーミントでも代用可	精油：(-)-メントールが主成分、その他(-)-メントン、カンフェン、(-)-リモネン、イソメントン、ピペリトン、プレゴンなど。(-)-メントール-β-D-グルコシド、ロスマリン酸	56・174・183・207・208
	ハッカク	八角茴香・大茴香・スターアニス	辛甘	温	温補、行気、冷えによる嘔吐・腹痛・腰や足の痛みを除く	アネトール、シキミ酸	104
	ハブ茶	決明子	苦甘鹹	涼	明目（眼機能の改善）、通便、高血圧の改善	アントラキノン（クリソファノールなど）、ナフトピロン（ルブロフサリンなど）、ナフタレン	100・207・214
	ベニバナ	紅花	辛	温	駆瘀血、血行を促進し止痛する、心臓病・高血圧・脳血栓などの予防・改善、胸痺・心痛の改善、月経不調の改善 ＊妊娠中や出血傾向のある人は摂取を控えた方がよい（※2）	紅色色素のカルタミン。水溶性の黄色色素サフラワーイエロー（サフロミンA、Bなどからなる混合物）。その他アデノシン、トリテルペンアルコール類（ヘリアノールなど）、アルカンジオール類	94・121

食材効能一覧

食材分類	食材名	中国名・日本別名	五味	五気	主な効能	含有成分	参照ページ
漢方生薬・ハーブ・茶・調味料	ペパーミント	西洋薄荷(せいようはっか)・欧薄荷(おうはっか)	記載なし	記載なし	解表、抗菌、抗炎症、鎮静、鎮痛、解熱、止嘔、鼓腸(※3)・消化不良の改善、カゼの諸症状の改善	精油:主成分はメントール、メントン、酢酸メチル、その他少量のメントフラン、リモネン、シネオール、ピサボレン、イソメントールなど。フラボノイド、カロテノイド、ベタイン、アズレン、ロスマリン酸、タンニン *ペパーミントに含まれる総フラボノイドには利胆作用あり	199・207
	木通(もくつう)	通草(つうそう)	苦	寒	利水、消炎、清熱	トリテルペノイドサポニン(ベツリン、オレアノール酸)、ヘデラゲニン、アケボシドSt、スチグマステロール、β-シトステロール、イノシトール	153
	モモの葉	桃葉(とうよう)	苦辛	平	清熱、利湿 外用:あせも・湿疹・できものなどの改善	フラボン類(クエルセチン、アストラガリン、meratin)、ペルシコゲニン、ナリンゲニン、アロマデンドレン、ヘスペレチン、カテコール、エピカテキンガラート、クリサンテミン、有機酸類(クロロゲン酸、ウルソール酸、マンデル酸)	211
	レモンバーム		記載なし	記載なし	解表、鎮静、降圧、抗うつ、解表、消化不良・鼓腸(※3)・の改善、精神不安・不眠の改善	精油:シトラール、シトロネラール、ゲラニオール、リナロール、シトロネロール、β-カリオフィレンなど。苦味成分、フラボン、樹脂	128・208
	ローズマリー	迷迭香(めいてっこう)	辛	温	発汗解表、健胃、消化不良・鼓腸(※3)・の改善、鎮静、抗うつ、頭痛の改善、精神緊張緩和 外用:筋肉痛・神経痛・脱毛の改善	精油:ピネン、カンフェン、シネオール、ボルネオール、カンファー、テルピネオール、ベルベノール、リナロールなど。フラボノイド類(ジオスミン)、ロスマリシン	184

※1) シナモンの効能について、本書では、肉桂(桂皮)・桂枝を分類せず、包括的に扱っている。なお、気味については『中薬大辞典』(第2版)の「桂枝」の気味を採用した。

※2) 通常の食品として摂取する場合は問題ないと考えられるが、大量摂取やエキスが濃縮されたサプリメントなどでの摂取は避ける。

※3) 消化管にガスが充満した感覚があること。

- ●元素記号と名称
  Ca(カルシウム)、Cu(銅)、F(フッ素)、Fe(鉄)、I(ヨウ素)、K(カリウム)、Mg(マグネシウム)、Mn(マンガン)、Mo(モリブデン)、Na(ナトリウム)、P(リン)、S(イオウ)、Se(セレン)、Zn(亜鉛)
- ●ビタミンはVと略記した。
  例:VA(ビタミンA)
- ●その他:GABA(γ-アミノ酪酸)、DHA(ドコサヘキサエン酸)、EPA(エイコサペンタエン酸)

附表

薬膳に用いる生薬一覧

生薬名	科名	五味	五気	主な効能	参照ページ
阿膠（あきょう）	ウマ科	甘	平	補血、止血、滋潤、肺を潤し咳を止める、各種出血性疾患を改善する	95・100・138・145・154
茴香（ういきょう）	セリ科	辛	温	温補（肝・腎を温める）、健胃、止嘔、止瀉、行気、腰腹の痛みを止める	75・104
黄耆（おうぎ）	マメ科	甘	温	補気、止汗、利水、滋養強壮、升提（落ち込んだ気を上にあげる、脱肛・子宮下垂などを治す）、むくみや腫れを除く、できものや傷の治りの悪いものを改善する	138・145・154
黄精（おうせい）	ユリ科	甘	平	滋潤、肺の津液を潤し止咳する、補脾、補気、滋陰（血や津液を補い、滋養強壮する）、強精、腎虚による諸症状を改善する	67
艾葉（がいよう）	キク科	辛苦	温	温補（婦人科系統を温める）、止血、安胎、血行促進、寒邪・湿邪を除く、月経不調・月経痛・おりもの・各種出血性疾患の改善、冷えによる腹痛・下痢の改善	95・100・104・138・145・154
何首烏（かしゅう）	タデ科	苦甘	温	滋陰（血や津液を補い、滋養強壮する）、腫れやできものの改善、乾燥性便秘の改善、めまい・動悸・不眠・耳鳴り・インポテンツ・白髪などの改善	95・100・166
葛根（かっこん）	マメ科	甘辛	平	発汗、頭痛・首肩のコリの改善、カゼによる下痢を止める、補津液、止渇	57・174
滑石（かっせき）（※1）	軟滑石（カオリン）：含水ケイ酸アルミニウムおよび二酸化ケイ素など	甘	寒	利水、清熱、消炎、暑気あたりを改善する、むくみや腫れを除く、小水の出の悪いもの・腎臓病・膀胱炎の改善	145・154
栝楼根（かろこん）	ウリ科	甘微苦	涼	治消渇（糖尿病の改善）、清熱、補津液、止渇、排膿、肺を潤し止咳する、できものや腫れの改善	166
菊花（きくか）	キク科	甘苦	涼	清熱、平肝、明目（眼機能の改善）、腫れやできものの改善、感冒・発熱・頭痛・めまい・眼の充血の改善、高血圧の改善	57・87・101・129・184
杏仁（きょうにん）	バラ科	苦	温	鎮咳去痰、喘鳴・突き上げるような咳を止める、乾燥性便秘を改善する	67
玉竹（ぎょくちく）	ユリ科	甘	平	補津潤燥、肺を潤す、胃腸を調える、止渇、治消渇（糖尿病を改善する）、熱病などによる津液不足の諸症状を改善する	166
金銀花（きんぎんか）	スイカズラ科	甘	寒	清熱、消炎、温病（悪寒がなく熱症状中心の病証）のカゼの改善、熱性の咽痛や腫れ・できものの改善、暑気あたりの改善、熱性の血便・下痢の改善	57・67
金針菜（きんしんさい）	ユリ科	甘	涼	鎮静、解うつ（感情のうっ屈による気滞の改善）、不眠の改善、補血、涼血（瘀血、貧血、出血、血液疾患などに伴う炎症、発熱症状を鎮静、改善する）	100
枸杞子（くこし）	ナス科	甘	平	養肝、腎・肺を潤す、滋養強壮、老化防止、明目（眼機能の改善）、止渇、肝腎虚による諸症状（めまい、視力低下、腰膝痛、インポテンツ）を改善する、治消渇（糖尿病の改善）、降血糖、降圧、降コレステロール	138・166
桂皮（けいひ）（※2）（※3）	クスノキ科	辛甘	温	発汗解表、降気、温補、駆瘀血、陽気をめぐらす、冷えを除き痛みを止める	57・75・100・104・113・121・129・174・184

薬膳に用いる生薬一覧

生薬名	科名	五味	五気	主な効能	参照ページ
紅花（こうか）	キク科	辛	温	駆瘀血、血行を促進し止痛する、心臓病・高血圧・脳血栓などの予防・改善、胸痺・心痛の改善、月経不調の改善	121
五味子（ごみし）	マツブサ科	酸	温	補気、補津液、安神、止咳、止渇、自汗（出るべきでないのに自然に汗が出るもの）・寝汗・尿漏れ・夢精・下痢など収斂機能が弱まって漏れる場合を改善する、不眠・動悸の改善	166
山梔子（さんしし）	アカネ科	苦	寒	清熱、鎮静、除煩（胸部の煩悶感を除く）、涼血（瘀血・貧血・出血・血液疾患などに伴う炎症・発熱症状を鎮静し改善する）、利湿、黄疸・各種出血性疾患・できものの改善	87
山椒（さんしょう）	ミカン科	辛	温	温補（胃腸を温める）、健胃、利湿、消化促進、冷えによる腹痛の改善	75・104
酸棗仁（さんそうにん）	クロウメモドキ科	甘	平	安神（精神安定）、養肝、自汗（自然に汗が出るもの）・寝汗の改善、不眠・動悸の改善	100・184
山薬（さんやく）	ヤマノイモ科	甘	平	補脾胃、止瀉、補肺、補腎、補気、強精強壮、治消渇（糖尿病の改善）、降血糖、遺精・頻尿の改善、体力の落ちたものの咳・喘息の改善	113・166
紫菀（しおん）	キク科	苦辛	温	肺を潤し鎮咳去痰する、疲労性の咳嗽や膿血を吐くものを改善する	67
地黄（じおう）（乾地黄）	ゴマノハグサ科	甘苦	涼	滋陰（補血・補津液）、涼血（瘀血・貧血・出血・血液疾患などに伴う炎症・発熱症状を鎮静し改善する）、止血、月経不調の改善	95・100・166
熟地黄（じゅくじおう）	ゴマノハグサ科（地黄を酒などを用いて蒸したもの）	甘	温	補血、補津液、益精、血虚や腎虚による諸症状や月経不順などの改善、治消渇（糖尿病の改善）	95・100・113・138・166
地骨皮（じこっぴ）	ナス科	甘	寒	津液不足による発熱・炎症症状の改善、涼血（瘀血・貧血・出血・血液疾患などに伴う炎症・発熱症状を鎮静し改善する）、治消渇（糖尿病の改善）	166
芍薬（しゃくやく）（※4）	ボタン科	苦酸	涼	補血、通経（月経不順を改善し、婦人科系の働きを調える）、緊張緩和、止痛、止汗、止瀉、各種出血性疾患の改善	87・95・100・113・136・138
沙参（しゃじん）（※5）（南沙参）	キキョウ科	甘微苦	涼	補津潤燥、清熱、肺を潤し止咳する、健胃、止渇	67
生姜（しょうきょう）	ショウガ科	辛	温	発汗解表、止嘔、止瀉、鎮咳去痰、食中毒（カニ・魚など）の予防	57・75・104・174
乾姜（かんきょう）	ショウガ科（生姜を煮沸後乾燥したもの）	辛	熱	温補（胃腸・肺を温める）、冷えを除く、陽気をめぐらせる、冷えによる腹痛や咳を除く、止嘔・止瀉、冷え・湿邪による痛みや麻痺の改善	75・104・145・154
川芎（せんきゅう）	セリ科	辛	温	行気、行血、駆瘀血、止痛、通経（月経不順を改善し、婦人科系の働きを調える）、月経不調・血の道症の改善、風・寒・湿邪による痛みやしびれを除く	95・100・113・129・138・174
葱白（そうはく）	ユリ科	辛	温	発汗、陽気をめぐらす、冷えによる腹痛・下痢の改善、風邪や湿邪による痛みやしびれを除く	104・174
桑葉（そうよう）	クワ科	苦甘	寒	カゼによる頭痛・咽痛などを改善する、肺を潤し炎症を鎮め咳や胸痛を除く、清熱（肝の熱を除く）、明目（眼機能の改善）する	57・67

251

附表

生薬名	科名	五味	五気	主な効能	参照ページ
蘇葉（そよう）	シソ科	辛	温	解表、行気、鎮咳去痰、健胃、止嘔、止瀉、食中毒予防（魚・カニなど）	57・121・129・184
大棗（たいそう）	クロウメモドキ科	甘	温	補脾胃、補気血、滋養強壮、安神（精神安定）、動悸・不眠の改善	75・121・184
沢瀉（たくしゃ）	オモダカ科	甘	寒	利水、利湿、清熱、通淋（小水の出渋りや滴るものを治す）	145・154
タラ根皮（※6）（こんぴ）	ウコギ科	辛微苦	平	降血糖、治消渇（糖尿病の改善）、補気、安神（精神安定）、行血、気虚・腎虚による不眠・健忘などの諸症状を除く、気血をめぐらせ痛みやむくみなどを除く	166
知母（ちも）	ユリ科	苦	寒	清熱、補津潤燥、治消渇（糖尿病の改善）、熱性の咳嗽・不眠などの改善	166
丁子（ちょうじ）	フトモモ科	辛	温	温補（胃腸と腎を温める）、強壮強精、酒毒を解す、冷えによる嘔吐・下痢・しゃっくり・みぞおちや脇腹部の痛みを止める	75・104・113
釣藤鈎（ちょうとうこう）	アカネ科	甘微苦	涼	鎮痙、清熱、平肝、肝気の高ぶりによる頭痛・めまい・小児ひきつけを改善する	87・129
陳皮（ちんぴ）	ミカン科	辛苦	温	健胃、利湿、行気、鎮咳去痰、腹脹り・食欲不振・嘔吐の改善	67・75
田七人参（でんしちにんじん）	ウコギ科	甘微苦	温	止血、駆瘀血、腫れを除き止痛する、月経不調・各種出血性疾患の改善	95・100・138
当帰（とうき）	セリ科	甘辛苦	温	補血、温補、血行促進、止痛、安胎、血虚の諸症状の改善、月経を調える、腸の津液を潤し機能を改善する、乾燥性便秘の改善	95・100・104・113・121・138・145・154
冬虫夏草（とうちゅうかそう）	バッカクキン科のフユムシナツクサタケがコウモリガ科の幼虫に寄生したもの	甘	温	補肺、補腎、益精、滋養強壮、免疫力増強、自汗（出るべきでないのに自然に汗が出るもの）・寝汗・夢精など収斂機能が弱まって漏れる場合を改善する	67
南蛮毛（※7）（なんばんもう）	イネ科	甘	平	肝の清熱、利水、むくみや腫れを除く、利胆、胆石・黄疸・腎炎・膀胱炎・高血圧・糖尿病の改善	87・129・145・154
人参（にんじん）	ウコギ科	甘微苦	温	補脾胃、補気、補津液、温補（胃腸を温める）、滋養強壮、疲労回復、止嘔、止瀉、止咳、安神（精神安定）、治消渇（糖尿病の改善）	75・104・166
貝母（※8）（ばいも）	ユリ科	苦寒	寒	清熱、鎮咳去痰、腫れ・できもの・膿瘍などの改善	67
麦芽（ばくが）	イネ科	甘	平	健胃、消化促進、プロラクチンの過剰分泌を抑制し不妊症を改善する、回乳（異常な乳汁分泌を抑制する）	75・113
柏子仁（はくしじん）	ヒノキ科	甘	平	養心、安神（精神安定）、動悸・不眠・健忘の改善、自汗（出るべきでないのに自然に汗が出るもの）・寝汗の改善、乾燥性便秘の改善	184
麦門冬（ばくもんどう）	ユリ科	甘微苦	涼	補津潤燥、肺の津液を補い咽痛や咳を止める、胃腸の津液を補い止渇する、治消渇（糖尿病の改善）、清熱し不眠や煩悶感を除く、乾燥性便秘の改善	67・166

薬膳に用いる生薬一覧

生薬名	科名	五味	五気	主な効能	参照ページ
薄荷（はっか）	シソ科	辛	涼	解表、鎮静、解うつ（感情のうっ屈による気滞の改善）、清頭目（頭や目をすっきりさせる）、風邪（ふうじゃ）による炎症（咽痛・頭痛・歯痛など）の改善、皮膚のかゆみや炎症を除く、消化促進	57・100・184
八角（はっかく）	モクレン科	辛甘	温	温補、行気、冷えによる嘔吐・腹痛・腰や足の痛みを除く	75・104
百合（びゃくごう）	ユリ科	甘微苦	涼	安神（精神安定）、補津液、肺の津液を潤し止咳する、熱病の予後などに残存した微熱症状を除く、不眠・動悸・多夢の改善	67・100・129・184
白朮（びゃくじゅつ）	キク科	苦甘	温	補脾胃、補気、利湿、利水、止汗、安胎、むくみを除く、寒邪・湿邪による痛みやしびれを除く	75・145・154・174
茯苓（ぶくりょう）	サルノコシカケ科	甘	平	利水、利湿、補脾胃、止嘔、止瀉、むくみを除く、安神（精神安定）、動悸・不眠・健忘の改善	75・145・154・174
薏苡仁（よくいにん）	イネ科	甘	涼	清熱、利湿、むくみ・腫れの改善、排膿、筋関節を緩め麻痺を除く、風邪・湿邪による痛み・しびれ・麻痺などの改善、イボ・シミの改善、抗腫瘍	145・154・174
龍眼肉（りゅうがんにく）	ムクロジ科	甘	温	養心、安神（精神安定）、補脾胃、滋養強壮、補気血、不眠・動悸・健忘の改善、月経不調・出血過多の改善	95・100・121・138・184
蓮肉（れんにく）	スイレン科	甘	平	養心、安神（精神安定）、補脾胃、止瀉、補腎、滋養強壮、強精、不眠・動悸の改善、尿漏れ・遺精など腎虚の諸症状の改善	75・121・184

※1）滑石の日本市場品「軟滑石」（カオリン）を収載した。なお、中国では「硬滑石」（タルク：含水ケイ酸マグネシウム）を用いている。両者とも利水清熱薬として、同様に用いられる。

※2）本項のケイ*Cinnamomum cassia* Bl. の生薬名としては、日本薬局方にならい「桂皮」の名称を採用した。気味については『中薬大辞典』（第2版）の「桂枝」の気味を採用した。効能については『中薬大辞典』（第2版）の「桂枝」「肉桂」の効能を包括して採用した。

※3）『中薬大辞典』第2版に「桂皮」として収載されるものは、ヤブニッケイ*Cinnamomum japonicum* Sieb. であり、本項のケイ*Cinnamomum cassia* Bl. とは異なる。

※4）日本で一般に芍薬として流通する「白芍薬」を収載した。

※5）沙参には、南沙参（なんしゃじん）（キキョウ科サイヨウシャジンやトウシャジンなど）と北沙参（きたしゃじん）（セリ科ハマボウフウ）があるが、両者とも肺や胃の津液を補うことを目的として同様に用いられる。日本では、南沙参が「沙参」として用いられており、北沙参は「北沙参」・「浜防風（はまぼうふう）」の名称で流通している。なお、中国では、主に北沙参が用いられる。

※6）中国では「楤根（そうこん）」の名称で流通している。

※7）中国では「玉米鬚（ぎょくべいしゅ）」の名称で流通している。

※8）日本で一般に貝母として流通する「浙貝母（せつばいも）」を収載した。

食材・生薬・処方名索引

あ

青魚（あおざかな） 66, 94, 128, 198, 207
阿膠（あきょう） 95, 100, 138, 145, 154
アケビの実 153
アサリ 85, 86, 90, 128, 131, 133, 206
アジ 66, 94, 198
アズキ 17, 19, 23, 77, 108, 145, 146, 147, 148, 152, 153, 154, 155, 159, 177, 178, 209, 216
アルコール 66, 72, 74, 82, 83, 85, 86, 94, 127, 165, 173, 191, 193, 198, 203, 206, 207
アロエ 25, 86, 88, 96, 129, 132, 186, 211
安中散（あんちゅうさん） 73, 79, 82
イカ 86, 120
イクラ 66, 94, 198, 207
イチジク 74, 75, 129, 132, 214
イワシ 66, 94, 124, 128, 198
茵陳蒿（いんちんこう） 84
茵陳蒿湯（いんちんこうとう） 84, 89
茵陳五苓散（いんちんごれいさん） 84, 89
ウイキョウ 75, 79, 104, 106, 107, 210
茴香（ういきょう） 73, 75, 104
ウナギ 86, 120, 210, 211
ウメ干し 46, 57, 61, 75, 77, 78, 79, 80, 113, 210
温清飲（うんせいいん） 93, 98, 99, 109, 114, 195, 201
エゴマ油 198, 202
越婢加朮湯（えっぴかじゅつとう） 151, 156, 178, 195
越婢加朮附湯（えっぴかじゅつぶとう） 172, 178
エビ 65, 75, 86, 94, 112, 117, 120, 196, 198, 207
エンドウマメ 165, 167, 170
黄耆（おうぎ） 136, 138, 145, 154, 181, 182
黄芩（おうごん） 42, 46, 73, 84, 93, 126, 163, 182
黄精（おうせい） 67
黄連（おうれん） 42, 46, 55, 73, 93, 126

黄連解毒湯（おうれんげどくとう）　73, 77, 82, 126, 131, 195, 201
大麦（おおむぎ）　145, 147, 159
オリーブ油　198, 202
遠志（おんじ）　182

か

海草（かいそう）　47, 85, 103, 127, 128, 137, 153, 202
薤白（がいはく）　20, 119, 121
艾葉（がいよう）　20, 95, 100, 104, 110, 138, 145, 154
柿（かき）　56, 75, 77, 103, 137
牡蛎（かき）　121
牡蛎殻（かきがら）　20, 121
柿の葉茶（かきのはちゃ）　215
何首烏（かしゅう）　95, 100, 166
花椒（かしょう）　79
葛根（かっこん）　17, 19, 54, 56, 57, 73, 174, 228
葛根湯（かっこんとう）　16, 19, 20, 42, 54, 56, 58, 73, 80, 144, 146, 151, 155, 172, 174, 175, 197, 228
葛根湯加川芎辛夷（かっこんとうかせんきゅうしんい）　197
滑石（かっせき）　144, 145, 154
カニ　16, 65, 75, 94, 120, 196, 198, 207
カボチャ　74, 104, 108, 210
加味帰脾湯（かみきひとう）　121, 182, 188
加味逍遥散（かみしょうようさん）　99, 101, 182, 187
カモミール　100, 101, 184, 188, 208
栝楼薤白白酒湯（かろがいはくはくしゅとう）　119, 121, 123
栝楼根（かろこん）　164, 165, 166
栝楼実（かろじつ）　119
乾姜（かんきょう）　42, 43, 55, 64, 73, 75, 103, 104, 136, 144, 145, 151, 154, 164, 172
乾地黄（かんじおう）　95, 100, 166
冠心II号方（かんしんにごうほう）　119, 121, 124
甘草（かんぞう）　18, 19, 42, 46, 55, 73, 99, 126, 181, 182, 219
甘草瀉心湯（かんぞうしゃしんとう）　73, 79
甘麦大棗湯（かんばくたいそうとう）　181, 185
カンピョウ　87, 89
キカラスウリ　164, 165
桔梗（ききょう）　64
菊花（きくか）　23, 57, 84, 87, 90, 100, 129, 184, 199, 206, 207, 215
キササゲの実　153, 216
枳実（きじつ）　84
黄ニラ　105, 114
ギムネマ茶　166
キャノーラ油　192, 198, 202
キャベツ　74, 80, 82, 107
芎帰膠艾湯（きゅうききょうがいとう）　116
牛肉（ぎゅうにく）　25, 104, 107, 222
牛乳（ぎゅうにゅう）　74, 75, 106, 138, 200, 210
キュウリ　56, 103, 137, 211, 212
杏仁（きょうにん）　64, 67, 233, 234
玉竹（ぎょくちく）　166
玉米鬚（ぎょくべいしゅ）　87
魚卵（ぎょらん）　66, 86, 94, 120, 196, 198, 207
銀翹散（ぎんぎょうさん）　55, 59
金銀花（きんぎんか）　55, 57, 67
キンシンサイ　111, 121, 122, 137, 139, 141, 183, 186, 188, 208, 214
金針菜（きんしんさい）　100
金銭草（きんせんそう）　84
ギンナン　66, 68, 76, 127, 140, 144, 152, 173, 187, 213, 216
クコ　71, 76, 138, 140, 148, 157, 158, 160, 166, 169
枸杞子（くこし）　23, 138, 166
クズ　17, 20, 56, 58, 60, 61, 62, 69, 78, 79, 80, 81, 97, 146, 155, 174, 175, 207, 208, 209, 214, 215
クチナシの実　20, 100
駆風解毒湯（くふうげどくとう）　55, 59, 197
クリ　76, 140, 210
クルミ　67, 71, 112, 117, 141, 170

クローブ　75, 79, 101, 104, 113, 188, 210, 212
黒キクラゲ　94, 96, 121, 124, 132, 133, 188, 214, 215
黒マメ　94, 97, 142, 154, 158, 174, 177, 178, 179, 189, 209
荊芥 (けいがい)　55
桂枝 (けいし)　18, 19, 20, 219, 228
桂枝加葛根湯 (けいしかかっこんとう)　19, 228
桂枝加桂湯 (けいしかけいとう)　19
桂枝加芍薬湯 (けいしかしゃくやくとう)　19, 55
桂枝加朮附湯 (けいしかじゅつぶとう)　172, 174
桂枝加大黄湯 (けいしかだいおうとう)　19
桂枝加附子湯 (けいしかぶしとう)　172, 176
桂枝加竜骨牡蛎湯 (けいしかりゅうこつぼれいとう)　19, 126, 130, 181, 185
桂枝湯 (けいしとう)　18, 19, 20, 42, 54, 58, 219, 227, 228, 230
桂枝茯苓丸 (けいしぶくりょうがん)　92, 96, 102, 105, 109, 114, 119, 124, 182, 187, 195, 201
桂枝茯苓丸加大黄 (けいしぶくりょうがんかだいおう)　93
桂芍知母湯 (けいしゃくちもとう)　172, 178
桂皮 (けいひ)　16, 17, 18, 42, 54, 57, 75, 100, 104, 113, 121, 129, 164, 171, 174, 181, 182, 184
玄米 (げんまい)　20, 24, 96, 104, 114, 138, 166, 169, 185, 204, 228, 230
コイ　154
膠飴 (こうい)　19, 46
紅花 (こうか)　20, 119, 121, 192
甲殻類 (こうかくるい)　65, 94, 198
降香 (こうこう)　119
香附子 (こうぶし)　172
粳米 (こうべい)　20, 64, 104
厚朴 (こうぼく)　64, 181, 234
高麗人参 (こうらいにんじん)　16, 23, 25, 76, 107, 140, 152, 166, 169
五積散 (ごしゃくさん)　172, 178
コショウ　60, 75, 80, 106, 210
ゴボウ　74, 89, 130, 210

ゴマ　75, 93, 96, 112, 129, 130, 131, 133, 141, 219
ゴマ油　198, 202
五味子 (ごみし)　166
小麦 (こむぎ)　25, 181, 183, 185, 206, 208
小麦粉 (こむぎこ)　24, 58, 61, 74, 76, 78, 80, 183, 208
五淋散 (ごりんさん)　144, 146
五苓散 (ごれいさん)　77, 126, 133, 144, 146, 151, 152, 156, 157, 159, 163, 167, 197, 228, 230
コンニャク　87, 164, 165, 168
コンブ　128, 132, 133, 134, 215

さ

柴胡 (さいこ)　42, 64, 84, 163, 182
柴胡加竜骨牡蛎湯 (さいこかりゅうこつぼれいとう)　84, 90, 119, 122, 126, 130, 181, 182, 190
柴胡桂枝乾姜湯 (さいこけいしかんきょうとう)　60
柴胡桂枝湯 (さいこけいしとう)　42, 82
柴胡清肝湯 (さいこせいかんとう)　182, 190
細辛 (さいしん)　64
柴朴湯 (さいぼくとう)　65, 70, 119, 122, 181, 186
柴苓湯 (さいれいとう)　152, 159, 163
酒〈日本酒，ワイン等〉　20, 108, 174, 178, 179, 214, 222, 223, 226, 228, 229, 234
ササゲ　153, 166
サバ　46, 66, 94, 128, 131, 198
サフラン　94, 96, 99, 101, 103, 106, 112, 114, 131, 184, 188
三黄瀉心湯 (さんおうしゃしんとう)　42, 126, 132, 181, 186, 201, 202
山菜 (さんさい)　66, 94, 198, 207
山楂子 (さんざし)　210
山梔子 (さんしし)　20, 46, 84, 87, 100, 126, 182
山茱萸 (さんしゅゆ)　164
サンショウ　57, 60, 62, 75, 77, 78, 81, 210

食材・生薬・処方名索引

257

山椒(さんしょう)　20, 75, 104
酸棗仁(さんそうにん)　100, 182, 184,
山薬(さんやく)　17, 19, 74, 112, 113, 154, 164, 165, 166
シイタケ　86, 88, 89, 120
紫雲膏(しうんこう)　211
地黄(じおう)→乾地黄
紫苑(しおん)　67
四逆湯(しぎゃくとう)　43
地骨皮(じこっぴ)　166
シジミ　60, 85, 86, 88, 91, 184, 190, 206
シソ　26, 56, 59, 69, 74, 79, 100, 101, 183, 186, 187, 190, 207, 208, 213
シソの実　66, 68, 69
シソ油(しそゆ)　198, 202
シナモン　17, 18, 19, 20, 57, 70, 79, 108, 127, 146, 155, 158, 174, 182, 183, 185, 189, 207, 208, 209, 210, 212, 213, 214
四物湯(しもつとう)　93, 97, 102, 110, 115, 121, 136, 139, 195, 201
ジャガイモ　74, 77, 82,
芍薬(しゃくやく)　18, 19, 84, 87, 95, 100, 102, 110, 113, 119, 136, 138, 172, 219, 234
芍薬甘草湯(しゃくやくかんぞうとう)　84, 91
沙参(しゃじん)　67
十全大補湯(じゅうぜんたいほとう)　110, 117, 121, 136, 141, 150, 201
十味敗毒湯(じゅうみはいどくとう)　195, 197
熟地黄(じゅくじおう)　95, 100, 110, 113, 138, 164, 166
ショウガ　17, 19, 20, 23, 44, 46, 56, 58, 59, 60, 61, 62, 65, 68, 69, 75, 76, 77, 78, 79, 80, 81, 98, 100, 103, 105, 108, 113, 114, 115, 122, 139, 140, 142, 146, 148, 155, 157, 158, 169, 173, 174, 175, 176, 177, 178, 183, 187, 198, 207, 208, 209, 210, 212, 213, 214, 215, 234
生姜(しょうきょう)　16, 17, 18, 19, 42, 54, 56, 57, 73, 75, 103, 104, 174, 219, 232, 233, 234, 235
小建中湯(しょうけんちゅうとう)　19, 42, 46, 110, 117, 136, 228, 230,
小柴胡湯(しょうさいことう)　42, 60, 65, 84, 88, 89, 119, 122, 124, 152, 197, 202
小柴胡湯加桔梗石膏(しょうさいことうかききょうせっこう)　64
小承気湯(しょうじょうきとう)　42
小青竜湯(しょうせいりゅうとう)　42, 59, 64, 68, 70, 197
小青竜湯加附子(しょうせいりゅうとうかぶし)　64
薯蕷(しょよ)　112, 165, 219
シラス干し　86, 120, 198
白キクラゲ　66, 70, 94, 121
真武湯(しんぶとう)　42, 103, 108, 136, 142, 144, 147, 151, 157, 182, 189
スイカ　56, 85, 103, 137, 145, 147, 153, 155, 165, 167, 211, 212, 216
スッポン　67, 71, 95, 97, 111, 116, 141
スモモ　86, 88
清燥救肺湯(せいそうきゅうはいとう)　64
赤小豆(せきしょうず)　17, 19, 23
赤小豆当帰散(せきしょうずとうきさん)　219
石膏(せっこう)　42, 64, 84, 151, 163, 172
セリ　86, 88, 96, 114, 124, 128, 131, 132, 133, 134, 206, 211, 212, 215
セロリ　86, 90, 127, 130, 131, 132, 186, 206, 211, 212, 215
川芎(せんきゅう)　93, 95, 100, 102, 110, 113, 119, 129, 138, 172, 174
蒼朮(そうじゅつ)　73, 172
葱白(そうはく)　17, 19, 56, 104, 173, 174
桑葉(そうよう)　57, 67
疎経活血湯(そけいかっけつとう)　172, 178
蘇葉(そよう)　57, 64, 121, 129, 184
ソラマメ　154

た

大黄(だいおう)　19
ダイコン　24, 44, 56, 59, 60, 61, 74, 76, 77, 78, 80, 81, 90, 103, 116, 137, 164, 168, 199, 213, 214, 215
大柴胡湯(だいさいことう)　42, 84, 88, 89

大承気湯（だいじょうきとう） 42
大棗（たいそう） 17, 18, 19, 20, 42, 55, 73, 75, 121, 181, 184, 219, 230, 234
沢瀉（たくしゃ） 126, 145, 154, 163
タケノコ 66, 94, 198, 207
タコ 86, 120
タニシ 166
卵 20, 85, 120, 121
タマネギ 124, 128, 131, 210
タラコ 66, 94, 198, 207
タラ根皮（たらこんぴ） 166
タラの芽 66, 94, 207
チーズ 66, 94, 198, 202, 207
竹葉石膏湯（ちくようせっこうとう） 64
知母（ちも） 151, 163, 166, 172
茶（ちゃ）→番茶, 緑茶
調胃承気湯（ちょういじょうきとう） 42
丁子（ちょうじ） 75, 104, 113
釣藤鈎（ちょうとうこう） 84, 87, 126, 129
釣藤散（ちょうとうさん） 84, 90, 126, 130
猪苓（ちょれい） 126, 144, 151, 163
猪苓湯（ちょれいとう） 144, 146, 151, 156, 159
陳皮（ちんぴ） 59, 67, 70, 75, 78, 79, 81, 172, 210
燕の巣 67, 71
天花粉（てんかふん） 164
田七人参（でんしちにんじん） 95, 100, 110, 138, 202
天麻（てんま） 16
桃核承気湯（とうかくじょうきとう） 93, 96, 99, 126, 132, 182, 187, 195, 201, 202
トウガラシ 23, 33, 46, 48, 65, 94, 104, 120, 127, 173, 198, 207, 213, 214
トウガン 56, 85, 86, 89, 103, 108, 123, 133, 137, 142, 145, 148, 154, 157, 158, 165, 177, 178, 179, 189, 211, 212
当帰（とうき） 93, 95, 100, 102, 104, 110, 113, 121, 122, 123, 136, 138, 144, 145, 151, 154, 172, 182
当帰四逆加呉茱萸生姜湯（とうきしぎゃくかごしゅゆしょうきょうとう） 102, 106
当帰芍薬散（とうきしゃくやくさん） 93, 97, 102, 106, 110, 115, 119, 121, 122, 136, 139, 144, 147, 151, 157
当帰生姜羊肉湯（とうきしょうきょうようにくとう） 219
豆豉（とうし） 174, 177, 179
冬虫夏草（とうちゅうかそう） 67, 202
豆乳（とうにゅう） 74, 138, 140, 210
桃仁（とうにん） 92, 102, 109, 119
豆腐（とうふ） 88, 89
トウミョウ 165, 170, 206, 215
トウモロコシのひげ 87, 91, 153, 158, 189, 206, 216
ドクダミ 93, 153, 216
ドジョウ 85, 86, 88, 89
トマト 56, 103, 127, 130, 132, 137, 147, 206, 211, 212, 215
鶏肉（とりにく） 25, 60, 75, 76, 107, 108, 115, 140, 142, 203, 222

な

長ネギ 17, 19, 20, 46, 56, 58, 60, 76, 80, 100, 140, 169, 173, 175, 177, 179, 183, 198, 207, 209, 212, 213, 214, 215
ナシ 56, 59, 66, 69, 88, 103, 137, 186, 213, 214, 215
ナタマメ 174
ナツメ 17, 19, 20, 75, 76, 78, 79, 81, 140, 181, 183, 185, 187, 206, 208, 219
生クリーム 66, 85, 94, 120, 198, 207
ナマズ 145
南蛮毛（なんばんもう） 87, 129, 145, 154
ニガウリ 46, 211, 212
ニラ 56, 58, 74, 76, 77, 94, 98, 104, 105, 107, 112, 114, 115, 117, 139, 157, 177, 179, 210, 211, 212
ニンジン 60, 74, 76, 103, 111, 115, 137, 139, 140
人参（にんじん） 42, 55, 73, 75, 103, 104, 136, 151, 163, 164, 166, 181, 182
人参湯（にんじんとう） 42, 55, 61, 73, 76, 103, 107, 136, 140, 164, 169, 201
ニンニク 23, 25, 56, 60, 66, 71, 76, 80,

103, 105, 106, 107, 112, 114, 115, 117, 122, 124, 128, 131, 137, 139, 140, 176, 210, 211, 215
ネギ→長ネギ

は

貝母（ばいも）　67
麦芽（ばくが）　75, 111, 113, 210
ハクサイ　60, 74, 78, 81, 139, 210
柏子仁（はくしじん）　184
麦門冬（ばくもんどう）　64, 67, 166
麦門冬湯（ばくもんどうとう）　64, 65, 68
バジル　127, 130, 182, 210
ハスの実　100, 120, 122, 145, 148, 154, 158, 159, 183, 206, 208
バター　66, 85, 94, 120, 198, 207
八味地黄丸（はちみじおうがん）　17, 42, 110, 117, 126, 133, 144, 148, 150, 151, 154, 158, 164, 169, 170, 202
ハチミツ　59, 65, 66, 70, 75, 79, 94, 106, 198
ハッカ　56, 174, 177, 179, 183, 186, 207, 208
薄荷（はっか）　57, 100, 184
ハッカク　79, 104, 158
八角（はっかく）　75, 104
ハト麦　56, 103, 137, 153, 156, 157, 160, 174, 177, 179, 207, 209, 216
ハブ茶　90, 93, 100, 207, 214
ハマグリ　85, 86, 89, 133, 134, 206
半夏（はんげ）　64, 233, 234
半夏厚朴湯（はんげこうぼくとう）　64, 65, 70, 119, 181, 186
半夏瀉心湯（はんげしゃしんとう）　42, 55, 61, 73, 78, 80, 202
半枝蓮（はんしれん）　202
番茶（ばんちゃ）　165, 168
ヒジキ　85, 128, 132, 133, 164, 168, 210, 219
百合（びゃくごう）　17, 19, 67, 100, 129, 184, 219

百合鶏子湯（びゃくごうけいしとう）　219
白朮（びゃくじゅつ）　75, 103, 136, 144, 145, 151, 154, 164, 172, 174, 182
白花蛇舌草（びゃっかじゃぜつそう）　202
白虎加人参湯（びゃっこかにんじんとう）　151, 155, 163, 167, 195, 197, 202
白虎湯（びゃっことう）　42, 151, 155, 165, 195, 197
フキ　66, 70, 71
フキノトウ　66
茯苓（ぶくりょう）　16, 23, 73, 75, 92, 99, 103, 126, 136, 144, 145, 151, 154, 163, 164, 174, 181, 182
附子（ぶし）　43, 55, 64, 103, 136, 144, 151, 172, 178
附子湯（ぶしとう）　42
豚膵臓　165
豚ハツ　121, 122, 124
豚マメ　154
ブリ　138, 139, 142
プルーン　75, 85, 88, 93, 111, 115, 132, 138
平胃散（へいいさん）　73, 78, 81
ベニバナ　20, 94, 97, 121, 124
ペパーミント　56, 59, 127, 182, 184, 186, 199, 207
防已（ぼうい）　172
防已黄耆湯（ぼういおうぎとう）　172, 176
芒硝（ぼうしょう）　47, 93
防風（ぼうふう）　55
防風通聖散（ぼうふうつうしょうさん）　33
ホウレンソウ　138, 141, 165, 214
牡丹皮（ぼたんぴ）　102, 109, 119
補中益気湯（ほちゅうえっきとう）　65, 70, 73, 76, 103, 107, 136, 141, 181, 187, 201
牡蛎（ぼれい）　19, 20, 84, 126, 181

ま

麻黄（まおう）　16, 19, 42, 54, 55, 64, 69, 151, 171
麻黄加朮湯（まおうかじゅつとう）　172

麻黄湯（まおうとう）　42, 54, 172, 175, 228
麻黄附子細辛湯（まおうぶしさいしんとう）　42, 55, 62, 64, 69, 197
麻杏甘石湯（まきょうかんせきとう）　64, 69, 70
麻杏薏甘湯（まきょうよくかんとう）　172, 174, 176, 177
マツの実　66, 68, 76, 140
水飴（みずあめ）　19, 46
木通（もくつう）　153
モチ米（もちごめ）　23, 65, 76, 94, 112, 116, 127, 140, 144, 152, 173, 196, 198, 207, 214, 216
モモの葉　211

や

ヤマイモ　17, 19, 61, 74, 112, 117, 133, 134, 154, 158, 164, 165, 168, 169, 170, 219
ユリ根　17, 19, 66, 68, 70, 100, 101, 183, 187, 188, 189, 206, 208, 213, 219
羊骨（ようこつ）　174, 176
羊肉（ようにく）　95, 106, 111, 115, 141, 174, 176, 222
ヨーグルト　74, 198, 202, 204, 210
薏苡仁（よくいにん）　16, 145, 153, 154, 172, 174, 202
薏苡仁湯（よくいにんとう）　172, 174, 177
抑肝散（よくかんさん）　182, 190
抑肝散加陳皮半夏（よくかんさんかちんぴはんげ）　190
ヨモギ　20, 94, 97, 111, 116, 137

ら

ラッキョウ　20, 121, 123
六君子湯（りっくんしとう）　73, 76, 103, 107, 136, 140, 201
龍眼（りゅうがん）　121, 185, 188, 206
龍眼肉（りゅうがんにく）　95, 100, 121, 138, 182, 184, 185, 189
苓姜朮甘湯（りょうきょうじゅつかんとう）　103, 108, 110, 136, 142, 144, 148, 151, 157, 172, 176
苓桂甘棗湯（りょうけいかんそうとう）　181, 185
苓桂朮甘湯（りょうけいじゅつかんとう）　189
竜骨（りゅうこつ）　19, 126, 181
緑茶（りょくちゃ）　46
リョクトウ　154, 156, 159, 160, 189, 211, 212, 214
霊芝（れいし）　202
レタス　145, 156
レバー　85, 98, 105, 114, 120, 137, 139
レモン　211
レモンバーム　127, 128, 130, 131, 182, 184, 187, 208
連翹（れんぎょう）　55
レンコン　66, 69, 82, 116, 145, 147, 214
蓮肉（れんにく）　75, 121, 154, 184
ローズマリー　182, 184
六味地黄丸（ろくみじおうがん）　164, 170

わ

ワサビ　65, 94, 198, 207

あとがき

　今回の漢方薬膳学の編集・執筆にあたっては、多くの発見があった。普段何気なく接している食物にこれほど様々な薬効があり、それが長い歴史の中で受け継がれていることは素晴らしいことである。しかし、食物の効能を選定するにあたっては多くの苦労もあった。

　特に、今回『中薬大辞典』の第2版が上梓され、その最新のデータを加えて検討を行ったのだが、これまで我々がベースと考えていた第1版とは、気味を含めてかなりの異同があり、更に矛盾するケースまで見受けられた。また、これまで常識的に捉えていた効能も、古典の中にはまったく記載のない場合もあり、食物ひとつひとつの効能をどのように選定するかということは困難を極めた。中国での文献が少ないものは、日本や海外の資料を当たり、また日本と中国で薬用部位の違いがないかということにも気を配った。中国であまり用例のない場合には、民間薬の分野も参考にして、日本での用例を優先したものもある。また、近年、現代医学や栄養学、成分薬理の観点から明らかとなってきた効能もできるだけ汲みあげることを考え、まさに資料は膨大なものとなった。

　詳しくは、巻頭の「本書をお読みいただくにあたって」を参照していただきたいが、古典から近年のものまで、これまでに著された膨大な資料の中から、より合理的な効能を選定するために、編集者・執筆者・監修者間の協議が行われ、多くの時間が費やされた。しかし、それらの効能を選定し、漢方の治療理論に基づいて食材を組み合わせ、薬膳のレシピを作ってゆくことは、私たち漢方の現場にいるものにとって大きな示唆に富むものとなった。

　病を治そうとする時、薬の力によるのはもちろんだが、漢方でいうところの「未病を治す」という考え方を現実にサポートするものとして、毎日の食事ほどふさわしいものはないと思う。

　かつては日本でも、先達の知恵として祖父母や家族単位でこうした食や民間療法についての知識が伝えられてきたように思う。しかし、戦後核家族化が進行して以降、こうした知恵は忘れられる一方であり、代わってハーブやサプリメントが、脈絡なく隆盛を極めている。そして、何かによいと聞けば、それに飛びついてしまう人々が多いのもまた事実である。しかし、身体を構成する最も基本的なものは、毎日の食事であり、食事を抜きにして健康を語ることはできない。

　漢方には、2000年にわたる食の知識が受け継がれている。今回の編集をきっかけとして、この先人の叡智を見直すことができたことは、とても幸いであった。なお、本草書や食療法・薬膳関連の文献、ハーブに関する文献など様々な資料を当た

ったが、同じ食材でも、調理法によって効能が異なってくる場合があるため、そうした点もできるだけ取り入れるようにした。

　薬膳の組み立てにおいては、漢方処方と薬膳レシピを組み合わせて記載することによって、漢方処方の薬効を助ける薬膳の効能をイメージしやすいようにした。また一般の方でも活用しやすいように、薬膳のレシピには日常的な食物を用い、調理法もできる限り簡便なものとした。

　漢方を学ぶ方、治療や研究の現場におられる先生方、漢方に興味のある方々に、また食生活によって自身や家族の健康を守りたいと考えておられる一般の方々にも、是非この『漢方薬膳学』を活用していただきたいと思う次第である。

　薬膳は古くて新しいものであり、これからも進化を続けるものと考えている。多方面からのご教示、ご鞭撻をいただければ幸甚である。

　なお、本書の制作にあたっては、監修の伊田喜光・根本幸夫両教授の総指揮のもとに企画・執筆・編集のすべてが進行した。薬膳の調理・レシピ作成においては、ホテルモントレ横浜随縁亭の料理長であり、横浜薬科大学で薬膳論の講師を務める松﨑英司氏の尽力が大であった。通常の料理とは異なり、食材や調味料などの制約の多い中で、食べておいしい薬膳を目指し、また、食材の効能を損なわないよう注意をはらってレシピの制作を担当していただいた。また、各専門分野は都築繁利、小松一、川嶋浩一郎、根本安人各氏が執筆担当した。個々の部分においては総合漢方研究会の木村喜美代、鈴木信弘、川本寿則、山田智裕、天野恵、青木満が分担執筆し、全体は大石と西島がまとめた。さらに青木浩義、降籏隆二、羽田紀康、堀由美子、安藤英広各先生には、貴重な情報やアドバイスをちょうだいした。また大所高所よりアドバイスをいただいた野上靖純教授、ならびに膨大な食材資料の収集整理に奔走していただいた横浜薬科大学生薬学研究室の皆さんに御礼申し上げる。本書の制作・編集に関し多くの示唆をいただいた万来舎の藤本敏雄、大石直孝両氏にこの場を借りて心よりの感謝を申し上げたい。

　食の恵みと先達の叡智に感謝するとともに、本書が多くの人の健康に役立つことを心より願う。

平成24年4月

　　　　　　　　　　　　　　　　編集・執筆者代表　　大石雅子
　　　　　　　　　　　　　　　　　　　　　　　　　　西島啓晃

参考文献一覧

　参考文献は、参照した内容によって「本草・薬物」「薬膳・食療」「医書・方剤・理論」「ハーブ」「歴史」「辞典」の各項目に分類したが、これは便宜的なものである。

　なお、古典に関しては成立年代順（古典の訓読本等は古典に続けて）に並べ、他の書籍は同じカテゴリー内でもグループ分けを施し、その中で出版年代順に並べた。また、古い漢籍等で出版年代・著者が分からないものは空欄とした。

<本草・薬物>

『神農本草経』　魏　呉普等述　孫星衍・孫馮翼輯　山西科学教育出版社（1991）
『神農本草経』　台湾中華書局（1987）
『重輯　新修本草』　蘇敬撰　岡西爲人重輯　国立中国医薬研究所（1964）
『経史証類大観本草　復刻版』　唐慎微撰　艾晟校定　木村康一・吉崎正雄編　廣川書店（1970）
『重修政和経史証類備用本草』　唐慎微原著　張存惠重刊　南天書局景印（1976）
『本草綱目　全6冊』　明　李時珍撰　商務印書館（1967）
『国譯本草綱目』　木村康一新註校訂　春陽堂（1978）
『大和本草』　貝原益軒著　有明書房（1975）
『和漢三才図絵』　寺島良安著　平凡社（1985）
『近世漢方医学書集成10　吉益東洞　薬徴』　名著出版（1985）
『影印　古方薬品考』　内藤蕉園著　燎原（1974）
『近世漢方医学書集成59　尾台榕堂　重校薬徴』　名著出版（1980）
『和訓　類聚方広義　重校薬徴』　吉益東洞原著　尾台榕堂校註　西山英雄訓訳　創元社（1976）
『和訓　古方薬議』　浅田宗伯著　木村長久校訓　日本漢方醫學會出版部（1936）
『本草概説』　岡西爲人著　創元社（1977）
『動物本草』　楊蒼良・斉英傑主編　中国古籍出版社（2001）
『中国産有毒魚類および薬用魚類』　伍漢霖・金鑫波・倪勇著　恒星社厚生閣（1999）
『中国薬用動物志』　中国薬用動物志協作組編著　天津科学技術出版社（1979）
『中薬大辞典　全5巻』　上海科学技術出版社／小学館編　小学館（1985）
『中薬大辞典　全3巻』　江蘇新医学院編　上海科学技術出版社（1977）
『中薬大辞典　全3巻』〈第2版〉　南京中医薬大学編著　上海科学技術出版社（2006）
『中華人民共和国薬典2005年版』　国家薬典委員会編　化学工業出版社（2005）
『中薬学講義』　成都中医学院主編　医薬衛生出版社（1970）
『中医臨床のための中薬学』　神戸中医学研究会編著　医歯薬出版（1992）
『牧野新日本植物図鑑』〈第20版〉　牧野富太郎著　北隆館（1970）

『原色牧野和漢薬草大図鑑』　三橋博監修　北隆館（1988）
『全改訂新版　原色和漢薬図鑑　全２巻』〈全改訂新版〉　難波恒雄著　保育社（1993－1994）
『漢方210処方　生薬解説――その基礎から運用まで――』　昭和漢方生薬ハーブ研究会編　じほう（2001）
『漢方のくすりの事典』　鈴木洋著　医歯薬出版（2004）
『傷寒・金匱薬物事典』　伊田喜光・根本幸夫・鳥居塚和生監修　万来舎（2006）
『漢方と民間薬百科』　大塚敬節著　主婦の友社（1966）
『漢方もわかる民間薬百科』　根本幸夫著　健友館（1987）
『東と西の薬草療法』　根本光人著　根本幸夫執筆協力　同友館（1991）
『第十五改正 日本薬局方解説書』　日本薬局方解説書編集委員会編集　廣川書店（2006）
『和漢薬物学』　高木敬次郎・木村正康編　南山堂（1982）
『天然薬物生薬学』〈第２版〉　奥田拓男編　廣川書店（1996）
『漢方薬理学』　高木敬次郎監修　木村正康編集　南山堂（1997）
『改訂第３版　生薬学概論』　難波恒雄・津田喜典編集　南江堂（1998）
『読みもの　漢方生薬学』　木村孟淳著　不知火書房（2001）
『パートナー　生薬学』　指田豊・山崎和男・竹谷孝一編集　南江堂（2007）

＜薬膳・食療＞

『千金食治』　孫思邈撰　呉受琚注釋　中国商業出版社（1985）
『養生妙方――食療本草 本草拾遺』　唐嘉弘・馮国定輯校　巴蜀書社出版（1993）
『食療本草』　孟詵・張鼎撰　人民衛生出版社（1984）
『食療法』　忽思慧撰　呉受琚・任應秋箋注　中国商業出版社（1985）
『飲膳正要』　忽思慧撰　北京市中国書店（1985）
『歴代中医珍本集成19　飲食須知』　賈銘著　上海中医学院中医文献研究所主編　上海三聯書店出版（1990）
『随息居飲食譜』　王士雄著　劉築琴註訳　三秦出版社（2005）
『本朝食鑑』　人見必大著　島田勇雄訳註　平凡社（1976）
『飲食養生譚』　江霊珠著　香港宏業書局出版（1973）
『食物中薬与便方』〈第３版〉　叶桔泉（葉橘泉）編著　江蘇科学技術出版社（1980）
『飲食治療指南』　寶国祥編　江蘇科学技術出版社（1981）
『薬膳食譜集錦』　王維健編著　人民衛生出版社（1982）
『実用　食療秘法大全』　周洪範主編　健華出版社（1983）
『大衆薬膳』〈第２版〉　彭銘泉・楊帆編　四川科学技術出版社（1985）
『中国薬膳学』　彭銘泉主編　人民衛生出版社（1985）
『食物療法精萃』　王槇編著　山西科学教育出版社（1985）
『中国薬膳菜譜』　彭銘泉・楊帆原著　中国薬膳菜譜刊行委員会編訳　水雲社（1986）
『中国薬膳大全』　彭銘泉編著　四川科学技術出版社（1987）

『中国食療学』　銭伯文・孟仲法・陸漢明・沈家麒主編　上海科学技術出版社（1987）
『實用薬粥300例』　龔時敏・郭旻彤・薄涛著　中国華僑出版社（1993）
『医食同源の処方箋』　葉橘泉編著　難波恒雄監修　中国漢方（1997）
『身近な食品でできる　オリジナル化粧品と家庭薬』　根本幸夫監修　同文書院（1972）
『スッポンの秘密』　根本光人著　健友館（1987）
『家庭薬膳入門』　根本光人・根本幸夫監修　自然社（1988）
『台所漢方』　根本幸夫監修・著　金森養斉・古尾谷不二著　緒方出版（1990）
『薬草薬湯　決め手になる選び方』　根本光人著　健友館（1990）
『新版　病気を治す食べ物百科』　根本幸夫著　健友館（1991）
『健康食品はやわかり』　根本幸夫編著　曜曜社出版（1991）
『新版　病気を治す食べもの百科──"医食同源"のポイント──』　根本幸夫著　健友館（1991）
『お茶と寿命』　根本幸夫・高橋宣子著　曜曜社出版（1992）
『からだによく効くニンニク健康法』　根本幸夫監修　永岡書店（1993）
『1家に1鉢の常備薬　アロエ・バイブル』　根本幸夫監修　日東書院（1994）
『薬食同源』　根本幸夫他指導　緒方出版（1995）
『台所漢方の事典──身近な食べ物で病気を防ぐ、治す』　根本幸夫著　講談社（1995）
『薬膳のための漢方スパイス40』　根本幸夫・金森養斉監修　高橋恵喜子料理　同文書院（1997）
『新版　野菜・果物で病気を治す』　根本幸夫著　健友館（1999）
『おいしい漢方食　食べて美しく』　根本幸夫著　文化出版局（1999）
『身近な食品で病気を治す』　根本幸夫著　健友館（1999）
『免疫・漢方・薬膳』　伊田喜光監修　根本幸夫著　昭和大学薬学部生薬学・植物薬品化学教室（2000）
『からだに効く　キッチン食べもの事典』　根本幸夫著　高橋書店（2002）
『中医食療法』　瀬尾港二・宗形明子・稲田恵子著　東洋学術出版社（2003）
『実用中医薬膳学』　辰巳洋著　東洋学術出版社（2008）
『五訂増補　日本食品標準成分表』　文部科学省科学技術学術審議会資源調査分科会編集　国立印刷局（2008）
『現代の食卓に生かす　食物性味表』　日本中医食養学会著　国立北京中医薬大学日本校監修　燎原書店（2009）
『日本食品標準成分表　2010』　文部科学省科学技術・学術審議会資源調査分科会編集　全国官報販売協同組合（2010）
『副作用が楽になる、抗がん剤がよく効く食事』　済陽高穂著　アスコム（2010）
『今あるガン3ヶ月でここまで治せる』　済陽高穂著　三笠書房（2010）
『末期がんを克服した医師のゲルソン療法のススメ』　星野仁彦著　アスコム（2010）
『平成23年版食育白書』　内閣府編集　佐伯印刷（2011）

『健康食品・サプリメント（成分）のすべて』　日本医師会・日本薬剤師会・日本歯科医師会総監修　一般社団法人日本健康食品・サプリメント情報センター（2011）

＜医書・方剤・理論＞

『素問王冰注　全２冊』〈第８版〉　王冰註　林億他新校正　台湾中華書局（1992）

『現代語訳　黄帝内経素問　全３巻』　石田秀実監訳　東洋学術出版社（1993）

『黄帝内経素問　訳注　全３巻』　家本誠一著　医道の日本社（2009）

『霊枢経』　台湾中華書局（1969）

『現代語訳　黄帝内経霊枢　全２巻』　石田秀実・白杉悦雄監訳　東洋学術出版社（1999-2000）

『黄帝内経霊枢　訳注　全３巻』　家本誠一著　医道の日本社（2008）

『傷寒雑病論『傷寒論』『金匱要略』』〈２訂版〉　日本漢方協会学術部編　東洋学術出版社（1990）

『傷寒論輯義』　多紀元簡著　出版科学総合研究所（1979）

『金匱要略輯義』　多紀元簡著　出版科学総合研究所（1979）

『傷寒論譯釋』〈第３版〉　南京中医学院編著　上海科学技術出版社（1992）

『類聚方広義』　尾台榕堂著　大安（1962）

『備急千金要方』　孫思邈著　国立中国医薬研究所（1965）

『千金翼方』　孫思邈著　国立中国医薬研究所（1965）

『大徳重校　聖済総録』

『東垣十種醫書』　李東垣著　呉勉学校　五洲出版社（1969）

『温疫論』　呉有性著　出版科学総合研究所（1980）

『温病条弁』　呉鞠通著　出版科学総合研究所（1980）

『温病の研究』　楊日超著　根本幸夫訳　出版科学総合研究所（1978）

『中医八綱解説』　楊日超著　根本幸夫訳　自然社（1979）

『中医臨床概論』　張瓏英著　自然社（1988）

『中医学の基礎』　平馬直樹・兵頭明他監修　東洋学術出版社（1995）

『鍼灸医学源流考　素問医学の世界Ⅱ』　藤木俊郎著　續文堂出版（1979）

『陰陽五行説　その発生と展開』　根本光人監修　根本幸夫・根井養智著　薬業時報社（1991）

『新装版・目で見る漢方豆辞典』　根本光人・根本幸夫著　健友館（1992）

『漢方──春夏秋冬』　根本幸夫著　薬局新聞社（1995）

『やさしい漢方ハンドブック』　総合漢方研究会編著　平和堂（2002）

『やさしくわかる東洋医学』　根本幸夫著　かんき出版（2005）

『改訂三版　実用漢方処方集』〈第３版〉　藤平健・山田光胤監修　日本漢方協会編集　じほう（2006）

『最新版　１億人の家庭の医学』　主婦の友社（2008）

『症状別　よくわかる東洋医学』　根本幸夫著　PHP研究所（2009）

『実用　東洋医学』　根本幸夫著　池田書店（2011）

『メルクマニュアル医学百科　最新家庭版』　福島雅典総監修　日経BP社（2004）
『メルクマニュアル　第18版　日本語版』　福島雅典総監修　日経BP社（2006）

＜ハーブ＞
『THE COMPLETE New Herbal ハーブ大全』　リチャード・メイビー著　小学館（1990）
『PDR for Herbal Medicines』　Medical Economics Company（1998）
『実用百科　ホリスティックハーブ医学』　デビット・ホフマン著　フレグランス・ジャーナル社（1999）
『NATURAL MEDICINES』　Andrea Peirce　The Stonesong Press, Inc.（1999）

＜歴　史＞
『和刻本正史　後漢書（三）　列傳（下）』　范曄著　長澤規矩也解題　汲古書院（1972）
『國寶　後漢書（三）』　范曄著　尾崎康解題　汲古書院（2000）
『漢書・後漢書・三国志列伝選』　本田済編訳　平凡社（1973）
『後漢書　第九冊　列伝七』　范曄著　吉川忠夫訓注　岩波書店（2005）
『後漢書語彙集成（下）』　藤田至善編　京都大学人文科学研究所（1961）
『宋以前醫籍攷　全4巻』　岡西爲人著　古亭書屋（1969）
『新装版　漢方の諸問題』　長沢元夫著　健友館（1994）
『中国医学の歴史』　傅維康著　川井正久編訳　東洋学術出版社（1997）
「医食同源の思想──成立と展開」（「しにか」9巻10号）真柳誠著　大修館書店（1998）
『伝統医学の学び方』　長沢元夫著　續文堂出版（1998）
『「医食同源」──食とからだ・こころ』　津金昌一郎編　真柳誠他著　ドメス出版（2010）

＜辞　典＞
『漢方用語大辞典』　創医会学術部主編　燎原（1984）
『中国漢方医語辞典』　成都中医学院・中医研究院・広東中医学院編著　中医学基本用語邦訳委員会訳編　中国漢方（1987）
『医学大辞典』　南山堂（1982）
『薬科学大辞典』〈第2版〉　廣川書店（1990）

監修・編集・執筆者一覧

〈監　修〉
伊田　喜光：前横浜薬科大学漢方和漢薬調査研究センター長。横浜薬科大学教授。昭和大学名誉教授。前漢方和漢薬調査研究審議会評議員会議長。(社)日本漢方連盟顧問。薬学博士。
根本　幸夫：横浜薬科大学漢方和漢薬調査研究センター長。横浜薬科大学特任教授。洗足音楽大学邦楽研究所講師。(社)日本漢方連盟理事長。漢方和漢薬調査研究審議会理事長。総合漢方研究会会長。東京薬膳研究会顧問。漢方平和堂薬局代表取締役。薬学博士。

〈編集・執筆〉
大石　雅子：横浜薬科大学客員教授。同漢方和漢薬研究センター研究員。(社)日本漢方連盟理事。漢方和漢薬調査研究審議会理事。総合漢方研究会主任研究員。漢方平和堂薬局。
西島　啓晃：横浜薬科大学客員教授。同漢方和漢薬研究センター研究員。慶應義塾大学薬学部非常勤講師。(社)日本漢方連盟理事。漢方和漢薬調査研究審議会理事。総合漢方研究会主任研究員。漢方平和堂薬局。

〈執　筆〉
松﨑　英司：ホテルモントレ横浜 日本料理随縁亭料理長。横浜薬科大学非常勤講師。
都築　繁利：神戸医療福祉大学副学長・教授。漢方和漢薬調査研究審議会理事。
小松　　一：横浜薬科大学特任准教授。(社)日本漢方連盟顧問。漢方和漢薬調査研究審議会評議員。薬学博士。
川嶋浩一郎：つちうら東口クリニック院長。横浜薬科大学客員教授。日本東洋医学会認定漢方専門医。日本小児東洋医学会運営委員。(社)日本漢方連盟顧問。漢方和漢薬調査研究審議会評議員。
根本　安人：精神保健指定医。日本精神神経学会専門医・指導医。山口病院勤務。(社)日本漢方連盟顧問。漢方和漢薬調査研究審議会評議員。医学博士。
総合漢方研究会学術委員：木村喜美代、鈴木信弘、川本寿則、山田智裕、天野恵、青木満

〈執筆協力〉
青木　浩義：医療法人社団竹山会理事長。青木医院院長。日本精神神経学会専門医・指導医。(社)日本漢方連盟顧問。漢方和漢薬調査研究審議会評議員。医学博士。
降籏　隆二：京都大学環境安全保健機構　健康管理部門／健康科学センター准教授。精神科専門医。(社)日本漢方連盟顧問。漢方和漢薬調査研究審議会評議員。医学博士。
羽田　紀康：東京理科大学薬学部薬学科教授。(社)日本漢方連盟顧問。漢方和漢薬調査研究審議会評議員。薬学博士。
堀由美子：城西大学薬学部医療栄養学科准教授。漢方和漢薬調査研究審議会評議員。薬学博士。
安藤　英広：小太郎漢方製薬株式会社研究所副所長。薬学博士。
横浜薬科大学生薬学研究室（2012年）：川崎芙季子、高見慶子、田中愛、野地華夏

●装丁・本文デザイン・組版／市川由美
●編集／大石直孝（万来舎）

漢方薬膳学　横浜薬科大学編

2012年 5 月28日　初版第 1 刷発行
2014年12月22日　初版第 2 刷発行
2020年 1 月29日　初版第 3 刷発行

監　修：伊田喜光　根本幸夫
発行者：藤本敏雄
発行所：有限会社万来舎
　　　　〒102-0072　東京都千代田区飯田橋2-1-4　九段セントラルビル803
　　　　電話　03 (5212) 4455
　　　　E-Mail　letters@banraisha.co.jp
印刷所：株式会社リーブルテック

ⓒSogo Kanpo Kenkyu-kai 2020 Printed in Japan
落丁・乱丁本がございましたら、お手数ですが小社宛にお送りください。送料小社負担にてお取り替えいたします。
本書の全部または一部を無断複写（コピー）することは、著作権法上の例外を除き、禁じられています。
ISBN978-4-901221-58-0

日本で初めて『傷寒論』『金匱要略』収載の全薬物169種類を網羅。
漢方の研究・学習の基本となる薬物事典です。

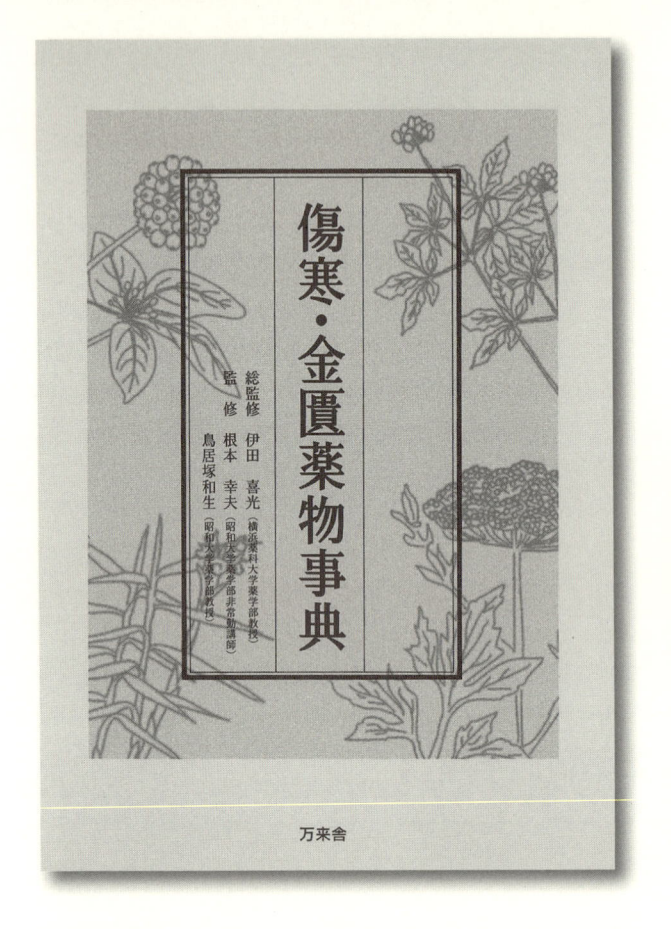

漢方研究の時代を画す薬物事典、
実務家、研究者、初学者すべてに必携！

『傷寒・金匱薬物事典』

総監修　伊田　喜光（薬学博士・横浜薬科大学教授）
監修　　根本　幸夫（薬学博士・横浜薬科大学教授）
　　　　鳥居塚和生（薬学博士・昭和大学教授）

本書の特徴

◆『傷寒論』『金匱要略』における薬物の効能主治を明示、現代の用法と異なる部分は特に注記しました（例／赤小豆に利水消腫作用の用法がみられない点など）。
◆両書に記載のある薬物名は表記の異同も含めてすべて収載。原典研究に役立ちます。
◆薬物は『傷寒論』『金匱要略』成立当時の漢方理論にのっとって、両書の考え方が理解しやすい分類で構成。
◆現在では入手しにくい貴重な本草書から現代中医学までを比較検討、薬物の基原や効能を明らかにしています。
◆薬物の配合応用をわかりやすくチャート化し、処方理論の骨格をビジュアルに展開。処方と薬物の関連がひと目でわかります。

《付録》『傷寒論』『金匱要略』中の全処方を網羅した「処方一覧」
　　　　初学者に便利な「用語解説」
　　　　薬物名と処方名からひける索引

B５判　336ページ／定価：[本体4,200円＋税]
ISBN978-4-901221-18-4

（定価は2020年1月現在）